新版 野球の医学

新版
野球の医学

編集

菅谷啓之
船橋整形外科病院スポーツ医学・関節センター長

能勢康史
NPO法人野球共育塾理事長

文光堂

執筆者一覧 (執筆順)

能勢　康史	NPO法人野球共育塾
瀬戸口芳正	医療法人MSMCみどりクリニック
川村　卓	筑波大学体育系
工藤　公康	福岡ソフトバンクホークス
小松　智	鶴田整形外科リハビリテーション部
鶴田　敏幸	鶴田整形外科
彌富　雅信	鶴田整形外科リハビリテーション部
平川　信洋	鶴田整形外科リハビリテーション部
大前　恵	株式会社明治健康栄養営業本部スポーツ栄養マーケティング部
久保田真広	株式会社カロ
枝川　宏	えだがわ眼科クリニック
佐々木洋	花巻東高等学校野球部監督
高村　隆	船橋整形外科病院スポーツ医学・関節センター
千葉　慎一	昭和大学病院附属東病院リハビリテーション室
鈴木　智	船橋整形外科病院スポーツリハビリテーション部
梅村　悟	東京明日佳病院リハビリテーション科
宇良田大悟	慶友整形外科病院リハビリテーション科
井上　彰	慶友整形外科病院リハビリテーション科
村山　俊樹	慶友整形外科病院リハビリテーション科
古島　弘三	慶友整形外科病院スポーツ医学センター
小倉　全由	日本大学第三高等学校野球部監督
菅谷　啓之	船橋整形外科病院スポーツ医学・関節センター
星加　昭太	船橋整形外科病院スポーツ医学・関節センター
高橋　憲正	船橋整形外科病院スポーツ医学・関節センター
柏口　新二	国立病院機構徳島病院整形外科
宮武　和馬	横浜市立大学医学研究科運動器病態学教室
松浦　哲也	徳島大学医学部運動機能外科学
光井　康博	久留米大学医療センター整形外科
伊藤　恵康	慶友整形外科病院スポーツ医学センター
山崎　哲也	横浜南共済病院スポーツ整形外科
岩堀　裕介	愛知医科大学医学部整形外科
渡海　守人	船橋整形外科病院スポーツ医学・関節センター
宮下　浩二	中部大学生命健康科学部理学療法学科
岩部　昌平	慶友整形外科病院スポーツ医学センター
田中　稔	東北労災病院スポーツ整形外科
中野　達也	NPO法人野球共育塾
加藤　欽志	福島県立医科大学医学部整形外科学講座
大歳　憲一	福島県立医科大学医学部スポーツ医学講座
四家　卓也	スポーツ＆メディカルフィットネス リ・バース
紺野　慎一	福島県立医科大学医学部整形外科学講座
仁賀　定雄	JIN整形外科スポーツクリニック
畑中　仁堂	じんどう整骨院アスリート
笹原　潤	帝京大学スポーツ医科学センター
大川　靖晃	帝京大学スポーツ医科学センター

「新版 野球の医学」 序文

野球現場と医療現場の連携を目指して

　野球の医学的知見は，先人の努力もあり年々進歩しております．特に，若い世代の整形外科医・理学療法士・トレーナーなどの間では，実際に選手をサポートする人，あるいはサポートしようと望む人たちが確実に増えています．野球に関わるこれらの方々が共通認識をもって野球選手の競技復帰に向け共に進むための手引きが必要であると考え，一昨年に私達は『臨床スポーツ医学』2015年臨時増刊号として「野球の医学」を発行しました．幸い，「野球の医学」は多くの読者の皆様から高い評価をいただくとともに，改良点についてのご意見をいただきました．そこで今回，「野球の医学」の内容をさらなる充実させた書として，『新版 野球の医学』を発行することとなりました．

　本書の目的は，野球選手が傷害からの競技復帰に向け野球現場と医療現場が共通見解をもって選手に対応するための基礎的知識を広めることにあります．野球の医学的知識は選手を目の前にすることで身についていくものですが，実際に選手に接する前に野球の医学に関する一通りの基本的事項を予め習得しておくことは必要です．それが傷害で困っている野球選手を目の前にした時の適切な対応のための引き出しとなり，治療成績の向上に寄与でき，野球選手が満足できるパフォーマンスにつながることと確信しております．

　本書では，野球現場や医療現場で選手を目の前にしたときに適切な対応をするための基本的知識に重点を置いて編集してまいりました．「選手の競技復帰に役立つものは何か」という観点で内容を構成しましたので，エビデンスより経験知を重視したものが多く含まれています．選手や指導者は「いつまでに競技に復帰できるか」ということに関心が集中しますので，その回答を出すために必要なエッセンスを集めました．また，見聞を広めることが病態の理解やリハビリテーションに活きると考え，野球現場の声もコラムとして掲載しております．種々の配慮はしたつもりですが，重複する箇所や体裁の悪い部分もあり，これらについては忌憚のないご批判やご要望もお寄せいただきたいです．

　良い本をつくりたいとの気持ちから，無理なお願いをしたにもかかわらず快くご協力くださった執筆者の皆様には感謝の気持ちでいっぱいです．野球に関わるすべての人々に，われわれ一同の野球選手の競技復帰にかける情熱と期待を本書からくみとっていただき，本書が広く利用され，野球選手の活動環境の向上に寄与することを心より念願しています．

　なお，本書の出版に際して賛同し，煩雑な作業を引き受けて下さった，文光堂関係者に謝意を表します．

2017年9月

菅谷啓之・能勢康史

新版 野球の医学

目次

I 投球障害からの競技復帰

投球障害からの競技復帰のマネジメント
－全体像－
能勢康史 ································· 2

投球動作のメカニクスと投球障害の発症メカニズム
瀬戸口芳正 ····························· 10

投球動作解析と野球指導
－バイオメカニクス研究を指導に生かすには－
川村 卓 ································· 19

投球動作のメカニクスと身体感覚
－投球動作の着眼点と身体の使い方－
工藤公康 ································· 25

投球障害からの競技復帰のプロセス
－身体機能と投球動作－
能勢康史 ································· 29

成長期投球障害からの競技復帰
小松 智 他 ····························· 36

コラム：あきらめない心
工藤公康 ································· 43

II コンディショニングとセルフケア

投球障害予防のためのセルフチェックとエクササイズ
能勢康史 ································· 46

野球動作のためのからだの使い方とエクササイズ
能勢康史 ································· 52

栄養・水分補給，夏場の筋痙攣対策
大前 恵 ································· 59

投手のコンディショニング
－指や爪のケア，連投対策－
久保田真広 ····························· 65

野球における視機能の重要性
枝川 宏 ································· 71

コラム：医療と現場の繋がり
佐々木 洋 ····························· 77

III 投球障害の運動療法

投球に必要な肩甲胸郭機能の評価とトレーニング
高村 隆 ································· 82

投球障害肩および肘に対する理学療法
－現状把握と障害原因の追究－
千葉慎一 ································· 90

投球障害肩および肘に対する理学療法
－身体機能改善のポイント－
鈴木 智 ································· 97

成長期の投球障害
－身体機能のみかた－
梅村 悟 ································· 106

成人期の投球障害
－肘関節内側部障害－
宇良田大悟 他 ························· 116

コラム：選手を支える医療
小倉全由 ································· 122

IV 投球障害の治療に必要な基礎知識

投球障害治療の全体像
菅谷啓之 ································· 124

投球肩肘障害の診断の注意点
－メディカルチェックで得られた知見－
　星加昭太　他 ……………………………………………… 130

野球肩の分類と部位別治療方針
－骨年齢と部位による違い－
　高橋憲正 …………………………………………………… 135

野球肘を知るために
－さまざまな視点からみた野球肘－
　柏口新二 …………………………………………………… 143

肘の骨化進行過程
　柏口新二 …………………………………………………… 149

投球肩・肘障害に対する超音波ガイド下intervention
－一般的な整形外科注射から Hydrorelease まで－
　宮武和馬 …………………………………………………… 158

V　投球障害の病態と治療方針

成長期の投球肩障害
－上腕骨近位骨端線障害（リトルリーグ・ショルダー）－
　柏口新二 …………………………………………………… 170

成長期の野球肘内側部の外傷・障害
　宮武和馬　他 ……………………………………………… 173

上腕骨小頭障害の病態と治療
　松浦哲也 …………………………………………………… 182

成長期野球検診の意義と実際
　松浦哲也 …………………………………………………… 187

成人期内側障害
－UCL 損傷－
　光井康博　他 ……………………………………………… 191

成人期の肘関節後方部・外側部の障害
　山崎哲也 …………………………………………………… 198

上肢の神経障害
－胸郭出口症候群，腋窩・肩甲上神経障害，肘部管症候群－
　岩堀裕介 …………………………………………………… 206

投球側の脱臼と不安定症
　渡海守人　他 ……………………………………………… 223

VI　野球傷害の病態と治療方針

打撃障害のメカニズム
　宮下浩二 …………………………………………………… 230

手関節痛
－有鉤骨骨折，TFCC 損傷と腱鞘炎との鑑別－
　光井康博　他 ……………………………………………… 235

手指の循環障害
　古島弘三　他 ……………………………………………… 240

脇腹痛
－肋骨疲労骨折，筋損傷の病態－
　田中　稔 …………………………………………………… 247

脇腹痛
－競技復帰と再発予防－
　中野達也 …………………………………………………… 253

野球選手の腰部障害
－腰椎分離症と腰椎椎間板ヘルニア－
　加藤欽志　他 ……………………………………………… 257

股関節痛（鼠径部痛），ハムストリング肉離れによる動作への影響と対策
　仁賀定雄　他 ……………………………………………… 269

足部・足関節痛による動作への影響と対策
　笹原　潤　他 ……………………………………………… 280

索　引 ………………………………………………………… 289

I

投球障害からの競技復帰

I 投球障害からの競技復帰

投球障害からの競技復帰のマネジメント
−全体像−

能勢康史

▶ はじめに

　投球障害からの競技復帰のゴールは「満足する投球」といえるが，そのためには競技復帰の全体像を理解したうえで，重点的にアプローチすべき点は何かを見極める論点思考が基本となる．投球障害からの競技復帰には知っておくべき知識と選手への対応の実際がある．前者は投球障害への対応の基本的な方針や選手に的確な説明をするための病態の理解であり，後者は問診内容や競技復帰のプロセスである．本項では選手への説明においてポイントとなる競技復帰のストーリー，投球方法・負荷設定などについて「野球現場が求めているもの」という観点で述べる．

▶ 競技復帰の全体像

① 競技復帰のゴールは満足する投球：全体像を理解し競技復帰のプロセスを考える
② 選手・指導者が知りたいのは競技復帰の時期と選手生命への影響

　投球障害からの競技復帰のゴールは「満足する投球」といえる．満足する投球をするためにはアプローチの全体像を把握する必要があるが，それは，①身体機能の改善，②身体の使い方（動作改善含む），③競技復帰のプロセス（投球プログラム），④身体との対話の仕方（投球負荷設定方法など），⑤チーム事情など多岐にわたる．全体像を把握した上で，優先すべきアプローチを決め競技復帰に向けたプランを考えていく必要がある．また，初診時に病態に応じた競技復帰のプランを示すことで，選手はコンディショニング中心の生活に切り替えられるので，適切な初期評価と競技復帰時期の目安を示すことはきわめて重要である．具体的には本人およびチーム関係者が納得できるように練習を休む意義とその後の競技復帰までのプロセスを示す．特に中心選手の場合はチームの成績に大きな影響があるので，チームへの合流時期の予測を示すことは大切である（野球現場は復帰時期と選手生命への影響が知りたい）．エビデンスだけではなく経験知に基づいた自信を持った判断には，選手・指導者は納得するので，病態説明だけではなく競技復帰までのストーリーを最短・最長のケースそれぞれについて説明することが重要である．

　投球障害の競技復帰で考慮することには，成長期と成人期（骨端線閉鎖前後で分ける）での違いとポジションによる違いなどがある．

　成長期は骨軟骨障害，成人期では筋・腱の障害が中心になる．骨軟骨障害では部位にもよるが医師の管理のもとX線などの画像検査による復帰時期の判断が基本になるが，筋・腱の障害は全身調整を含むコンディショニングが基本になるため，競技復帰の判断基準が異なる．また，ポジションによっても対応は異なり，投手は野手に比べ復帰までの期間が長くなり，さまざまな配慮も必要になる．これは投手は野手に比べ，投球での強度が高くなることと，全力で投げられなければ試合での投球は難しいためである．平地では痛みはないがマウンドでは痛い，ストレートでは痛くないがスライダーでは痛いなど条件により異なることもあり多様な対応が必要になる．さらに，画像の異常や身体機能低下があっても投げられる選手もいることを念頭に置く必要がある（骨端線閉鎖後の選手に適用）．画像と症状が一致しないこともあるため，画像だけで判断をしてしまうと治療方針を誤ることになる．野球を長く続けていれば画像異常や身体機能低下は当たり前のようにみられる

が，問題なく投げている選手も多い．逆に画像の異常や身体機能低下がなくても痛みで満足した投球ができない選手もいる．その選手にとって，何が要因で満足する投球の支障になっているか，全体像を理解した上で判断していく必要がある．ゴールは競技復帰であり，画像所見の改善でもなければ身体機能の向上だけでもない．

投球障害の病態と競技復帰のストーリー

① 病態による選手生命への影響
② 競技復帰までの最短・最長のストーリーを説明

競技復帰のプランを大別すると，試合日程上不完全ながら復帰するものと時間をかけて段階を踏んで復帰するものとがある．痛みとつき合いながら試合に出場する場合，選手や指導者が最も気にすることは，選手生命への影響と手術に至る可能性なので，この二点について説明する必要がある．具体的には肩では腱板関節面の断裂と関節唇損傷が問題となる．腱板断裂は高校生までの選手ではみられないが，関節唇損傷は高校生でも報告があり[1]考慮すべきである．手術による競技復帰までの期間は，腱板断裂は約1〜2年，関節唇損傷は約6ヵ月を要する．肘では最も長期間離脱するのは内側側副靱帯損傷で，競技復帰までに約1年を要する[2]．次に復帰に時間を要するのが，肘頭疲労骨折で手術を行うと約6ヵ月を要し再骨折するリスクもあるので，注意が必要になる[3]．選手の社会的背景や病態に応じた適切な治療方針を示すことは何より重要なことであり，これは選手が競技復帰に向けたコンディショニングに集中するための前提であるといえる．

全体像がわからずに安易に最短で復帰できると思い込んでいた選手が，思っていたよりも長期間改善しない場合は心理面にも影響を及ぼしリハビリテーションの成果が上がらないこともある．競技復帰のストーリーを最短と最長の両者について説明し，どのような経過を辿ると最短で復帰できるか，最長のケースでは手術を行う可能性があり，どのような経過を辿ったら手術に至るのか，最初に示しておく必要がある．競技復帰の過程がスムースに進めばよいが，練習負荷の増加に伴い再発することもあり，どのような場合に再発のリスクがあるかを十分考えたマネジメントが求められる．復帰過程で次のステップに進むための基準や最悪のストーリーにならないためにどうすべきかを考える必要があるが，その具体策は投球負荷をどう設定し，どのように競技復帰過程を組み立てていくかにある．

競技復帰のポイント（投球への適応力向上）

① 高速運動への適応力向上：初期段階から腕を振るネット投げの活用
② 適切な投球方法・負荷設定の基準：腕を強く振り，球数を投げられる方法の選択

ここでは投球休止を経て投球を再開してから練習合流までの投球プロセスについて述べる．投球障害からの競技復帰では上肢の「高速運動への適応力」が必要になる．ゆっくりとした投球では痛みがないが，高速の運動で痛みが出ることが多いため，投球再開の初期段階から高速運動への適応力を高める必要がある．高速運動への適応力を高めるための配慮をしながら，遠心性活動の運動にどの程度耐えられるかを見極めた上で競技復帰に向けてプログラムを進めていくのが基本である．この考えをベースに以下の具体的なポイントを考慮したうえで，実際のプランを組み立てる必要がある．

配慮することの一つめは「投球休止期間を短くする」ことである．筆者は病態や痛みとつき合いながら投げ続けた期間にもよるが，できるだけ投球の休止期間を短くし(長くても1週間)，痛みのない範囲で投げることを勧めている．その理由はボールの感覚を忘れないようにすることと，投球により身体機能を高めるためである．プロ野球選手の中にも長期間の投球休止後に「投げ方を忘れた」という選手もおり，それが原因で引退した選手がいる．このような投球休止によるリスクを回避するため，ボールの感覚を忘れないように痛みのない範囲で投げ続けた方が良い．投球による身体機能の改善とは，例えば肩関節の緩い選手は投

表1 ▶ 競技復帰の期分け（投球プロセス）

回復期：患部の症状改善，基本機能
→オーバーハンドの投球禁止，ボールドリル
調整期：動きの学習，投球ドリル
→ネット投げ 10m × 80% × 70 球
強化期：全身のパワー発揮，投球スキル
→ 40m × 80% × 30 球＋ネット投げ，計 100 球以上

球休止期間が長くなると「ゆるくなった」と不安感を訴え，競技復帰に長期を要する傾向にあるが，投球休止期間をできるだけ短くすることでこれを防げる．上からの投球ができない場合はウィンドミル投げやテニスボール投げなど痛みのない方法で投げ続けた方が良い．

　二つめは投球方法の工夫で，ボールを変えたり，投射角度を変えるなどがある．同じ強度・距離でもテニスボール（硬式）の投球や上から下に向かって投げれば痛くないというケースは多い．競技復帰に向けて投球負荷を徐々に上げていくが，投球再開後の初期段階では1人で行うネット投げ（ネットから5mの距離）を推奨している．ネット投げは投球の負荷（ボールの投射角度，距離，強度，球数）を設定しやすく，コントロールを気にせずに自分のペースで投げられる利点がある．同じ距離や強さでもキャッチボールでは痛いが，ネット投げは痛くないという選手を数多く経験したが，その理由は投球動作にある．人に対して投げるキャッチボールでは，コントロールを意識してリリースポイントを上肢で操作する傾向にある．この動きは，肩肘の筋群が減速のために遠心性活動をするが，これにより関節のストレスが増大するため痛みを訴えると思われる．したがって，初期段階では近い距離で投げることでステップ脚（右投げの左脚）に荷重がしやすく，フォロースルーで力を逃がす動きが可能なネット投げが有効である．

　三つめは「距離より強度・球数優先」で，これは投げる筋力をつけるためには腕を強く振って球数を投げるしかないので，強く数多く投げる必要がある（復帰の段階では100球が目安）．距離が遠くなると痛みで腕を強く振ることができないので，強く振れる距離で球数を多く投げるようにする．

通常のキャッチボールでは身体機能や練習環境などの要因で30～50球くらいしか投げられないので，キャッチボールの後にネット投げで球数を増やす．競技復帰に長期間を要したり再発するケースでは，距離を伸ばすことを優先させていることが多い．長い距離を投げると肩の広い可動域が必要で，障害部位に負担を強いることになり，投球負荷を上げることができない．したがって，投球距離より強度・球数を優先させ，身体機能が安定してから，長い距離を投げるのが良い．そもそも遠投（自分の最大距離の80%以上）は何のために必要かといえば，動きが小さくなり肩の可動域が狭くなった際に大きな動きで行うためのもので，投球障害からの競技復帰のために必要なものではない．塁間＋10mの距離をライナーで80%の強度で投げるためにはどのようなプロセスを経るべきかを考えた方が良い．

▶ 競技復帰の期分け（投球プロセス）

① 期分けに応じた投球方法・負荷設定
② 調整期での適切な投球方法の選択が競技復帰には重要

　投球障害からの競技復帰の期分けは**表1**のような内容が考えられる．現時点ではどのレベルにあり今後どう展開していくか選手にイメージを持たせるためにも，競技復帰の期分けは役立つ．期分けは病態や症状により変わるため，復帰までの全体像をつかむためのものと考えた方が良い．また，画一的なプログラムではなく，選手が身体と対話をしながら投球方法・負荷を選択する必要があるが，その基準は身体機能と投球負荷の関係を知ることにある．

　回復期は患部の機能回復を図る時期で投球は休止とし，投球休止が2週間以上経過した場合はテニスボールなどで前腕だけで軽い投球を行う時期である．調整期は投球を再開し投球負荷を徐々に上げる時期で，身体機能に応じた投球ドリルを用いて動きの学習を行う時期である．強化期は競技復帰に向けて強度・球数とも上げていく時期で，ピッチングなどの練習による投球スキルの学習が課題となる．

表2 ▶ 投球休止後の立ち上げ（調整期）

①初期：投球方法を工夫し不安を払拭
→テニスボール投げ・硬球の斜め投げ5m × 30球
②中期：同距離(5m)で投球強度の漸増(10%ずつ)
→硬球のネット下投げ5m × 30 ～ 80% × 30 ～ 50球
③後期：80%の強度で距離を漸増(1mずつ)
　硬球のネット正面投げ5 ～ 10m × 80% × 50 ～ 70球

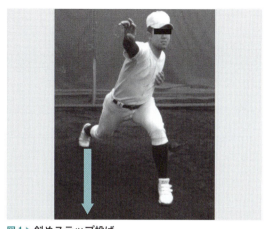

図1 ▶ 斜めステップ投げ
矢印が正面へのステップであるが，斜め30°へのステップで正面に投げることで，加速期での上腕の内旋運動を抑えられる．

　調整期は動作の学習と身体機能の向上が重要であり，肩肘へのストレスが少なく，投球動作の修正につながる投球ドリルが効果的である．調整期の投球ドリル(硬球)の例を述べる．

　調整期は投球再開後の時期で，さらに初期・中期・後期に分けることで投球方法・負荷の課題が明確になる(表2)．調整期の初期は5m前後のネットに向かってテニスボールのウィンドミル投げや，テイクバックをせずに前腕の動きだけの上からのスローイングなどでウォームアップを行うのが良い．その後，硬球で投球方法を工夫して，どうすれば不安なく投球が可能なのかを試す時期で30球を目安に行う．痛みを出さずに投げられる方法として「斜めステップ投げ(図1)」があるが，これは投球方向に対して斜め30°に踏み出しボールは正面に投げる方法である．斜めステップ投げは上腕の内旋運動を抑制するため，痛みを抑えて投げることができ，この方法で投球後に肩の機能が高まることが多いことから，上腕骨頭が求心位を保持していると推察される．調整期の中期では通常の投球を5mのネット投げから開始するが，この時は下に投げる「下投げ」が有効である．下投げの利点はステップ脚に荷重し骨盤・体幹の回旋を学習することにある．中期のゴールは5mのネット投げで強度を漸増し80%の強度で腕を振って50球投げられる肩をつくることにある．調整期の後期ではネット投げの下投げから始め，投射角度を通常の高さの正面投げで80%の強度を保ちながら距離を1mずつ伸ばしていく．調整期のゴールはネット正面投げで10m × 80% × 70球投げられることで，この投球負荷に達してからキャッチボールを開始し強化期に移行する．

　ネット投げは有効ではあるが，強く投げるため肩周囲の筋群が硬くなるというマイナス面もある．肩の柔軟性が低下している場合は20 ～ 30mくらいの距離で力を抜いて投射角40°の山なりのボールを投げることで柔軟性が高まる．その選手にとって適切なドリルであれば，投球後に身体機能が向上し，逆に投球負荷が高すぎる場合は身体機能の低下がみられる．選手の身体機能特性(緩い・硬い)に応じた投球方法・負荷の選択が何よりも重要である．

▶ 投手の特性と競技復帰のプロセス

① 全力投球ができなければ試合で結果を出せないのが投手の特性
② 投手が試合で投げるためにはプロセスを踏む必要がある

　野手は強く投げることは少ないために，多少の痛みがあっても試合に出場することはできるが，投手は常に強く投げることが必要なため，再発防止を考えると表3のような投球プロセスが望ましい．投手の投球プロセスは選手によって異なり，これは春先の肩のつくり方にもよるので，どう肩をつくっているかを理解しておく必要がある．「肩をつくる」とは長期間の投球休止後に投球を再開し試合で投げられる状態に仕上げる過程を言う．投手の中には一定のプロセスを経ないと肩をつくれないという選手もいる(ブルペンでの立ち

表3 ▶ 投手の投球プロセス

★投射角度, 距離, 強さ, 投球数, 対象(ネット, 人), 頻度を考慮し決める

Step 1：緩い山なり or 下投げ・テニスボール投げ 10〜30％×30球(2勤1休)
Step 2：硬球でのネット投げ 5m×30〜80％×50球(3勤1休)
Step 3：ネット投げ 5〜10m×80％×70球(3勤1休)
Step 4：キャッチボール 20m×60％＋ネット投げ 10m×80％(計100球)
Step 5：キャッチボール 30m×70％＋ネット投げ 15m×80％(計100球)
Step 6：ライナースローイング 40m×80％＋ネット投げ 20m×90％(計100球)
Step 7：平地でのピッチング(18.44m)＋40m ライナースローイング(計100球)
Step 8：マウンドでのピッチング＋40m ライナースロー(計100球)

注1：休みの頻度は回復レベルにより決める.
注2：平地より傾斜の方が体重移動がスムーズな場合はStep 3からマウンドで行う.

投げで捕手が立って受けるなど). 肩をつくるプロセスが多く, 1段階ずつ上がっていく投手は, 投球障害からの復帰でも同じように多くのプロセスが必要なために, 復帰に長期間かかる傾向にある. このようなことからプロセスをできるだけシンプルにし, 早く肩をつくるような工夫が必要になる. 具体的には投球前に上肢のエクササイズを行ったり, 少し重めのボールで刺激するなどが考えられる.

投手の競技復帰のポイントであるが, 一つめは,「ブルペンへの入り方」がある. 投手の復帰過程での再発が最も多いのがブルペンのピッチングの最初の段階であるが, その理由は傾斜に適応できずに投球動作が乱れるためである. 投球動作の乱れで多いのが, 突っ込んでしまいステップ脚に荷重できずに合理的な回旋運動が行われない, 上肢に頼った投げ方である. このような場合はステップ幅を若干狭くして投げてみるとよい. 平地での投球が塁間を70％の強度で投げられるレベルに達したら, ブルペンの傾斜に適応するためにブルペンでのネット投げを10mくらいの距離で50％の強度から開始するのがよい. 投手はブルペンに入ればほぼ全力に近い強度で投げるものという考えがあり, 今まで平地での投球しか行っていなかった場合, 傾斜に適応できずに投球動作が乱れているにもかかわらず高い強度で投球すると再発してしまう. このようなリスクを回避するためにも傾斜に慣れるブルペンでの近距離でのネット投げは有効である. また, ブルペンでの本格的なピッチングを開始する段階でのポイントは, 強度の高い遠心性のエクササイズを行い, 関節が負荷に耐えられる状態をつくることにある. 二つめは「試合の初登板は1イニング」という点で, 最初の試合登板ではイニングをまたがないような配慮が必要である. 1イニングはよかったが, 2イニングから痛みが出たというケースを何度か経験しているが, これは2イニングを投げるにはインターバルがあり, その間に味方の攻撃が長くなると, からだが冷えて投げられなくなってしまうためである(とくに寒い時期). このようなことから最初の試合登板では1イニング限定にするのがよく, どのイニングで登板するかについてもあらかじめ決めておき, 十分に準備の時間をとらせるような配慮が必要である. 仮に調子がよくても, 次の日にダメージが残り回復に時間を要することもあるので, まずは1イニングで様子をみるのがよい.

投球負荷は条件により変わり, 練習と試合, 試合でもオープン戦と公式戦では投球負荷は異なるので, 同じ球数でも負荷は全く違うということを理解する必要がある. 試合では, 登板に向けて肩をつくるためにブルペンで30球程度投げるし, 試合での負荷は練習の2倍と考えると, 練習で100球以上投げられることが試合で投げるための条件であると言える. また, オープン戦で最低でも2試合(1試合に100球近く)の登板後に公式戦に登板するのが理想である. 投手の競技復帰には細心の注意をはらい, 再発のリスクを極力避けるような配慮が必要である. 特にピッチング練習開始時期など投球負荷が上昇した時には, 次に同じ負荷の投球をするまでには回復時間が必要であり, 回復時間のとり方が復帰過程ではきわめて重要である. 投手は痛みがあると打者に集中できず, 微妙なコントロールができずに試合でパフォーマンスを発揮することは難しい.

▶ 投球動作介入の考え方

① パフォーマンスに型はない（投球動作は多様である）
② 動作の型を修正するのではなく出球を向上させる

　一般的に投球障害のリスクになると言われている投球動作の場合は，原因がその部分にあると思い修正したくなるが，まずは本当に修正する必要があるかどうかを見極める必要がある．とくに投手の場合，投球障害を発生させるリスクとなると言われているテイクバックで腕が後ろに入る動作は，トップレベル投手に多くみられる動作でもあり，腕が遅れることでボールが見にくいという強みになっていることもある．投手としての強みと障害発生は紙一重であり，この境界がどこにあるかを見極めたうえで投球動作の介入をすべきである．トップレベルの選手は類い希な身体能力と感性を持っているがゆえに，障害のリスクになると言われている動作でも投げ続けることができる．柔軟性が高ければ動きの幅が広いために無理と思われる動きも可能であるが，逆に無駄な動きをしてしまうとも言え，常に二つの側面があることを理解する必要がある．感性とはこれ以上やったら壊れるという危険を予知するセンサーであり，痛くならない範囲で最大のパフォーマンスを発揮するセンスとも言える．将来高いパフォーマンスを発揮する可能性のある投手の投球動作を修正することによってその芽を摘み取ることにもなりかねないということも頭に入れておく必要がある．医療機関での投球動作介入は選手の置かれた立場や能力，指導者の投球指導の方針を把握したうえで行うべきで，投球動作指導の可能性と限界を理解し，どこまで指導するかを考えたうえでポイントを絞って対応すべきである．

　投球動作介入の前提であるが，これは「選手とどの程度の関わりが持てるか，選手に聞く耳があるか」など種々の要因がある．とくに医療機関での投球指導は難しく，実際にボールを投げたとしてもグラウンドとの環境が違うため，全力で投げることはできない．ましてやシャドーピッチングで修正できたとしても，ボールを持って投げれば全く違う動作になる．また，監督・コーチと医療機関での指導が異なれば困るのは選手であり，ここに医療機関での投球指導の限界がある．投球障害は野球の現場で発生するので，実際に現場で投げて治していくのが基本で，医療機関での投球動作介入は指導者との連携など前提条件が揃わなければ成果は上がらない．

　次に投球動作介入で考慮すべきことであるが，これは投手と野手の違い，選手のレベルによる投球動作の感性などがある．ピッチングとスローイングの違いは，前者は打者に見えにくく打たれないボールを投げることで，後者は捕球者が見えやすいボールを投げることであり，両者の課題は異なる．投手と野手の課題の共通点はコントロールであり，動作介入が必要な選手はコントロールが安定しない選手といえる．投手の課題は試合をつくることで，そのためにはベースの上にコントロール良く投げる必要がある．投手ではコントロールのレベルを確認した上で動作を修正すべきかどうかを決めると良い．コントロールの安定度は，①1試合の四死球数（5つ以上），②1試合の投球数（9回150球以上）・失点数（9回5失点以上），③"抜ける"ボールの頻度（5球に1球以上）を聞けばほぼわかる．コントロールの悪い投手であれば痛みをきっかけに投球動作の介入を行うのは良いが，コントロールの良い投手は感覚や身体の使い方が変わることで，コントロールを乱すリスクとなるため修正すべきではない．投手で動作介入が必要なケースはコントロールが安定せず肩肘の痛みを繰り返す選手である．投手の動作介入で注意すべきことは個性と問題の境界をどう判断するかであり，そのためには「動作と出球」の関係をみることが重要である．「出球」とは実際に投げたボールのことで，投げたボールの質を表している．痛みはないが出球は悪いでは投球動作介入の価値はない．投球動作介入で重要なことは，選手との会話の中から出球を推測し，どう動作に介入するかを考えることにある．型にはめることなく会話をしながら納得解を選手とともに探っていく姿勢が求められ，「パフォーマンスに型はない」という考えが基本となる．

表4 ▶ 選手から聞き出すこと

★ポイントを絞った適切な質問から問題点を絞り込む

① 背景：選手の立場，大会，チーム事情
② 受傷機転：エピソードの有無
③ 痛みの部位：どこが，どのような動きで痛いか
④ 投球相：切り返し局面，ボールリリース
⑤ 投球負荷：距離，強度，球数
⑥ タイミング：投げ始め，球数が増えてから
⑦ 環境：気候，平地・マウンドの違い
⑧ 投球動作：指導者や仲間からどう言われるか
⑨ 練習内容：動作の変更，新たな球種を覚える
⑩ 身体の変化：指のマメ，肩肘の張りの違い

選手の状態を把握する

投球障害の競技復帰のためには，まずは選手の障害部位の情報を把握する必要がある．表4の内容を選手との対話から聞き出し，これらを生かして競技復帰のプランを考案する．聞いた情報から評価すべきことを整理し，評価で得られた内容により対応を考えるが，これらのことがつながるような配慮が必要である．

初めに確認することは，選手のチーム内での立場や大会などのチーム事情である．学年，大会，背番号を聞けばチーム内での立場は推測でき，競技復帰のプランを立てることができる．例えば高校3年生の春の大会終了後に受診した場合で背番号が二桁の場合は，夏の大会に向けてレギュラー争いをしているため，長期間チームを離れることで夏の大会での試合出場の可能性が低くなる．このような選手は痛みとつき合いながら早期復帰を目指すことになる．逆に高校2年生の春で背番号1の3番打者なら夏の大会に向け，長期間調整期間をとることができる．適切な競技復帰プランは社会的背景の理解なくしてはありえないので，選手の立場をまずは確認する必要がある．

次に痛みに関する情報でエピソード（受傷機転）の有無を確認する．とくに骨端線閉鎖前ではエピソードの有無により対応が異なるので，必ず確認する必要がある．たとえば，骨端線障害でエピソードがある場合は急性の骨折のためギプス固定や手術が必要であるが，エピソードがなければ投球休止のみでよいことが多い．高校生以上の選手ではこの一球というエピソードがある場合は希であるが，エピソードがある場合は肘頭疲労骨折など症状が重く，復帰まで長期を要することが多い．このようなことからエピソードの確認は最初にすべきである．その後痛みの情報では部位とどの投球相で痛いかについて確認する．痛みの部位は「どの部位が，どのような動きで痛いか」を投球以外の運動も含め，実際に選手に痛みのある動きを再現してもらいながら確認する．同じ部位でも全体か局所か，表層か深層かなどについても聞き出す．軟部組織の障害では筋機能の低下や可動域制限などいくつかの身体機能低下が複合していることが多い．痛みの部位を聞き出すときは，指1本で触るよう指示するが，全体的な痛みの場合は手で全体を触る傾向にある．ある程度投げられる場合は切り返し（肩関節最大外旋位から加速する局面）やボールリリースで痛いということが大半で，この局面は筋の活動が高まり，関節への応力が集中するため，痛みが出やすい投球相である．痛みの部位と投球相を合わせることで，問題点を特定することができるので，この両者について確認することは重要である．

その後投球と痛みの関係を確認するが，投球負荷，タイミング，環境を聞き出す．投球負荷は「距離（m），強さ（％），球数」を聞き，どの程度投げられるか具体的な数字で確認する．とくに大切なのは，どのくらいの距離なら腕を強く振っても痛みなく投げられるかである．強く腕を振れる距離で球数を多く投げることで，高速運動への適応力を高めることができるので，適切な投球負荷設定のために必要である．痛みのタイミングは投げ始め，終盤か，始めから終盤まですべてなのかについて確認する．球数をある程度投げて，「からだが暖まると投げられる」というケースや「投げ始めは痛くないが終盤になると痛くなる」というケースなど，痛みなく投げられる時間帯があることが多い．この場合は投球負荷を変えずにコンディショニング内容を見直すなど，投げながら治すという考えが妥当である．これとは逆にどんなときも痛むという場合は，投球負荷を下げて初めからつくり直すという考えがよい．環境の変化に

ついても聞き出すが，投手では平地では痛みがないがマウンドに上がると痛みが出るというケースがある．これはマウンドで投げることでステップ幅が広くなり，勢いがつくために上肢がしなった結果(肩関節外旋角度の増大)，関節に応力が集中し痛みが出るためである．このようなケースではステップ幅を若干狭くしてみるとよい．また，マウンドに上がることで痛みが出ることもあるが，これはほとんどが突っ込んでしまい，合理的な回旋運動ができずに上肢に頼った投げ方に起因することが多い．

最後に聞き出す内容は，投球動作・練習内容・身体の変化である．投球動作は自分自身では気づいていないことが多いため，指導者やチームの仲間から指摘されたことを確認する．このときにボールの握りを確認しながら，ボールの回転や指のマメや身体の張りなどのいつもとの違いについても確認する．投球障害の選手はボールがシュートやスライダー回転をしたり，マメのでき方や肩肘の張りの部位が変わったりすることが多い．これらの現象は練習内容が変わった場合に多く，新しい球種を覚えたり守備練習が多くなるなどの要因が考えられる．また，動作の変更を課題に練習に取り組んでいる場合は，同じ練習内容でも選手が身体の使い方を変えているので，使い方についても確認する必要がある．

以上の内容を短時間(3分以内)で聞き出し，その後の身体機能評価や対応に生かすが，聞き出した内容から障害の全体像を把握し，何を評価しどう対応するかについてイメージする必要がある．短い時間で正確に評価し対応を考えるが，選手によってはここに示した内容のすべてを聞き出す必要はないので，常に選手の状態をイメージしながら，投げるために必要な情報は何かを整理する必要がある．

文　献

1) 高橋憲正ほか：投球障害肩の診断と治療－手術療法の適応と限界．日整外スポーツ医会誌 34：547，2014
2) 伊藤恵康ほか：スポーツ障害としての肘関節尺側側副靱帯損傷－10年間163例の治療経験．日整会スポーツ医会誌 22：210-216，2002
3) 古島弘三ほか：肘頭疲労骨折および肘周辺疲労骨折について．臨スポーツ医 26：507-515，2009

I 投球障害からの競技復帰

投球動作のメカニクスと投球障害の発症メカニズム

瀬戸口芳正

はじめに

投球肩肘障害は「投球側肩肘関節を破壊する異常な力」によって起こる．肘にかかる外反力，肩の水平伸展・外旋による圧縮力などは，正常の投球動作によっても発生するが，フォームによっては，その大きさや作用頻度に違いがあり組織の耐性を上回ると損傷に至る．フォームとは各関節のアライメントの変化の連続であり，各関節の形態や硬さおよび付随する筋腱の機能，先行する関節運動による慣性，全体のエネルギー伝搬などに影響を受ける．つまり，身体機能の変化や運動連鎖の変化は投球フォームの変化をもたらして関節の異常な力を誘発し，結果として投球肩肘障害を起こす．怪我をした選手は，その変化に気づかないことが多く，いつの間にか理由がわからないまま怪我をしていることがほとんどである．

野球選手はどうやって肩肘の故障を起こすのか，これまでの約20年間に小学生からプロ野球選手まで治療してきた経験から考察した．

投球肩肘障害の要因は大きく3つに分けられる．

① 柔軟性の問題：練習の積み重ねによるオーバーユースで筋肉や腱，靱帯が硬くなり関節の動きが悪くなる．

② 筋機能の問題：オーバーユースによる筋力低下やトレーニング不足で筋力が不十分だったり，思い通りに筋収縮が調節できない．

③ モーターコントロールの問題：投球の良いイメージが出来上がっていない（良いフォームの手本が頭にできていない），イメージはあるけどその通りに体を動かせない．

①や②などの身体機能の異常と投球フォームはある程度のパターンがあり，そのパターンは意外にも多くない．投球フォームから身体機能障害を推定でき，身体機能から投球フォームを推定できる．双方が一致しない場合は，モーターコントロールの問題のことが多いと思われる．

投球フォームと身体機能の関連性を筆者は「Throwing Plane Concept」としてまとめた[1]．

TERとThrowing Plane Concept

投球側肩の外旋は肩関節（肩甲上腕関節）の外旋のみで達成されているのではなく，股関節の伸展，脊柱・胸郭の伸展，肩甲胸郭関節の後傾・上方回旋などの全身の関節の総和として実現されている．そのために投球側肩の外旋は狭義の肩関節の外旋と区別する必要があり，筆者はこれをTER（total external rotation）とした．TERは身体各部位の運動の総和で，同じTERでも選手によっては肩関節の寄与が大きい選手，脊柱・胸郭の寄与が大きい選手など割合はさまざまであり（図1），これがフォームの違い・個性になっている面もある．肩関節以外の柔軟性・可動性の低下は肩肘に負担をかけることになり，逆に肩肘の負担を減らすためには肩関節以外の柔軟性・可動性を改善すればよいことになる（THABER concept）．筆者は臨床での説明では「釣り竿」に例えて説明している．釣り竿が全体にしなってくれれば，どこも折れずに済むが，釣り竿の下半分が硬くなると上は更にしなる必要があり，負担が増えて遂には折れてしまう．竿の最小抵抗部位が折れることになり，これは肩だけでなく腰や恥骨の疲労骨折にも同様のコンセプトが当てはまる．

TERが最大になった瞬間を最大外旋位（maximum external rotation：MER）と呼ぶが，ここで注意が必要なのは外旋0°の横軸は加速方向であ

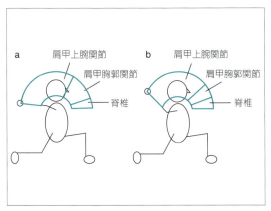

図1 ▶ TER
GHが同じでもSTの違いで総和は変化する.

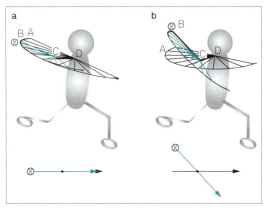

図3 ▶ shoulder plane と elbow plane
a　Single Plane, b　Double Plane
黒の軌跡が shoulder plane で, 色の軌跡が elbow plane.

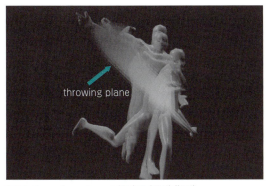

図2 ▶ throwing plane：投球面（運動曲面）
投球動作中に上肢が運動する面. 肩・肘・手関節を結ぶ線分が投球中に織りなす軌跡により形成される.（文献2より引用）

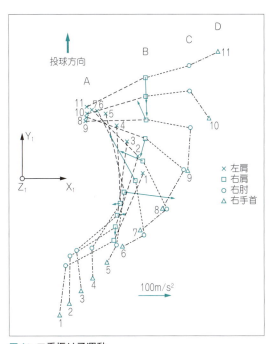

図4 ▶ 二重振り子運動
A：左肩, B：右肩, C：右肘, D：右手首
右投げの投手を上方から観察した動作解析.
（文献3より引用改変）

り, 縦軸は体幹軸ではなく横軸に直交する軸であり, いずれも空間的な軸となる. ここで論じているのは身体の可動域としての外旋ではなく, 力学的なモーメントについてであり加速ベクトルに対して空間的に前腕のなす角をTERとして表現している.

信原は投動作における投球側上肢の軌跡をthrowing plane（図2）と呼んだ[2]. 筆者は加速期, 特に加速初期の throwing plane に着目し, TERの違いによるフォームの違いを Single Plane と Double Plane の2つに大きく分類した. Single Plane はTERが十分で, Double Plane は不十分なフォームである. MERの瞬間の投球側上肢の加速方向と肘の伸展方向（elbow plane）は, Single Plane では一致し, Double Plane では一致しない（図3）. 運動効率については肘の伸展方向と上肢加速方向が一致した Single Plane の方が効率的な二重振り子運動（図4）[3]を実現でき球速には有利であり, Double Plane は一致せず効率は低く球速には不

えられる．肉眼での観察では投手の前方，つまりバッター方向から観察すると single plane では投球側肘の後方にボールが隠れ，いわゆる「球の出所が見え難い」フォームであり，double plane はボールが上腕よりも上方で弧を描き，加速している間はボールが目視でき「球の出所が見えやすい」フォームとなる（図5）．

throwing plane concept で筆者が提唱している投球相と投球肩肘障害および身体機能障害の関係を図6に示した．

① 肘の内側側副靭帯損傷は最大外旋位から加速初期の TER 不足が外反ストレスの増加を招き引き起こされる．

② リリース直前の前腕回内のタイミングの遅延と不足による外反ストレスの増加と過伸展が内側側副靭帯損傷と肘頭障害を引き起こす．

③ 肩についてはフットプラント時の投球側上肢の「タイミングの遅れ」や回転運動の慣性，肩の「力み」などに起因するコッキング後期から MER の肩水平伸展の増加が関節内インピンジメントを起こす．

④ 関節唇損傷は加速期の肩後下方の拘縮による骨頭上方偏位と肩甲上腕関節の外転制限による骨頭の前上方への slipping に高速内旋による上腕骨頭の円錐状運動（spin motion）が重なり引き起こされる．

⑤ リリースからフォロースルー時の前腕回内不足に連鎖した肩内旋不足と過剰な水平屈曲により肩後下方の動的支持機構の負担が増え破断する．

1. 肘：最大外旋位から加速初期

まずは比較的理解しやすい MER の肘外反力について説明する．図7は MER の腕の模式図である．外旋角度が小さい場合は，前腕と手，ボールの質点は上腕骨長軸を回転軸とすると投球の加速方向に対して軸よりも上方に位置し，回転軸周りにモーメントを発生する．これは肘関節に外反力として，肩甲上腕関節に外旋力として作用する．外旋角度が 90°に近いほどテコの腕は長くなり肘外反力，肩外旋力が大きくなり，障害の危険性は大きくなる．逆に加速方向に対して対側の外旋 180°の位置ではテコの腕の長さは 0 になり，理論

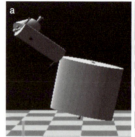
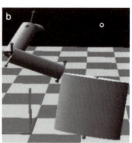

図5 ▶ MER 正面から観察
a single plane, b double plane

的にはモーメントは発生せず MER での障害の危険性は低くなる．MER の外旋角度によって肩肘関節に作用する応力は変化し，投球フォームも異なる．つまり投球フォームの相違によって肩肘の応力は変化し障害の危険性も違う．我々の研究でも図8のように MER 時の外旋角度の違いで肘内反トルクに差があることが示されている[4]．上述の TER が大きな single plane の方が肘の外反応力は小さく障害の危険性は低く，TER が小さな double plane の方が肘の外反応力は大きく障害の危険性は高いと思われる．結論として，TER が小さくて「しなりの悪い選手」は肘の内側側副靭帯のケガをする可能性が高いといえる．これは主に柔軟性の要因が大きいと思われるが，股関節・脊柱・肩甲帯については機能的な問題で不良な運動連鎖を起こし適切に動かない場合もある．

2. 肘：加速後期からリリース

リリース直前の回内のタイミングとは，肘の伸展に対する前腕回内と肩内旋のタイミングのことである．肘伸展に対して前腕回内が遅れると肘の動的支持機構として尺側手根屈筋が中心に機能し内反トルクへの寄与が小さく静的支持機構である内側側副靭帯への負担が大きいと思われる．タイミングが適切であれば動的支持機構として前腕屈筋群の多くが機能し寄与が大きく静的支持機構の内側側副靭帯への負担は小さいと考えられる[5]．タイミングが遅れるとリリースで肘は最大伸展し肘頭障害のリスクは高まるが，タイミングが適切であれば肘は屈曲位のままリリースし，そのまま肘を畳んで巻き取るようなフォローとなり肘頭障害のリスクは軽減される．また，パフォーマンス

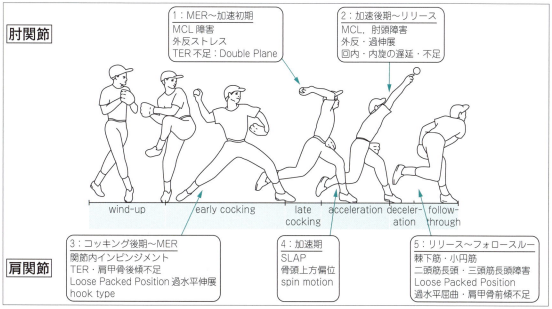

図6 ▶ 投球相と障害発生

については，タイミングが遅いフォームはいわゆる「手首が寝ている」といわれ，ボールは斜めのスピン軸でパフォーマンスが低く，タイミングが適切なフォームはいわゆる「手首が立っている」といわれ，ドライブのかかった速球でパフォーマンスが高いと考えられる．結論として肘伸展に対して前腕回内のタイミングが遅いフォームは肘内側側副靱帯損傷・肘頭障害の可能性が高く，パフォーマンスが悪いといえる．これは主に投球フォームのイメージの問題と思われる．

3. 肩：コッキング期からMER，加速初期

肩関節の関節内インピンジメントについては，鍵となるのは次の3つと考えている．

a）関節上腕靱帯の位置と緊張
b）大胸筋の活動
c）コックアップのタイミングと2つの慣性

肩関節の周りの靱帯は下にハンモック状の強靱な下関節上腕靱帯があり，前方には比較的弱い中関節上腕靱帯がある．肩甲骨が十分に後傾（後方に回転）しないと中関節上腕靱帯が前方に位置して上腕骨頭の前方へのズレを抑制できない．一方，十分な後傾が得られれば強靱な下関節上腕靱帯が前方に位置し骨頭のズレを抑制する（図9）．

肩関節が最大外旋位・最大内旋位になると関節

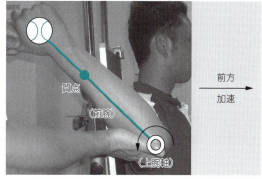

図7 ▶ 投球側上肢の模式図

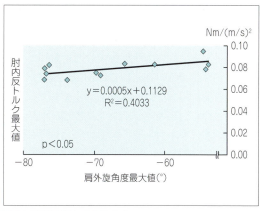

図8 ▶ 外旋角度と内反トルク
肩関節外旋角度の増大に伴い，肘関節内反トルクが有意に減少．

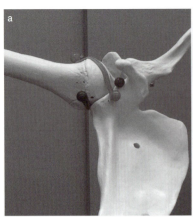
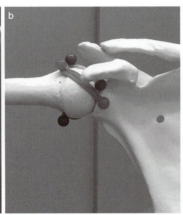

図9 ▶ 肩甲骨後傾と関節上腕靱帯
a Single Plane, b Double Plane

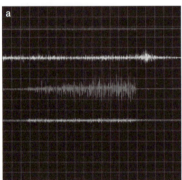
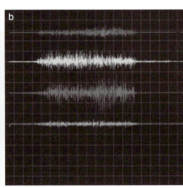

図10 ▶ MER肢位でのEMG
a Single Plane Position, b Double Plane Position
上から順に大胸筋,前鋸筋,腹直筋,腹斜筋の表面筋電図．Double Planeを模した肩甲骨の位置の方が大胸筋の活動が強い．

包と関節上腕靱帯は後方・前方に捻れてタオルを絞ったように硬く緊張した状態になる．この状態をクローズパックドポジション（Close Packed Position：CPP）という．CPPの状態では肩甲骨と肩関節，上腕骨は硬く一体化してとても安定した状態になる．逆に外旋・内旋が十分でない状態では関節包と関節上腕靱帯はゆるい状態で，ある程度の骨頭の動きは許容され可動域も大きく，ルーズパックドポジション（Loose Packed Position：LPP）といわれる．

肩甲骨が十分に後傾し，かつ肩関節が外旋してCPPの状態になると，硬く緊張した下関節上腕靱帯が前方に位置して，肩関節は安定して過剰な水平伸展が抑制される．さらに緊張した関節上腕靱帯が肩甲骨から上腕骨への力の伝達にも寄与する．

この状態で加速期を迎えると肩は安定して大胸筋で力を伝達する割合が少なく，いわゆる「下肢・体幹で腕を振る」状態となり「力みがなく」「パフォーマンスが良く，ケガをしない」フォームとなる．筆者がSingle Planeと呼ぶフォームである．

一方，肩甲骨の後傾が不十分で，かつ肩関節が外旋も不十分でLPPの状態では，ゆるい中関節上腕靱帯が前方に位置して，肩関節は不安定で過剰な水平伸展を抑制できない．さらに関節上腕靱帯による肩甲骨から上腕骨への力の伝達が不十分となる．

この状態で加速期を迎えると肩は不安定で大胸筋の筋力による力の伝達が大きくなり，いわゆる「体の開きが大きく」「腕投げ」といわれる状態となり，「力みが強く」「パフォーマンスは筋力次第で，ケガをしやすい」フォームとなる．筆者がDouble Planeと呼ぶフォームである[6]（図10）．

投球側上肢は加速期に加速されるが，体幹はその前のコッキング後期に加速される．つまり，非投球側の足が着地するフットプラントから最大外旋位までに体幹は加速し，その間に投球側上肢には後方への慣性力が作用する．この後方への慣性力によって，投球側上肢は受動的に外旋，水平伸展させられ最大外旋位となる．投球フォームの違いによっては，この後方への慣性力が外旋に作用する場合と水平伸展に作用する違いが発生する．水平伸展に作用する場合が，過剰な水平伸展を誘発し関節内インピンジメントを引き起こす悪いフォームとなる．

過剰な水平伸展が誘発される瞬間には2つの場合が考えられる．1つは，(a)投球側上肢のコックアップが下肢体幹の運動に遅れてしまうタイミングの問題．2つ目は，(b)タイミングは適切であるが肩甲骨が内転位にある位置の問題．

(a) コックアップの遅いタイミングとは，上肢の振り上げが下肢・体幹の運動に遅れることで，フットプラント時に投球肩がまだ外転・内旋位でボールは肘よりも下にある．続くコッキング後期で肩は内外旋0°を通過し，LPP，中関節上腕靱帯などの要因で水平伸展の抵抗が最小となったタイミングで後方への慣性が作用し過剰な水平伸展が誘発される．

(b) 肩甲骨が内転位となる位置の問題は，肩甲骨が脊柱に引き付けられた内転位にあることで後傾が不足し中関節上腕靱帯が正面に位置して過剰な水平伸展を許容してしまう．これには，さらに3通りある．

(b1) コックアップからの素早い外旋運動は回転運動の慣性[7, 8]により肩関節の内転・水平屈曲を起こし，二次的に肩甲骨の内転・下方回旋を誘発．つまり素早い外旋運動では慣性力により「肘下り」が起こる．これを dynamic coupling という[9]．

(b2) 肩甲骨筋群の「力み」が強いと肩甲骨が内転位のままでコックアップする．

(b3) 先行する胸椎・胸郭，腰椎・骨盤・股関節・下肢の機能障害の影響で肩甲骨が内転位のまま動かなかったりする（これらのb1~3の要因は混在していることが多く，それぞれの組み合わせを考慮して検討する必要がある）．

Throwing rhythm

コッキング期の後方への慣性力と肩甲骨内転位およびLPPなど水平伸展を抑制できない構造的な問題（最小抵抗の軌道という）の二つが相まって過剰な水平伸展が誘発されてしまう．誘発された水平伸展が終わると非投球側への体幹を側屈することで肩甲骨下角を下位胸郭に対して相対的に上方回旋し後傾・外転し，タイミングとしては遅れるが投球動作は最終的にMERに至る．

こうした不良な運動連鎖は，① 体幹から ② 肩甲帯，③ 肩甲上腕関節の①②③の順番で運動しておらず，①③②の順番で運動しているように見える．筆者はこうした投球中の体幹・肩甲帯・肩甲上腕関節の運動を throwing rhythm と呼んでおり，良好なフォームは throwing rhythm が①②③の順番と表現する[10]．コッキング中にボールが最上位に位置するのを top とするならば，throwing rhythm ①②③ の良好なフォームでは top はフットプラントの直後になり，一瞬止まったように見える．throwing rhythm ①③② の不良なフォームではフットプラント後にコックアップから連続して一瞬に top，コッキング，MERとなりボールは止まらない，いわゆる「topが作れない」急いだフォームになる．

4. 肩：加速期

関節唇損傷：骨頭のspin motion

MERでは肩関節は zero position にはなく，上腕骨大結節が下方に観察されるくらい肩関節は外旋している．オーバーユースによって拘縮した後下方の関節上腕靱帯や腱板筋群は骨頭を後上方へ偏位させ，同じく拘縮で急峻になった肩関節の外転角度や関節間力と相まって骨頭は上方へ滑りやすい状況にある．投球中の肩内旋は 7,200 deg/sec の高速の運動であり，これは下肢からのエネルギーの伝達以外にも，外旋によって上腕骨に巻き付いた腱板筋群，大胸筋，広背筋が内旋筋として作用することで起こる．この高速の内旋運動の回転軸は上腕骨骨幹部の長軸と思われ，その際に骨頭は頚体角の影響で円錐状の運動（spin motion）をすると思われる．後上方に偏位した骨頭は内旋に伴い上方関節唇を挟み込むように弧を描きながら円錐

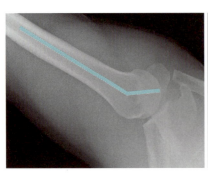
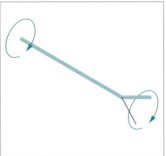

図11 ▶ spin motion：SLAP lesion
高速の肩内旋運動は上腕骨長軸を軸に回転し，骨頭は円錐状の運動をする．

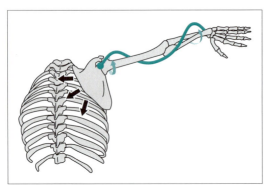

図12 ▶ フォロースルー時の末梢から近位への力の伝達と運動連鎖

状に動くことになり，この運動が投動作による関節唇損傷の一因であると考えられる（図11）．

5. 肩：加速後期からリリース，フォロースルー期

関節包の変化と力の伝達：LPPとCPP

リリース時にタイミング良く十分な前腕回内が起こると終動域まで達した回内運動は上腕の内旋，肩の内旋を誘導する．これにより肩関節の関節上腕靱帯は最大に内旋され硬く緊張した状態になる（CPP）．この緊張した静的支持機構がリリース後の上肢による張力を肩甲骨に伝達し肩甲骨の前傾を誘導する．肩甲骨から菱形筋・僧帽筋，内旋した上腕骨から広背筋など大筋群がブレーキとして機能し脊柱へ力を分散し，動的支持機構である小円筋・棘下筋の負担を軽減する．しかし，リリース時に十分な前腕回内が起こらないと肩関節の内旋が不足し関節上腕靱帯は弛緩した状態（LPP）でフォロースルー期を迎え，肩関節で折れ曲がるように水平屈曲して小円筋・棘下筋などの

動的支持機構の遠心性の負荷が増大し，上腕二頭筋長頭腱，上腕三頭筋長頭，広背筋も遠心性に牽引される．肩甲骨の前傾は誘導されず一連の力の伝達分散が低下する（図12）．

肩関節の関節上腕靱帯はMERで外旋してCPPとなり体幹から上腕への力の伝達を担い，加速期にLPPになり，リリース直後に内旋して再度CPPになり上腕から体幹へ力の伝達を担うことになる．加速後期からリリース時の前腕の回内がこれを誘導する大きな引き金となる．

TERを制限する因子については，各関節の器質的な硬さ，機能的な可動域制限の2つに分けられる．器質的に硬い場合（stiff type）は関節の骨・関節包・靱帯などが硬い場合，筋腱が硬い場合があり，さらに組織の実質そのものが硬い場合と周囲軟部組織との癒着で動かない場合がある．機能的に動かない場合は，SICK scapulaなど筋が動かない場合と先行する関節の運動によって後の関節の運動が制限されてしまう不良な運動連鎖の場合や立位を保つための代償から運動が制限されてしまう場合など動的なアライメントが不良で動かない場合がある[11]．

▶ TERの機能的制限因子：代表的な運動連鎖の不良例

拘縮などの器質的制限因子は徒手検査で静的に評価できるが，機能的制限因子は負荷をかけた単関節運動・複合関節運動，さらに実際の投球動作を観察しないと評価できない．機能的制限因子の中で頻度が高く代表的な運動連鎖の不良な3つの例（図13）を紹介する．いずれも機能的に股関

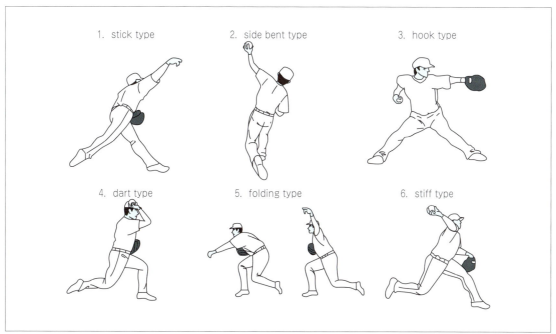

図 13 ▶ 代表的な運動連鎖の不良例

節・脊柱・胸郭・肩甲胸郭関節の動きが制限され TER が不足するタイプである．以下は右投手として説明する．

1つ目は「stick type」で，いわゆる「脚を突っ張る」フォームである．振り出した左脚の左膝・股関節の屈曲角が不十分で突っ張るように伸展位のまま着地する．代償的な腹筋群・背筋群の共縮により脊柱・胸郭の運動は制限され体幹の動きも硬く，左股関節を中心に折れ曲がるように短い加速時間で投球する．右肩の柔軟性が高ければ高いパフォーマンスを発揮するが，TER の右肩への依存が大きく，右肩の故障を起こしやすく短命でもある．

2つ目は「side bent type」で，いわゆる「身体の開きが大きい」フォームである．左足の着地後に脊柱の過度な左側屈を起こして，右股関節の伸展，脊柱・胸郭の伸展が制限され TER が制限されるパターンである．3通りあり，コッキング期の体幹の後傾から左側屈へ移行するパターンと肩甲骨内転位の代償として脊柱の左側屈を起こすパターン，左殿部の機能不全で骨盤が右へ傾斜することで代償的に脊柱が左側屈するパターンがある．右腕の軌道は高く縦回転のように見えるが，実際は体幹の回旋による横回転の要素が多く，リリース直前で身体全体が丸くなり縦回転のエネルギーの打ち消しを起こすことから力感がなくパフォーマンスは低い選手が多いと思われる．

3つ目は「hook type」で前述の肩甲骨が内転位となる b2 のフォームのひとつである．take back の際に右腕を1塁方向へ振り降ろし背側に移動すること (out of plane) から誘発される．take back で振り降ろした手が最下点でカギ爪のように屈曲することが多く hook type と呼ばれる．多くはフットプラント時の上肢のタイミングが遅く，throwing rhythm も①③②のタイプで，肩甲骨内転位のまま加速期に移行していまい関節内インピンジメントを起こしやすいと思われる．

▶ 子供の投球肘障害

投球肘障害の子供の投球フォームは肘を前方に突き出して腕を振る dart type（図 13）が圧倒的に多いと思われる．

投動作の発達段階の初期は pie thrower と呼ばれ

る掌を上に向けて肘伸展位のまま腕を振るフォームが多く，これに対して指導者に肘をたたんで前に出すように指導されること，キャッチボールでコントロールを重視して投げることがdart typeの要因と思われる．腕を加速する時期が加速期後半となっており，肘の伸展と腕の振り降ろし（肩伸展），手関節・手指屈曲の筋力でボールを加速する．前腕は肘を中心とした円錐状の運動となり，外反・伸展・回内が同時に起こる．MERから加速初期の肘屈曲90°で肘外反応力が最大になるのではなく，肘伸展が開始した加速後期に外反・圧縮・剪断応力が同時に作用すると思われ，これが，上腕骨小頭離断性骨軟骨炎が上腕骨小頭の45°の位置を中心に発生する原因と考えられる．近距離でのキャッチボール中心の練習や真下に投げつける投動作の練習は，こうしたdart typeを助長する側面もあり慎重に指導したいところである．フォーム修正には，細かな指示はせずに遠投の要領で，横向きのままステップを踏んで上方45°に投げるように指導するだけで修正されることも多く，遠投の要領で体全体を使って投げることを習熟させることが大切と思われる．

▶まとめ

投球肩肘障害を投球フォームと身体機能障害の関係についてまとめた「throwing plane concept」について紹介した．身体機能障害や不良な運動連鎖は投球フォームを悪化させ関節の異常な応力を誘発し投球肩肘障害を起こす．選手が意識しても修正できない不良な投球フォームは関節・筋腱の拘縮や筋機能障害により体が上手く動かせていない場合や慣性力によって受動的に動いている部分をコントロールできていない場合が多いと思われる．身体機能障害を修正するには正確な医学的評価と理学療法が必要であり，力学に基づいた運動学的な介入も必要と思われる．我々はこうしたコンセプトをプロ野球チームのリハビリテーション・コンディショニングプログラムに応用し良好な結果を得ている．科学的に完全な解明を得るには，今後の科学の発達を待たなければならないが，臨床的には光が見えてきたと実感している．

文献

1) 瀬戸口芳正：上肢のスポーツ障害によくみられる機能的問題点2 機能障害から投球フォームへ－throwing plane concept. 肩と肘のスポーツ障害，菅谷啓之編，中外医学社，東京，97-108，2012
2) 信原克哉：肩－その機能と臨床，第3版，医学書院，東京，2001
3) Feltner ME : Three-dimensional interactions in a two-segment kinetic chain Part II : Application to the throwing arm in baseball pitching. JAB 5 : 420-450, 1989
4) 谷本道哉ほか：野球投球動作の肩関節周りの発揮トルク・稼働範囲と肩・肘関節傷害リスクとの関係. 近畿大学生物理工学部紀要 31：31-45, 2013
5) Park MC, et al : Dynamic contributions of the flexor-pronator mass to elbow valgus stability. J Bone Joint Surg Am 86 : 2268-2274, 2004
6) 瀬戸口芳正ほか：投球パフォーマンスとThrowing Plane Concept：投球メカニズムとコンディショニング：新しいコンセプト第4回. JATI Express 43：9-13, 2014
7) Hirashima M, et al : A new non-orthogonal decomposition method to determine effective torques for three-dimensional joint rotation. J Biomech 40 : 871-882, 2007
8) Hirashima M : Induced acceleration analysis of three-dimensional multi-joint movements and its application to sports movements. Theoretical Biomechanics, Klika V ed, InTech, 303-318, 2011
9) Zajac FE, et al : Determining muscle's force and action in multi-articular movement. Exerc Sport Sci Rev 17 : 187-230, 1989
10) 瀬戸口芳正：投球肩肘障害と投球フォームについて：投球メカニズムとコンディショニング：新しいコンセプト第2回. JATI Express 41：16-18, 2014
11) 瀬戸口芳正ほか：良好なTERを制限する身体的要因：投球メカニズムとコンディショニング：新しいコンセプト第3回. JATI Express 42：16-19, 2014

Ⅰ 投球障害からの競技復帰

投球動作解析と野球指導
－バイオメカニクス研究を指導に生かすには－

川村 卓

▶ バイオメカニクスと指導現場の関係

　バイオメカニクスの分析は選手の競技力に直結する動作を数値化・定量化することによって，パフォーマンス向上に貢献することが期待されている．

　筆者は長年，野球競技においてバイオメカニクスの手法を用いて，動作分析評価からトレーニング方法への示唆を行ってきた．しかし，筆者自身，研究と指導のフィールドにおいて両者の隔たりを肌で感じており，その可能性と限界を感じてきた．

　特に指導において，バイオメカニクスの最大の利点は動作のメカニズムについて説明ができることである．選手がトレーニング課題に取り組むとき，動作のメカニズムを考慮することは重要である．ある部位を取り出して行うドリル，体力的・機能的トレーニングに関して実際の動作へのつながりを知っていることは動作全体への転移を容易にする．したがって，身体動作においてバイオメカニクスは，いわゆる「どうなっているか」を説明できる点において指導の武器となりうるものである．だが一方で，上手くなるための「どうするか」は個別に考えられるものであり，バイオメカニクスはそのヒントとはなりうるが，解決法とはならない場合があることを指導者，研究者ともに知っておきたい．

▶ 動作の着眼点

　指導者が投手の投球パフォーマンス向上のために見るべき着眼点について，バイオメカニクスの研究から得られた数値も含めて，図1に示す局面別に紹介していくこととする．

1. ワインドアップ期

　ワインドアップ期はいわゆる右投手であれば右脚を軸脚として，左脚をステップ脚として挙上する場面である．この脚の挙上の高さと投球速度に関係があまりみられないことが報告されている[1]．しかし，この挙上中に軸脚が動くことなく，体幹や頭部が安定していることが，その後のステップ動作をスムーズに行うために必要である．また，挙上が高くなくとも，この股関節の屈曲は投球における動力源の一つである腸腰筋が使えているかどうかの指標ともなるため，高く挙上できる能力を持つことは重要であることを知っておきたい．

2. ステップ期

　ワインドアップからステップ脚を踏み出す局面で重要なのは，下半身の動作に伴う重心の移動である．ステップの幅は身長の約70〜80％となり，外国人の投手と比較すると日本人のほうが広い傾向にある[2]．ステップ時の重心の速度は時速7〜13キロ（2〜3.5m/s）であるが，この2点に関して，成人ではパフォーマンスレベルに差はない[3]．

　ステップの動作としては，研究論文および指導書においても「お尻から出す」，「ヒップ・ファースト」と表現される動作，つまり両股関節をやや内旋させながら投球方向に重心移動させることが重要とされている[4,5]．しかし，ステップ動作は重心移動を速く，大きく行うことが重要ではなく，その後の体幹，および上肢の動作へ下肢のエネルギーを伝えていくことにある[6]．

　川村ら[3]によると球速上位者（時速150km台：以下，上位者）と下位者（時速130km台：以下，下位者）の違いとして上位者はステップ脚が着地する地点ではまだ，若干二塁ベース方向に両肩が

19

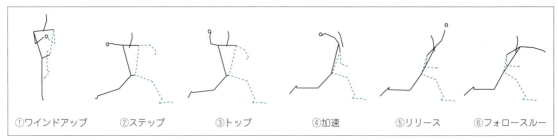

図1 ▶ 投球の期分け

①ワインドアップ　②ステップ　③トップ　④加速　⑤リリース　⑥フォロースルー

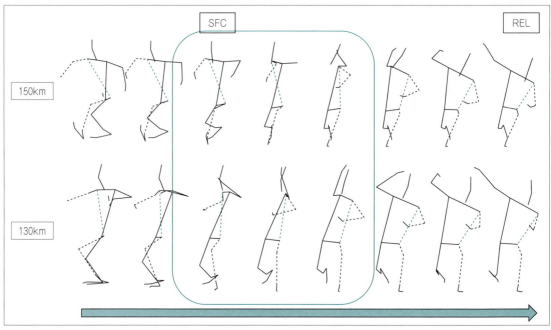

図2 ▶ 投手の捻転動作
※捕手方向からみた図
（文献3より引用）

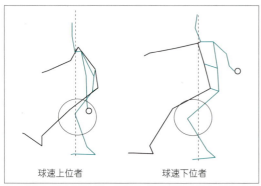

図3 ▶ ステップ期のタメの作り方の違い
※捕手方向からみた図
（文献3より引用）

回転していると報告している（図2）．このことは指導では「肩の開きを抑える」ことを示し，グラブ側の腕の使い方などに工夫が求められるものである．また，同様の報告でステップ時に指導者の着眼点として，図3に示すように，上位者はステップ局面において軸脚の膝がつま先方向（右投手でいえば，3塁方向）へあまり出ていないのに対して，下位者は膝がつま先より出てしまっている．このとき，下位者は軸脚においてプレートを押そうとする力が入っており，主に大腿四頭筋へ力がかかっていると考えられる．つまり，股関節外転より膝関節の伸展を優位にすることが下位者にみ

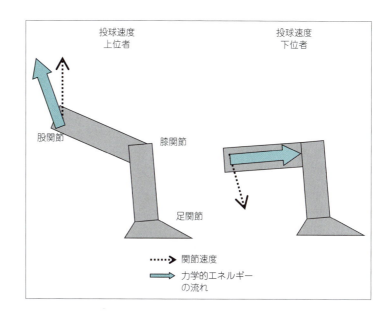

図4 ▶ コッキング局面における上位者および下位者のストライド脚
（文献6より引用改変）

られるのである．このことは投球動作指導における熟練指導者の着眼点に着目した松尾ら[7]の研究においても「ステップ期の軸脚屈伸運動」を行うべきではない項目としてあげている．これは指導現場の着眼点がバイオメカニクスによって説明された好例であるといえよう．

3. トップ期

この局面の上肢の動作として大切なことは「肘をあげる」ことである．この動作は肩関節外転角度として評価することができ，体幹矢状面上の中心線に対して，上腕の角度がどの程度大きくなるかによって示すことができる．この外転角度を90°にして，「肘をあげる」とその後体幹の回旋を起こしたときに「腕のしなり」である肩が外旋させる回転力（トルク）を発生させることができる[8]．そのため体幹を回旋させるステップ着地からトップ期にかけて「肘をあげて」おくことが重要なのである．

図4に示すように，ステップをした後，膝関節を固定して，股関節が上方へ向かうようにすることで，下肢で生成したエネルギーを体幹へと伝えることができる[6]．一方，下位者においては股関節が下方へ向かい，下肢のエネルギーは体幹へと伝わらなくなってしまう点に注意したい．この動作は指導において「腰が落ちる」と表現される．この改善のためには，レッグ・ランジなどを行い，踏み出してもしっかりと脚を固定できるようにトレーニングを行うことが大切である．

4. 加速期

投球において球速の増大に一番貢献度が高い動作は，肩関節の外旋→内旋であることが報告されている[9]．このときの肩関節の内旋角速度は時速140km以上を投げる投手で，最大値で毎秒5,000〜7,000°程度になる[3,10]．

この局面から加速期にかけて，よい投球動作のためには「胸を張る」，「腕がしなる」ことが重要とされている．実際に腕を加速していく段階で，球速増大のためにボールに与えるエネルギーを大きくするには，力学的仕事つまりはボールに力を与える距離を大きくすることが重要である．「胸を張る」ことは言い換えれば両肩甲骨が内転する（中心に寄せる）ことにより行うことができる．この動作により，肩関節の外旋角度が大きくなる．また，肩関節の外旋は「腕のしなり」と呼ばれ，このしなりを大きくすることができれば，肩関節の内旋動作を大きくすることができ，ボールに与えるエネルギーを大きくすることができる．「腕のしなり」の大きさは最大肩関節外旋角度（maximum external rotation）として表される．

しかし，図5に示すように，肩甲上腕関節は肩

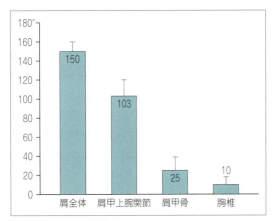

図5 ▶ 投球動作の肩最大外旋位における肩複合体の各関節角度
(文献11より引用改変)

関節外旋角度の68％を形成するが，それのみで生じさせるのではなく，肩甲骨(16％)，胸椎(6％)が複合的に肢位を作るものである[11]．これはパフォーマンスと障害予防の観点からいっても重要である．「腕のしなり」の形成にはこれらの部位が全体的にスムーズに動くようにトレーニングする必要がある．

5. リリース期

川村ら[3]の報告では加速期からリリース期にかけての下肢では，上位者は大きく軸脚股関節が内転していた．このような内転動作は股関節の内旋動作にも寄与するといわれている[12]．上位者は股関節の内転動作を大きくすることによって内旋動作を補助し，その結果，腰部の回旋を容易にしていたと考えられる．加えて，この局面において上位者はステップ脚股関節も内転していた．加速期からリリース期では指導おいて股関節の外転動作は「膝が開く」と言って「力を逃がす」好ましくない動作であるとしている．

上肢では手および指の動きについて，新たな知見が出ている．川村ら[3]の研究では上位者の選手では球速に貢献している肩関節内旋速度や肘関節伸展速度，手関節掌屈速度に違いがみられないことから，手部，特に指のボールへの力の伝達などに違いがみられるのではないかと述べている．ボールリリースは中枢の動作をボールに伝える役割として，最終的に示指，中指によって弾くよう

に行うものであるが，神事ら[13]は前腕および手関節の運動に関して詳細に検討し，手関節の掌屈トルクが$16.2±6.3Nm$であることを報告し，先行研究[14]で手関節回りの筋群はほとんど力を発揮していないことが報告されたことに対し，無視できない数字であることを報告している．さらに指の動作について，高橋ら[15]は投球リリース時の指の動作について，上位者のほうが下向きに指の力を加えていると報告している(図6)．これはボールに「しっかり指をかける」ことが重要であることを示唆していると考えられる．

6. フォロースルー期

フォロースルーは終末期の運動として，直接的にパフォーマンスの向上に関する研究では注目されることは少ない．メカニクスの観点からいえば，よいパフォーマンスが行われたときにはしっかりと投球腕が振りきられ，体幹に巻き付くよう投球腕が減速する．つまりはよい投球の証明として，よいフォロースルーがあるといえ，指導においてはフォロースルーを意識させることで，結果的によいメカニクスで投げられることを覚えておきたい．

しかし，障害予防の観点からはフォロースルーが果たす役割は非常に大きい．Escamillaら[16]は投手の減速期にかかる力として，肘関節の圧迫力は$790N$，肩関節の圧迫力は$890N$に達すると述べている．こうした肘・肩関節にかかる大きな力をどのようにして分散させて減速していくかはパフォーマンス以上に重要な視点である．そのために，必要な動作は急激に減速される投球腕にかかる剪断力(引っ張られる力)を腰部から上半身を前屈する，つまりは「前に倒す」ことで弱めるようにする．

特に，下肢の伸筋群の作用により，臀部側を上げるようにして，体幹を前膝の上にかぶせるようにフォロースルーすることが大切である．投球腕も体幹に巻き付けるようにして，決して肘を伸ばしたままにしないようにする．肘を伸ばしたまま減速させると肘の外側に圧迫力が大きくかかるので注意が必要である．タオルを使ったシャドーピッチングではこのフォロースルーをしっかりと行うことで，投球メカニクスの向上と障害予防の

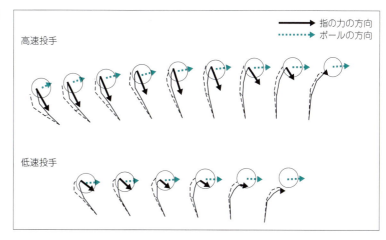

図6 ▶ リリース付近のボールに与える指の力
（文献15より引用改変）

両面を練習できると考えられる．

発育発達と障害のリスク

学童・少年期の投球動作指導において，問題となるのは大人の投げ方を子どもに当てはめてよいのかという点である．Fleisigら[17]は10歳になると成人の投球とほぼ同様の関節角度がみられると報告している．しかし，筋力が遠く及ばない子どもが大人と同様の投球フォームで投げることは身体各部位に大きな負荷がかかっているといえる．特に「腕のしなり」である肩関節外旋角度が大人と同じ角度になっているとすれば，そのとき，成長期で骨端線などの軟部組織がある肘や肩の関節，靱帯にはかなりの負荷がかかることになる．さらに関節を保護すべき筋量が十分でなければ，「腕のしなり」は逆に作りやすく，過外旋，過伸展の危険性があるといえるだろう．ここで指導者はむやみに子ども達に球速の向上を求める指導を行わないようにすべきである．

また，「肘の挙上」は体操の腕回しのように肘をあげる肩関節の外転から，前腕を返して挙上する肩関節の外旋の両方の動作を行う．この2つの動作のうちどちらかを強調することで2つの肘の挙上パターンが考えられる（図7）[18]．

このように分類すると，障害が起きやすい少年・学童期は腕のモーメントアームが短くなるような外転型の負担の少ない投げ方を行い，成長期が収束を迎える15歳前後からは筋力増加も含めて，腕のしなりが作りやすい外旋型のような球速を向上させる動作に移行していくべきであると考えられる．

また，学童・少年期の指導現場では肘の挙上が十分ではないことがよく問題となる．ステップ脚が接地するときに肩関節の外転動作が十分ではなく，「肘下がり」の投球動作が多くみられる[4]．「肘下がり」には筋力不足，技能不足などさまざまな要因が考えられる．筋力としては直接的な肩関節や体幹の筋力が必要である．体幹，特に下胴部の固定は腕の挙上に必要な肩甲骨がスムーズに動くために必要である．技能不足としては回内（手を内側にひねる）を伴わず挙上すると，肘が肩まで挙上する前に手が返ってしまい「肘下がり」が生じることがみられる．これはローテーターカフ筋群よりも上腕二頭筋などが優位に作用するために生じる．そうならないようにするためにも手を内側にひねりながら肘を挙上させるように指導すべきであろう．

まとめ

バイオメカニクスは動作を数値化することで客観的な評価を行うことができるが，ただ，数値化するだけでは指導に十分な情報とはいえない．指導に役立てるためには何を視覚化，数値化することが有効か，どういった比較を行うことが有効か

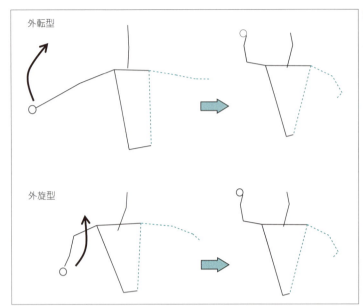

図7▶ひじの挙上の方法の違い－外転型と外旋型－
外転型 腕を回すことで挙上，コントロールしやすい，肘・肩への負担少
外旋型 肘から挙上，球速が出やすい，肘・肩への負担増

常に指導者，選手とディスカッションしていくことが重要である．さらに研究で使われる力学や解剖学の用語を指導者がわかるよう平易な言葉に「翻訳」すること，一方で研究者は指導者の言葉を分析研究に落とし込めるよう，コーチングに関する深い造詣が必要となる．今後は指導を理解した研究・分析者を育成すると同時にバイオメカニクスを勉強した指導者，選手の育成が急務である．

文　献

1) 島田一志ほか：野球のピッチングにおける体幹および下肢の役割に関するバイオメカニクス的研究．バイオメカニクス研 4：47-60, 2000
2) 島田一志ほか：キューバ，アメリカおよび日本チームの投手の投球動作．バイオメカニクス研 16：25-31, 2012
3) 川村　卓ほか：時速150kmを投げる投手の特徴について．バイオメカニクス研 16：32-40, 2012
4) Davis JT, et al : The effect of pitching biomechanics on the upper extremity in youth and adolescent baseball pitchers. Am J Sports Med 37 : 1487-1491, 2009
5) 前田　健：ピッチングメカニズムブック（理論編），ベースボールマガジン社，東京，22, 2010
6) 島田一志ほか：野球のピッチング動作における力学的エネルギーの流れ．バイオメカニクス研 8：12-26, 2004
7) 松尾知之ほか：投球動作指導における着眼点の分類と指導者間の意見の共通性：プロ野球投手経験者および熟練指導者による投球解説の内容分析から．体育研 55：343-362, 2010
8) 宮西智久：野球の投球動作のバイオメカニクス－どうしたらより速いボールを投げられるようになるのか？バイオメカニクス研 7：360-367, 2003
9) 宮西智久ほか：野球の投球動作におけるボール速度に対する体幹および投球腕の貢献度に関する3次元的研究．体育研 41：23-37, 1996
10) Matsuo T, et al : Comparison of kinematic and temporal parameters between different pitch velocity groups. J Appl Biomech 17 : 1-13, 2001
11) 宮下浩二：投球動作の肩最大外旋位における肩甲上腕関節と肩甲胸郭関節および胸椎の角度．日臨スポーツ医会誌 16：386-393, 2008
12) 長谷川　裕：スポーツ動作と身体のしくみ，ナツメ社，東京，133, 2010
13) 神事　努ほか：オーバーハンド投げにおけるボールリリース前後の前腕と手関節の運動に関する研究．東海保健体育科学 30：19-32, 2008
14) 宮西智久ほか：野球の投球動作における体幹および投球腕の力学的エネルギー・フローに関する3次元的解析．体力科学 46：55-68, 1997
15) 高橋佳三ほか：野球のピッチングにおける手および指の動きとボール速度増加の関係．バイオメカニクス研 4：116-124, 2000
16) Escamilla RF, et al : A kinematic and kinetic comparison while throwing different types of baseball pitches. Med Sci Sports Exerc 26 : S175, 1994
17) Freisig GS, et al : Kinematic and kinetic comparison of baseball pitching among various level of development. J Biomech 32 : 1371-1375, 1999
18) 川村　卓：ピッチングの科学，洋泉社MOOK，洋泉社，東京，76-77, 2014

投球動作のメカニクスと身体感覚
－投球動作の着眼点と身体の使い方－

工藤公康

▶ 投球動作の着眼点，何のためにどこを見るか

選手の投球動作を見る時に，まず初めに着眼するポイント（**表1**）は「全体の動きや流れ（全体像）」である．初めから局所の動きを分解して見ることはしない．

ボールを投げるという動きの中で最も大事な部分は「リリース」であり，しっかり身体の前で「パチン」とタイミング良くリリースができていれば，基本的にその前の動きがどうであるかはあまり問題にはならない．

全体の動きや流れを見て，スムーズな動きができていない，または身体の前でボールをリリースできていないなど，うまくいかない点がある場合は，次の段階として局所の動きに目を向けてその原因を探っていく．

一例をあげると，身体の前でボールをリリースできていない場合，下半身の動きに原因があることがある．投球時，ステップ脚（右投げの場合左脚）の股関節の回旋が不十分で，途中で止まってしまうがためにリリースが早くなってしまうケースやステップ脚の膝関節が伸びてしまうがために股関節の回旋を止めてしまいリリースが早くなってしまうケースなどがある．このように下半身の使い方により上半身の動きが変わってしまうことがよくある．大事なのは，「コマ」のように，身体の中心（軸）がしっかりと回り，それにつられて自然と腕が振られるという感覚である（でんでん太鼓のイメージ）．

また，コッキング期のトップの位置が低いと，腕の動きが窮屈となり，リリース時に腕の力だけでボールを押し出すような形になってしまう．トップの位置は，肘が肩と肩を結んだライン上，

表1 ▶ 初めに着眼するポイント

- 一連のスムーズな動きで投球できているか（スムーズさ）
- 無理のない動きをしているか（ぎこちなさ）
- 余分な力が入っていないか（力み）
- 力を発揮する場所とリリースポイントが合っているか（タイミング）
- 下半身→体幹→肩→肘→手首→指先の順に動けているか（下半身からの連動）　など

もしくは少し上がっている方が良い．その位置からパチンと上から叩くように腕が振られるのが理想である．感覚的にはトップの位置は作るものではなく，「通過するもの」である．肘をしっかり上げてトップの位置を作ろうとする意識が強すぎると，力みにつながり関節のスムーズな動きが損なわれることもある．

投球動作は，「リズム」，「バランス」，「タイミング」の3つも重要である．何球か連続して投げても同じリズムで身体を使えているか，同じバランスで投球ができているかということが大切である．リズムが良くないとバランス良くは投げられない．リズム，バランスが良くなってくればタイミングが良くなってくるので，リリースが安定してくる．一球一球の投球動作が変わっているようでは，コントロールをつけることは難しい．

▶ 成長期に学習すべき投球動作での身体の使い方

投球動作での身体の使い方というものは，小学生でも中学生でも高校生でも，基本的には同じである．身体の使い方は一緒であるが，成長に伴って身体が大きくなり手足が長くなってパワーがつ

いてくれば，必然的にボールは速くなる．

　大事なことは，小学生などの早い段階で「正しい投球動作のメカニクスを身に付けておくこと」である．発育発達からみても，「ゴールデンエイジ」の時期である小学生は，神経系の発達がピークを迎え，短時間で動作を覚えることができる「即座の習得」を備えた時期である．この時期に正しいメカニクスを身に付けておくことで，パフォーマンスアップだけではなく，その後の投球障害の予防にもつながる．

　成長期の段階で特に気を付けたいのは，力で投げれば速いボールを投げられると考えがちという点である．力で投げるという感覚を覚えてしまうと，それ以降「力んで投げる」習慣がつき，リリースの準備の段階で力を抜くことができなくなってしまう．その結果，身体全体のスムーズな動きが損なわれてしまうことがよくある．投球動作は，関節のスムーズな動きが大前提であり，例えるなら「骨で投げる」という感覚である．筋肉は力を発揮するために使うものであって，自分の動きを作るものとは違う．

　野球選手なら誰もが速いボールを投げたいと思っている．そのためには，「体重移動」，「遠心力」，「テコの原理」の3つが大切である．軸脚からステップ脚へ体重移動するスピード，体幹が回転する遠心力，グラブを持つ手を引くことによるテコの力である．決して，上半身の力に頼ろうとするのではなく，下半身のエネルギーをどう作り，いかにして上半身へ連動させるかということが大切である．

投球動作改善のための考えと実際（ドリル）

　100人の選手がいたら100通りの投球フォームがある．投球フォームは，選手が幼少期から積み重ねて作り上げられた「歴史」のようなものである．分解した局所のみを見て，むやみにフォームを変えたりすると，投球感覚や動作のスムーズさを失ってしまう危険性があるということをまずは理解しておきたい．

　基本的には，投球フォームを変えるというより

は，「動きの感覚」を変えてあげることにより，結果，選手が気持ち良く投げられるフォームに変わったという過程が理想である．

　また，アドバイスする「言葉」の使い方には注意が必要である．例えば，「肘をしっかり上げろ」，「身体を開くな」，「上体を突っ込むな」，「残せ」などという声かけは，その意識が強すぎてスムーズな連動を妨げたり，他の部位での代償運動を引き起こしたりする要因となることがある．

　技術の習得には「反復練習」が必要不可欠である．特に子どもたちに大切なのは，「こうすれば狙った所に投げられた」「こうすればいいボールが投げられた」というような「成功体験」をさせることである．成功体験をさせることがやる気につながり，この練習を続けようという気持ちにもさせる．結果，反復練習を行うモチベーションが高まる．

1. 下半身からの連動がうまくできていない場合

　投球側の手にグラブを持たせトップの位置まで上げさせる．投球方向側に立ち，グラブなど目標物となるものを差し出す（図1a）．

　トップの位置に上げさせた状態のまま，まずは下半身から始動し，次に体幹を回転させ，遅れて腕が振られるように目標物を上からパンッと叩かせる（図1b）．

2. 上体が折れてしまう場合（つっこみ）（図2a）

　選手の後ろに立ち，頭のてっぺんに指を当てておく．投球の途中で頭のてっぺんから指がなるべく離れないように意識させることにより，上下動が抑えられ，上体の折れ（つっこみ）が矯正される（図2b）．

3. 上体が高すぎる場合（図3a）

　プレートとステップ脚が着地する場所の中間くらいの位置に「イス」を置く（図3b）．

　ステップ脚を踏み出す際に，殿部からイスに座るようなイメージを持たせる（ヒップファースト）（図3c）．実際にステップ脚を踏み出す時には邪魔にならないようにイスを引く．

　ステップ脚が着地するギリギリまで，左側の殿部（右投手の場合）をキャッチャーの方向へ向けるように意識する．

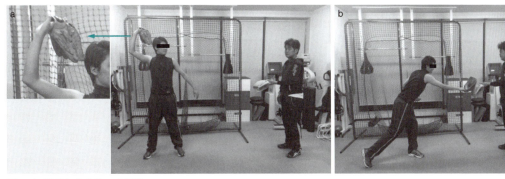

図1▶下半身から上体への連動
a トップの位置まで上げさせる.
b あくまでも「下半身→体幹→肩→肘→手首」の順に動くように意識する.

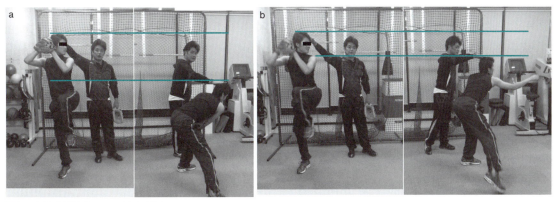

図2▶上体の折れ(つっこみ)の矯正
a 上体が折れ上下動が大きい例.
b 上体の折れが矯正され上下動が小さい例.

図3▶上体の高さの矯正
a ステップ脚の膝が伸び上体が高い例.
b イスを置く位置.
c キャッチャーの方向に殿部を向け,イスに座るイメージで踏み出す.

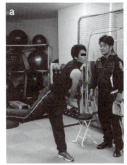 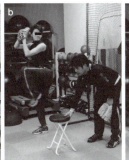 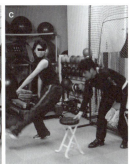

4. 身体の開きが早く,頭とボールの距離が離れるためにボールが抜ける場合(図4a)

ステップ脚が着地する1mくらい右側に立つ(図4b)(リリースポイントに近いが,腕には当たらない程度の位置).

立っている人にボールを当ててはいけないという意識が働くため,身体を開かないでボールを前で離すようになる(図4c).

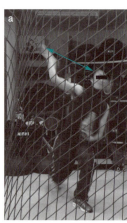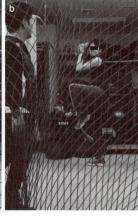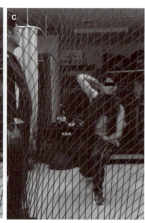

図4 ▶ 身体を開くタイミングの矯正
a　頭とボールの距離が離れている例．
b　指導者の立つ位置．
c　身体の開きが抑えられている．

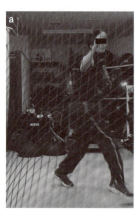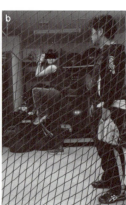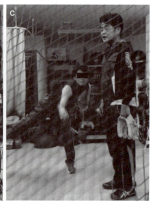

図5 ▶ 投球後の身体の流れの矯正
a　右投手が投げ終わったら左側に流れる．
b　指導者の立つ位置．
c　投球後の身体の流れが改善される．

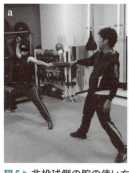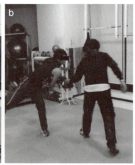

図6 ▶ 非投球側の腕の使い方
a　タオルを持ち，トップの位置に上げる．
b　タオルを引くことで投球側の腕が自然に出る．

5. 投球後，身体が横方向に流れてしまう場合(図5a)

ステップ脚が着地する1mくらい左側に立つ(図5b)．

投球後，立っている人に当たってはいけないという意識が働くため，身体を倒さないでバランス良くボールを投げるようになる(図5c)．

6. グラブを持つ側の腕をうまく使えない場合

タオルをグラブ側の手に持たせ，投球側の手をトップの位置まで上げておく(図6a)．

タオルを持った側の肘を脇の下に挟み込むように強く引くのと同時に下半身・体幹を回す(図6b)．

グラブ側の腕を強く引くことで，投球側の腕が自然に前に出てくる「テコの原理」を体感させる．下半身がグラグラしないようにしっかりバランスを取りながら行う．

I 投球障害からの競技復帰

投球障害からの競技復帰のプロセス
― 身体機能と投球動作 ―

能勢康史

はじめに

投球動作と身体機能の関係を考えることで，投球障害の競技復帰や再発防止に適切なアプローチを導き出せる．本項ではトップポジション，最大外旋(MER)，ボールリリースからフォロースルーに必要な肩肘の身体機能について述べる．また，競技復帰のためには適切な投球負荷設定が重要なので，身体機能と投球負荷の関係についても整理をする．

トップポジションを通過するために必要な身体機能

① 肩内旋制限より外転制限に着目
② 投球動作の運動パターンでトップポジションを通過できるのかをみる

野球選手の肩関節の特性として内旋の制限と外旋の拡大があり，投球障害の選手は内旋制限がみられ，これが障害につながるという報告がある[1]．しかし，肩の内旋制限は結果なので，これがどのような問題を引き起こしているのかを考える必要がある．投球動作での肩の最大内旋はフォロースルー時であり，内旋制限が直接的に関係するのはこの相になる．フォロースルーで「肩が投球方向へ送れない」などの問題がある場合は内旋制限によるが，このような現象は多くはない．肩の内旋制限の多くは肩後方の筋群の硬さによるが，この硬さは肩の外転制限につながる．テイクバックでは肩内旋・前腕回内運動を伴い肩外転運動を行うが，肩の内旋制限(肩後方の硬さ)により，肩外転運動制限をきたす．肩の外転制限を生じると適切なトップポジションを通過することができず，その後の投球相での問題を引き起こし，結果として

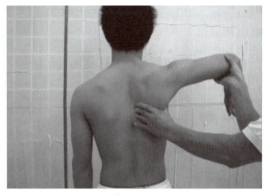

図1 ▶ テイクバックテスト
投球動作と同じ運動パターンで行い，適切なトップポジションを通過できるかどうかをみる．

肩肘の痛みに至る．このようなことから肩の内旋制限は外転制限につながるということを念頭に置くべきである．

適切なトップポジションを通過できるかどうかをみるために重視しているのは，投球動作と同じ運動パターン(使い方)で行うテイクバックテストである(図1)．これは肩甲骨の下角を固定して肩の外転運動を行うが，そのポイントはテイクバックと同じ運動パターンで行う点である(肩内旋位でのテイクバックが多い)．肩の外転制限は内外旋中間位や肩甲骨を固定しない外転運動ではみられないことがあり，運動制限を選手が自覚できないことがあるので，このようなテストが有効である．選手は無自覚で上腕骨頭を前に突き出す代償運動で外転運動を行っていることもあるので，正常な位置を選手に自覚させながら行う必要がある．テイクバックテストはPappas[2]が報告したcombined abduction test (CAT)を参考に投球動作と同じ運動パターンで評価しており，肩甲骨を固定することで肩甲上腕関節の余裕をみている．

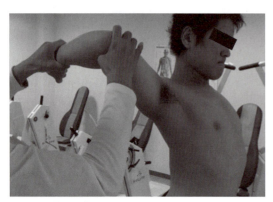

図2 ▶ MER テスト
胸郭開大の有無によるMER角度と痛みの変化を確認する（図は胸を張った姿勢）．

適切なトップポジションを通過できる身体機能であるかどうかを見極めるための流れとしては，テイクバックテストで全体像を把握したうえで，CAT・HFTで肩甲上腕関節の余裕をみた後に腱板の機能をみるのが一般的で，これらを併せて行うことで問題点を抽出できると考えている．

▶ 最大外旋（MER）に必要な身体機能

① MERでの痛みの評価は投球方法（負荷）設定に有効
② MERの評価は自分に合った肘の高さを探すためにも有効

肩肘の痛みの多くはMERから切り返す局面での痛みで，この切り返し運動ができるかどうかが投球負荷を上げるために必要となり，競技復帰の目安となる指標といえる．この動きができない選手は図2のように他動的に肩関節を外旋した際に最終域手前で痛みを訴えるケースが多い．肩甲胸郭機能や腱板機能などが強い投球に耐えるレベルまで戻っていないことが考えられるため，MERテストは投球方法（負荷）設定の目安として有効である．投球での最大外旋運動は肩甲上腕関節外旋，肩甲骨後傾，胸椎伸展，胸郭開大，股関節伸展などの複合運動なので，これらの総合的な動きをみたうえで身体機能を改善する必要がある．

肩甲胸郭機能としてのMERのみかたの手順であるが，肘の位置（肩と肩のライン上，0ポジション），リリースの位置（水平内転位・水平外転位），肩甲骨の関与（内転位，中間位），など条件を変えて評価をする．肘の位置ではどの高さで痛みが強いかを確認するが，肩甲骨の後傾角度が大きい高さで痛みが少ないことが多いので，投球時の肘の高さの目安にもなる．次にリリースの位置であるが，これは水平内転位では痛みがなく水平外転位では痛みがある場合が多い，肩甲骨の関与については内転位の方が痛みがない場合が多い．肢位を変えての評価は痛みなく投げられる投球動作を探すヒントにもなる．次に胸を張り（胸郭開大・胸椎伸展）外旋をした時（図2）とそうでない時の違いを比較する．この結果は，A．胸の張りで痛み増強，B．胸の張りで痛みが減弱，C．両者が同じの三つに大別される．肩の痛みでは胸を張ったほうが痛みが強くなる選手が多いが，それは胸の張りにより肩の外旋域が拡大し，上腕骨頭が求心位を逸脱するために痛みが増強していると推察している．求心位を逸脱する要因は，胸郭開大機能低下や肩後方タイトネスによりアライメントが変化していることが多いので，MERテストで得た情報から次の評価に展開する際に念頭に置く必要がある．また，肘内側部痛でも胸を張った時とそうでない時の痛みの違いを評価するが，胸を張って痛みが減弱する場合は肩甲胸郭機能へのアプローチで症状が改善することが多い．胸を張ることでMERの角度が拡大し牽引ストレスが増大することで痛みを生じている場合は，内側防御機能へのアプローチで症状が改善するケースもある．

▶ ボールリリースからフォロースルーで必要な身体機能

① 自然な肩内旋・前腕回内運動の前提となる肩内旋機能（肩を投球方向に送る運動）
② 肩内旋機能が保持されることで肩後方・肘後方のストレスが減弱

ボールリリースからフォロースルーにかけての肩内旋・前腕回内によりボールに回転を加える動きを野球界では「肩を投球方向に送る」というが，この運動を肩内旋機能として話を進める．肩内旋

機能とはボールリリースからフォロースルーで肩関節内旋，肩甲骨外転・前傾，前腕回内などの投球のフォロースルー相に必要な機能である．肩では肩内旋機能低下により「投球方向に肩を送る」運動ができないため，腕を振り切ることができずフォロースルーでの腕をたたむような動きになり軌道が小さくなる．肘では肩内旋機能低下によりボールリリースからフォロースルーにかけての肘伸展運動時に肘後方に圧迫ストレスが加わり，腕を振り切ることができない．この時の肘の評価のポイントは肩内旋・前腕回内運動で行った場合と，前腕回外位で肘伸展を行った場合の痛みの違いをみることである．

次に肩内旋機能の評価であるが，これは立位で左右差を確認する方法もあるが，体幹回旋機能（腹斜筋）と併せてみるのが，運動パターンの確認としては妥当なので図3のような方法でみている．身体機能改善のアプローチの手順としては，肩内旋・前腕回内可動域の改善を行い，図3の評価と同じような動きで腹斜筋・肩内旋の連動エクササイズを行うのが一般的な手順である．なお，ボールリリースからフォロースルーにかけての肩内旋・前腕回内運動は，動作として意識して行うものではなく，結果の動きなので，動作修正ではなく身体機能改善で，スムースな動きを導き出すという考えであるべきである．

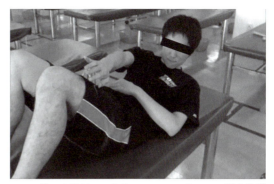

図3▶ ボールリリースからフォロースルーでの肩内旋機能テスト
肩内旋・前腕回内と体幹回旋機能（腹斜筋）を併せてみる．図は肩内旋・前腕回内が不十分．

投球に必要な肩の機能
（腱板機能不全と肩甲胸郭機能）

① 肩甲胸郭機能不全は胸郭開大制限が基盤にあり肩甲骨機能が低下
② 胸郭開大機能は肩甲骨の動きの基盤となり重点アプローチ

投球に必要な肩の機能の重点として，「肩甲胸郭機能」と「腱板機能」があり，投球障害肩ではこれらの機能低下がみられる．ここでは，機能診断名として用いられる肩甲胸郭機能不全と腱板機能不全について述べる．肩の痛みは肩甲上腕関節に出ることが多いが，その要因を身体機能面から突き詰めると結果として肩甲骨関節窩に対して上腕骨頭が求心位を保持できないことが要因といえる．はじめに肩甲胸郭不全の定義であるが，それは「胸郭開大制限が基盤にあり肩甲骨の可動性と固定性のいずれかが低下したもので，腱板機能は低下していない肩の状態」とする．投球障害肩での肩甲胸郭機能不全の機能的特徴は胸郭開大不全，肩後方タイトネス，肩甲骨内転保持機能低下，肩甲骨後傾機能低下などがみられる．次に腱板機能不全は「肩外転時の抵抗運動で特に初期の外転運動で上腕骨頭の求心位保持ができず，肩甲上腕関節に痛みを伴い力が入らない現象」と定義する．腱板機能の評価では肩甲平面上の初期外転運動での評価が有効であるといわれている．このテストは肩外転機能を肩甲骨と関連させてみているが，身体の構造を理解したうえで棘上筋機能，棘下筋機能のいずれの問題なのか，肩甲骨の固定性の問題なのかを判断するための評価法である．投球動作のテイクバックが肩中間位・内旋位のどちらで使っているかにより必要な機能も変わるので，テイクバックの運動パターンも確認した上で評価を行う必要がある．

肩甲胸郭機能不全と腱板機能不全のいずれも上腕骨頭求心位保持機能低下により痛みを伴うという点で共通するが，投球障害肩の程度としては腱板機能不全があるものの方が痛みが強い傾向にある．肩甲胸郭機能不全は腱板機能に影響を及ぼすことから[4]，肩甲胸郭機能不全があり，投球は可能なものの痛みを抱えながら投げ続けることで腱板機能不全に至ると推察している．このようなプ

ロセスを考えると腱板機能不全は結果であり，ここに至る前の肩甲胸郭機能不全の段階での機能改善が予防のためには必要になる．肩甲胸郭機能不全での投球での痛みのフェーズはほとんどがMERからアクセラレーションでの切り返しにある．テイクバックで痛みが出るのは，痛みを我慢して投げ続け肩全体に痛みが出て日常生活に支障が出る場合か関節唇損傷（SLAP lesion）により剥離した関節唇が挟まれた場合である[5]．また，ボールリリースからフォロースルーでの痛みは前述した肩内旋機能低下による．テイクバック，MERからの切り返し，ボールリリースからフォロースルーでの痛みの要因とアプローチは異なるものの，突き詰めると上腕骨頭が求心位を保持できない肩甲胸郭機能不全が基盤にあるといえる．

最後に肩甲胸郭機能での胸郭開大の重要性について述べる．テイクバックで後ろに引く動きは肩甲骨と上腕骨が一体となり，胸郭を開大できていれば良いという考えが一般化しているが，この運動でのリスクは肩甲骨内転により肋鎖間隙が狭くなり胸郭出口症候群様の症状が出ることである．Leeは胸椎・肋椎の可動性が保たれ上部体幹が回旋できれば鎖骨と肋骨が回旋し肋鎖間隙の狭小化を避けられると述べている[6]．つまり，体幹回旋が不十分の場合は肩甲骨内転により肋鎖間隙が狭くなり，胸郭出口症候群の要因になる．肋鎖間隙の狭小化は肘の痛みの要因にもなるので，テイクバックでの体幹の回旋と肩甲骨内転の協調運動は上肢の運動の重点課題の一つといえる．投球動作ではMERでのしなりをつくることが重要であるが，この運動は肩甲上腕関節外旋，肩甲骨後傾，胸椎伸展の複合運動で，この三つの運動の前提が胸郭の開大であるといえる．胸郭開大には肋間が開くことが必要で，肋間が開かないのは上部腹筋が硬くなることが要因となるため，上部の腹斜筋を緩めることが胸郭開大のファーストアプローチといえる（投球障害予防のためのセルフチェックとエクササイズの項の図10（49頁）参照）．また，体幹を回旋し胸椎が動くことで肋骨が後方回旋するため鎖骨を無理に動かさずに肩甲骨が後傾しやすくなるという利点がある．このように肩甲骨の動きに影響を及ぼすので，胸郭を開大し胸椎の動

きをつくることは重要で，これが肩甲胸郭機能へのメインアプローチといえる．

▶ 投球に必要な肘の機能

① 内側防御機能は肘外反ストレスに対する尺側屈筋群の機能
② 腕尺安定化機能は腕尺関節の正常な機能を保つ上腕筋機能

投球に必要な肘の機能の重点として，内側部は「内側防御機能」，後方部は「腕尺関節安定化機能」であり，野球肘ではこれらの機能低下がみられる．内側部野球肘の対応では肘の外反ストレスに対する内側の防御機能の向上が重要な課題である．肘の外反ストレスに対する防御メカニズムは，上腕骨内側上顆に付着する尺側の回内屈筋群（以下，尺側屈筋群）が担っていると言われている[7]．尺側屈筋群の機能が低下すると内側側副靱帯への負担が増し，肘内側の痛みのリスクとなる．そのため尺側屈筋群による内側防御機能を向上させる必要があるが，この機能の向上には尺側屈筋群の強化だけではなく，手の機能の向上や使い方が重要である．尺骨手根間の緩みや手の尺屈・橈屈の偏位があると尺側の筋群が十分に機能しないため手の機能は重要である．

後方部（尺骨側）野球肘への対応では肘伸展時の肘頭部への圧迫ストレスを回避する必要がある．このストレスの回避には前述した肩内旋機能とともに腕尺関節安定化機能が必要で，この機能には上腕骨と尺骨に付着する近位筋（上腕筋，肘筋）が重要な役割を果たしていると考えている．とくに上腕筋は，関節包にも付着することから肘関節の安定には大きな役割を担っていると推察される．上腕筋が萎縮した選手に上腕筋機能向上のためのエクササイズ（図4）を行うことで，肘後方の痛みが減弱し肘の伸展制限が改善される．このような現象をみると，メカニズムは証明されていないものの，腕尺関節の正常な機能を保つために上腕筋は関与していると考えられる．投球動作のフォロースルーでの肘後方の圧迫ストレスを回避するには手や前腕の使い方も重要で，手を掌屈させ前腕を回内することで後方へのストレスを回避でき

る(図5). 実際の投球では手の掌屈は意識をしても問題はないが, 前腕の回内は結果としての動きであり, 過剰に意識すると投球動作を乱す要因になるので注意が必要である. 腕尺関節安定化機能には手や前腕の使い方も重要な要素であるが, 機能的な側面からはアライメントに着目する必要がある. 野球肘(特に後方部)の選手では尺骨や橈骨の可動性低下などによるアライメント変化がみられ, 前腕の動きに問題を生じるケースがあるので前腕回内・回外運動時の橈骨の動きに着目する必要がある.

身体機能特性と投球方法の選択

① 身体機能特性(関節の緩み・硬さ)に応じた投球方法の選択
② 身体を上手に使える投球方法の選択

競技復帰過程での投球プロセスの基本は「身体機能に応じた投球方法(負荷)の選択」でその基本的考えを表1に示した. 投球障害の選手は必ず痛みへの不安感があるので, 投げても痛くないということを身体でわかることで復帰への手ごたえをつかめるため, 適切な負荷設定は重要である.

投球方法選択のポイントは, 関節の緩さや硬さなど身体特性により投球方法は異なるという点にある. 関節の緩い選手は痛みの出ない範囲で強く投げる(5mくらいの距離のネット投げ)ことで関節が締って投げやすくなり, 硬い選手は山なりの緩い球を投げることで柔軟性が高まり投げやすくなる. 関節の緩い選手が山なりでゆっくり投げていると関節が緩んでしまうため, 投球負荷を上げることができないケースは多い. 緩い球を投げた後にMERの変化をみると広くなる選手が多くみられることからも, 山なりの緩いボールを投げることで関節が緩むと考えられる. 投手がピッチングの後の「あがりのキャッチボール」は硬くなった関節を緩めるために行うものであると言える.

もう一つのポイントとして, 身体を上手に使える方法の選択があるが, これは主に下肢の体重移動や上肢の肩甲骨の使い方である. 平地よりブルペンの傾斜を使った方が体重移動がスムースに行え, 傷害部位への負担が少ないのであれば早い段

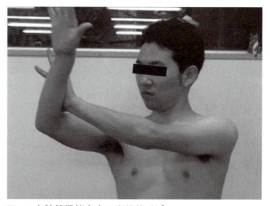

図4▶上腕筋機能向上エクササイズ
上腕二頭筋の活動を抑えるため上肢を挙上し前腕回内位で近位に抵抗を加え肘を屈曲.

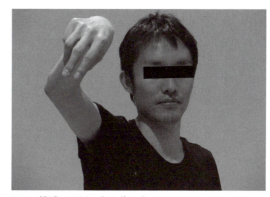

図5▶投球でのリストの使い方
手関節掌屈させフォロースルーでの肘後方の圧迫ストレスを回避.

表1▶投球方法選択の基準

強度・距離・球数の三つをコントロール

① 身体機能特性(緩みや硬さ)に応じた投球方法の選択
② 身体を上手に使える方法の選択(基点を決める)
③ 投球のセット間に身体機能チェックとエクササイズを入れる

階(10mネット投げ)から傾斜を活用すれば良い. また, 山なりの塁間の投球により肩甲骨の動きが改善されることもあるので, 早い段階でも痛みが出現しなければ距離を伸ばしてもよい. 「投げて痛めたものは投げて治す」のが基本になるが, 同じ「投げる」という行為でも課題により異なるので選手の身体機能特性(緩み・硬さ)や使い方に応じ

て投球方法を考える必要がある．いずれの投球方法が良いかは選手の特性をみた上で対応すべきで，画一的な投球プログラムを組むことは推奨できない．自分に合った適切な身体機能を保つには，いつもとの違いを把握したうえで，どのくらい投げればよいかを経験から学んでいくしかない．自分のからだと対話をして，何をすべきかがわかるような選手に育ってもらうことが我々サポートスタッフに課された使命であるといえる．

身体機能からみた投球負荷の設定

① 何が原因で痛みが出るかを見極めて投球負荷を設定
② 投球による身体機能の変化を確認しエクササイズを活用

　どのようなプロセスで負荷を上昇させるかということが課題になるが，負荷を上昇させた次の日に痛いということもあるため，最低2日間同じ負荷で行い次のレベルに進むのが安全である．また，投球負荷が適切かどうかの判断であるが，すべての投球で痛みが出ないのは初期段階ではまれなため，痛みの頻度で投球レベルを選択するのがわかりやすい．投球動作が悪い時にのみ痛みが出現していると判断できる場合は基本的には負荷を下げる必要はない．一般論であるが10球に1球程度の痛みは投球動作の問題であり，5球に1球程度の痛みは関節が運動に耐えられない可能性が高いといえる．投げ始めは痛むが，暖まると痛みがなくなるという場合はレベルを上げずに球数を増やした方が良い．投球数が増えると痛みが出る場合があるが，これは関節が運動に耐えられない可能性があり投球に耐えるだけの関節機能でないと考えられるためレベルを上げない方が良い．このように痛みが出るパターンは選手により多様なため，情報を把握し分析した上で投球負荷（強度，距離，球数，頻度など）を選択する必要がある．痛みの期間や程度にもよるが一般的には投球開始後約2週間で塁間の投球は痛みなく可能である．2週間以上かかっても投球レベルが上がらない場合は，コンディショニングの内容や投球方法や負荷に問題があるためプログラムの見直しが必

要となる．
　投球再開後の初期段階でのポイントは10～20球投げた後に身体機能チェックを行い変化を確認するという投球による身体機能の反応をみることである．投球休止から投球を再開させる場合，低負荷の投球でも投球後に身体機能が低下することがある．身体機能が低下するということは，適切な投球方法や負荷ではないと考えられるので，方法・負荷を変更する必要がある．そのためセット間に身体機能を確認し，その結果を投球方法や負荷設定に反映させる必要がある．身体機能チェックの内容はその選手の問題となる部位の何か一つを選ぶようにし，常に投げた後にチェックを行い変化を確認する（具体的なチェック項目については46頁を参照）．セット間の身体機能チェックで機能低下がなければ，その投球方法や負荷は適切であると考え，変更せず継続するか負荷を上昇させてもよい．また，痛みなく投げる方法として，投球前に傷害部位の身体機能を高めるエクササイズを行うことやセット間にエクササイズを入れるという手段により不安感を減弱できることも多いので，エクササイズを活用する習慣を身につけるとよい．

身体機能と投球負荷設定の実際（内側部野球肘の投球プロセス）

① 肘内側部痛5大徴候と痛みの部位（靱帯・神経・筋腱）から投球負荷を選択
② 内側側副靱帯に圧痛では投球休止期間を長く設定し慎重な対応が必要

　ここでは投球方法・負荷選択の具体例として，内側部野球肘の投球プロセスについて述べる．成人期の内側部障害からの競技復帰過程での投球負荷の選択は伊藤ら[8]の徒手検査法を参考に圧痛，肘屈曲伸展運動時痛，肘外反ストレス痛，肩外旋運動時痛，打撃時痛の5つを評価し決めるが，そのレベルの目安が表2の「肘内側部痛5大徴候」である．内側側副靱帯損傷の場合は慎重な対応が必要で回復してから投球を開始するが，5大徴候が陰性化するまで投球休止後約30～80日と幅があるので，経過を注意深く観察する必要がある．最

表2 ▶ 肘内側部5大徴候と投球負荷

	キャッチボール 80%×40m	キャッチボール 70%×20m	ネットスロー 60%×10m	ネットスロー 50%×5m	山なりスロー 20mまで	テニスボールスロー	トレーニング（屈伸あり）
MER痛最終域	△	○	○	○	○	○	○
MER痛最終域30°前	×	×	△	○	○	○	○
鉤状結節圧痛	×	×	×	△	○	○	○
関節裂隙圧痛	×	×	×	×	×	△	○
外反ストレス痛	×	×	×	×	△	△	○
打撃時痛	×	×	×	×	△	○	○
屈曲伸展痛	×	×	×	×	×	×	△

も注意すべきことは，どのタイミングで投球を開始するかであるが，アバウトな痛みの質と部位の評価では適切な競技復帰に向けたプランは立てられないので，痛みの部位が靱帯・神経・筋腱のいずれにあるのか詳細に把握することが必要となる．靱帯周辺の組織では極論であるが1mm違うだけで復帰の時期が違ってくるので，集中して痛みの部位を把握する必要がある．損傷部位が靱帯でなければ少々の痛みでも投げさせてもよいが，すべての理学所見が陰性になってからの投球開始では長い期間投球休止となるため，どの理学所見が陰性化したら投球を開始するかの目安が必要になる．一般的に肘屈曲伸展運動時痛，打撃時痛，外反ストレス痛，圧痛，肩外旋運動時痛の順で消失するが，投球開始の目安は外反ストレス痛が消失した時期となる．また，投球負荷は肩外旋運動時痛が出現する角度で決めるとわかりやすいので，MERテスト（図2）を活用するとよい．「痛みのない範囲で」という指示だけではなく，理学所見との関係で投球負荷を選択することで再発予防にもつながるので，選手にわかる基準を示すことはきわめて重要である．

文　献

1) Burkhart SS, et al : The peelback mechanism : its role in producing and extending posterior type Ⅱ SLAP lesions and its effect on SLAP repair rehabiritation. Arthroscopy 14 : 637-640, 1998
2) Pappas AM, et al : Biomechanics of baseball pitching. Am J Sports Med 13 : 216-222, 1985
3) 宮下浩二ほか：投球動作の肩最大外旋位における肩甲上腕関節と肩甲胸郭関節および胸椎の角度．日臨スポーツ医会誌 16：386-393，2008
4) 鈴木一秀：スポーツ選手の腱板断裂に対するリハビリテーションと手術法．整形・災害外科 48：151-159，2005
5) 菅谷啓之：トップレベルの野球選手における肩関節の外傷・障害．臨スポーツ医 24：643-652，2007
6) Lee DG : Biomechanics of the thorax : a clinical model of in vivo function. J Man Manip Ther 1 : 13-21, 1993
7) Otoshi K, et al : Ultrasonographic assessment of the flexor pronator muscles as a dynamic stabilizer of the elbow against valgus force. J Fukushima Orthop Sci 60 : 123-128, 2014
8) 伊藤恵康ほか：肘関節内側側副靱帯損傷．臨スポーツ医 23（臨時増刊）：94-100，2006

Ⅰ 投球障害からの競技復帰

成長期投球障害からの競技復帰

小松　智，鶴田敏幸，彌富雅信，平川信洋

▶ 成長期の野球現場の現状と課題

1. 少年野球普及の歴史と現在[1,2]

　1870年代初頭，日本に雇われるかたちで海を渡ってきた米国人教師たちが，余技として学生と一緒に野球を楽しんでいた記録があり，これが日本国内における野球の発祥であるとされている．米国人教師から伝わった野球は，明治から大正にかけて全国に広まり，1915年（大正4年）に開催された朝日新聞社の第1回全国中等学校優勝大会（現在の全国高校野球選手権大会）など全国の青少年の間で盛り上がりをみせる．また，現在全国的に普及している軟式野球のボールは，大正8年糸井浅次郎らが硬式のように危険がなく少年たちが容易に野球を楽しめるボールにしたいという着想から誕生し戦後あらゆる物資が不足する中で野球は爆発的に普及し大衆化していった．この状況の中で勝利至上主義による放任された指導や運動部における生徒の暴力的な行動が一部に起きてきたことから1948年（昭和23年）3月に文部次官通達により，部活動を生徒の自主的活動ではなく，学校教育の一部として十分な指導を行うために小学生は対外試合禁止，中学生は年1回の県大会に制限された．当時の日本はこのような行き過ぎた行為による悪影響に敏感に反応し，将来を担う子供の健全育成のために迅速に対応していたことが窺える．その後1960年代には高度経済成長の下，東京オリンピックに向けた国民のスポーツに対する関心が高まり，1969年（昭和44年）7月3日付けの文部事務次官通達によって対外競技が可能になったことから社会体育の一環として少年野球大会が認められるようになった．1970年（昭和45年）には，日本少年野球連盟（現ボーイズリーグ）も結成され，第1回選手権大会（小学生の部，中学生の部）が開催された．そして日本の総人口における14歳以下の人口が最も多い1980年（昭和55年）になると，軟式野球学童の部登録チームは，28,115チームとピークを迎える．そして1981年（昭和56年）以降は14歳以下の人口は増えることなく少子化が進み，1999年（平成11年）以降は15,000チームを割り込み，2013年（平成25年度）には13,291チームと減少の一途を辿っている（図1, 2）．このように現在の少年野球の置かれた状況は加盟チーム登録数の減少，1チーム当たりの選手数の減少，さらにサッカーなど他の競技に興味を持つ子供たちの増加，高齢化と過疎が進む地域では，少年野球チームの消滅と他チームとの併合が毎年進んでいる状況である．社会現象である少子化とスポーツの多様化は野球界の将来的な発展に影響を及ぼしており，すでに各小学校区の少年野球チームでは存続することさえ困難な時代になってきている．さて，佐賀県は人口当たりの子どもの割合は全国3位であるが，人口自体は少なく絶対数の多い都心部と同様に少子化と高齢化の波はこれから急速に押し寄せてくるものと考えられる．O地区の軟式野球連盟学童の部では，数年前まで8チーム登録されていたものの，平成23年度から1チームが選手不足となり他のチームと併合．さらに2014年秋の5年生以下の選手が出場する新人戦では3チームは試合が可能となったが，他6チームは9人揃わず，混成チームをつくりフリー参加（勝っても順位は関係なし）として新人大会は運営された．また，チーム数の減少や選手数の減少は少子化の影響だけではなく，他の要因も隠れている．I地区の軟式野球連盟事務局担当者の情報では，旧態依然とした勝利至上主義的な考え方による行き過ぎた指導，過剰な試合数，練習過多，子供は野球部に入りたくても保

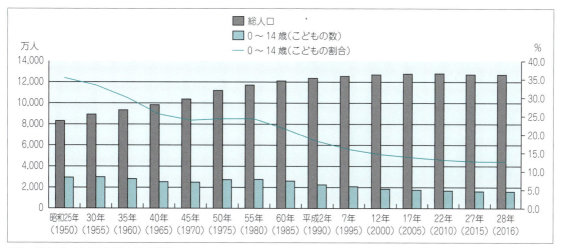

図1▶ 総人口に対する子供の数の推移
(資料：平成28年 我が国のこどもの数—「こどもの日」にちなんで—，「人口推計」総務省より引用)

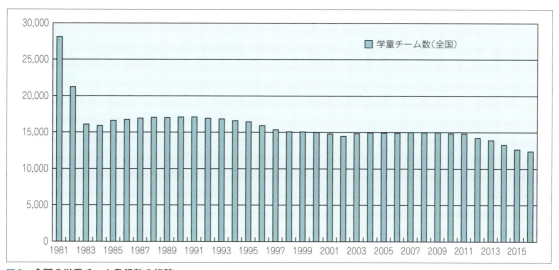

図2▶ 全国の学童チーム登録数の推移
(資料：日本軟式野球連盟事務局，佐賀県軟式野球連盟より提供)

護者が入部を躊躇するなどさまざまな問題がある．「少年野球はいったい誰のためのスポーツなのか！」と憤りさえ感じる．

2. 成長期野球現場の課題

全日本軟式野球連盟のミッションには「ジュニア世代の育成」について以下のように謳われている．

・野球に親しみ，生涯，野球を愛する人材を育てる．

・将来の夢をはぐくみ，硬式へのスムーズな移行をサポートする．

・子供たちが，野球障害に悩まない環境づくり．

このようにすばらしいミッションを達成するために，プロ野球機構（NPB）や日本野球連盟，医療界が動き出している．医療界では投球障害をテーマとしたディスカッションが活発にされ，野球界では，元プロ野球選手の学生野球資格回復制度研修会[3]，日本野球連盟や日本軟式野球連盟におい

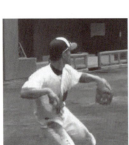
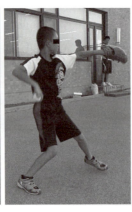

図3 ▶ いわゆる"割り"
野球現場でよく聞く野球用語"割り"とは、明確な定義はないが、動作の見方として重要なポイントと思われる。したがって上の図が「これが割りである」と明確に言えないので、注意が必要である。NHKプロ野球解説者曰く、「体の中心から両側へ開く動作」とある。

ては指導者講習会を全国各地で開催するなど指導者の育成に力を入れている。また徳島で30年以上も前から地道に活動されていた野球肘検診[4]も全国に広がりつつある。このように障害予防の啓発や選手育成に向けた取り組みなど、医療界や野球界などの関係各機関が有機的に結合して、ジュニア世代育成の仕組みを作る必要がある。また、減少傾向にある少年野球の現場においては、野球チームの再編成や育成体制など環境の整備も重要であり、具体的には小・中一貫指導をコンセプトとし小学校区を超えて野球チームを編成し、そこに少年野球選手育成のライセンスを有する情熱のある指導者が配置されていくことなども今後の課題ではないかと考える。

▶ 投球障害を発症する選手の特徴

1. 身体機能評価とその特徴

投球動作は下肢・体幹・上肢の複合関節による運動連鎖によって行われており、オーバーユースやマルユース(非効率的な運動連鎖、あるいはフォームなど)によって肩・肘関節に器質的あるいは機能的に破綻をきたし投球障害が惹起されると考える。我々はこれらに対し可能な限り早期に万全の体制で試合復帰できるようにアプローチし

なければならないが、そのためには障害部位の病態や選手個々の身体機能の特徴を把握する必要がある。

ここでは身体機能について述べる。投球障害と身体機能の関連性については、key pointとして肩甲帯(肩関節後方タイトネスなど)や骨盤帯(ステップ脚の股関節屈曲・内転・内旋の制限など)との関連が多数報告されている。

肩甲帯においては、瀬戸口[5]は投球中の投球側肩の水平外転や外旋は肩甲上腕関節だけの運動ではなく、肩甲胸郭関節、脊柱、股関節などの複合関節運動としての総和であるとしており、選手個々の身体機能特性、ピーキングの時期、コンディションによってそれぞれ違いが生じてくる。特に投球動作においては体幹に連動する上肢の"しなり"が必要であり、その動きを円滑にする部位として胸郭の可動性は重要である。胸郭は、呼吸運動を司る部位であるが、投球動作においても胸郭を構成する肋骨と胸椎の可動性が上肢のいわゆる"しなり"の役割も担う。また、胸郭可動性の獲得は肩甲骨アライメントや肩甲骨の運動自由度も改善することから肩甲上腕関節における上腕骨骨頭の取り込み(求心位保持)にも影響すると考える。次に骨盤帯においては、投球動作におけるいわゆる"割り"と表現される体重移動が重要であり、これは軸脚に乗せられた身体重心を効率良くステップ脚へ重心移動させ安定したボールリリースへ移行させるまでの大切な動作である(図3)。この動作は骨盤・股関節の連動や可動性など骨盤帯の機能に大きく影響される。

我々は、医療現場や野球現場においてこの2つのkey pointを中心にアプローチしている。投球動作における肩甲帯や骨盤帯の動きは定量化が困難であり、近年投球障害との関連性について特殊な測定機器や動作分析装置を駆使して報告されている。しかし一般の日常臨床における理学評価では、簡便に複合関節運動を測定・評価することは容易ではなく、現場の指導者や選手、保護者にわかりやすくフィードバックすることが難しい。

そこで、我々は日本野球連盟指定強化委員の能勢氏が野球現場で使用している身体機能評価(図4)を用い、平成24年、25年に野球肘検診を

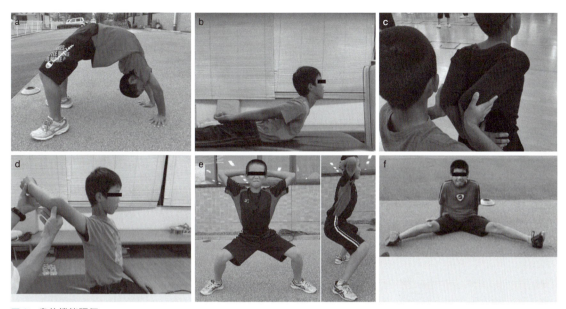

図4 ▶ 身体機能評価
a ブリッジ，b 上体そらし，c 肩甲帯柔軟性，d MER，e 腰割り，f 開脚

行った小学3年生から6年生までの少年野球選手120名を対象に身体機能評価を実施し，理学評価（圧痛，可動域制限，外反ストレス）との関連性について調査した．年齢は8～12歳，平均10.57±1.25歳．

理学評価で陽性所見があったもの61名，陰性59名であった．

理学評価陽性選手の身体機能評価における特徴として，① 陽性選手の肩甲骨柔軟性（$p<0.05$），上体そらし（$p<0.05$），開脚（$p<0.05$）において有意に制限があった．また，ブリッジは不全が多い傾向であった．② 複合関節運動としての肩関節最大外旋（以下MER）と腰割りでは有意差はなかった（図5）．

以上の結果から，少年野球選手の投球障害の特徴を把握する際には，肩甲骨，肩甲胸郭関節，脊椎などの複合関節運動を把握することが必要ではないかと考える．また，開脚は理学評価陽性選手においてMERと他の身体機能評価がすべて相関していたことから，柔軟性の高い選手の特徴を表していると思われた．さらにMERにおいて有意差がなかったのは，MER測定を座位で実施したため，複合関節運動としての動きが反映されな

かったのではないかと考える．また，腰割りが他の身体機能評価と関連性がなかったことについても，少年野球選手では，骨盤帯の分離運動が未発達な段階であることも要因と考えられ，いわゆる"割り"を利用した体重移動ができていない結果として，体幹・上半身に頼った動作に繋がっていくのではないかと推察する．腰割りは，柔軟性の評価ではなく関節機能や動作（構え，投球動作，打撃動作等）などパフォーマンス発揮に関与する[6~8]と考えられるために，少年野球選手では反映されなかったものと思われる．我々が成人に対して行った調査の結果では，腰割りは下肢後面筋群の柔軟性や股関節可動性，筋機能を反映していた[9]．建内[10]は，股関節の特徴として，運動自由度が高く，近位から下肢の動きに多大な影響を与え，股関節の機能障害は全身の姿勢や動きに波及すると述べている（図6）．したがって我々は即座の習得の段階にある成長期こそ下半身の使い方を習得させるべきではないかと考える．

2. コーディネーション能力と身体への負荷

成長期は神経系の発達が大きく作用する時期であり，コーディネーション能力の評価も投球障害との関連性をみるうえで重要である．そこで我々

I 投球障害からの競技復帰

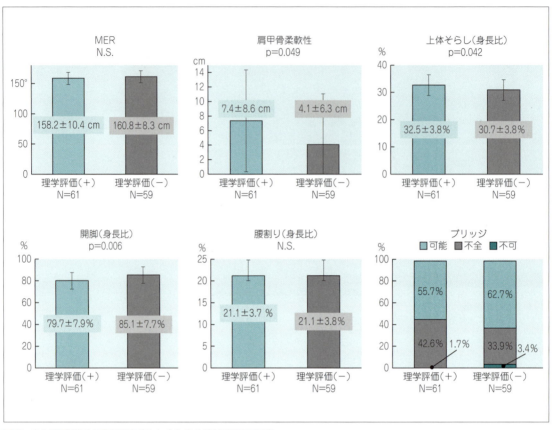

図5 ▶ 少年野球選手の理学評価（＋/－）と身体機能評価の関連

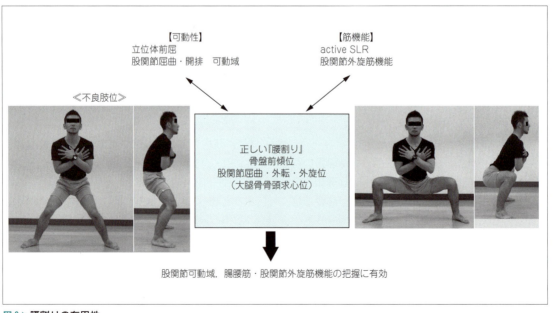

図6 ▶ 腰割りの有用性

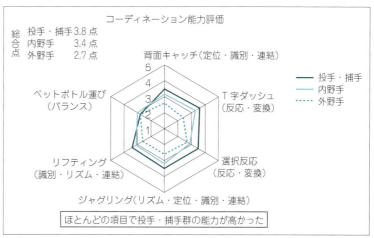

図7▶コーディネーション評価におけるポジションごとの点数結果

は，成長期の投球障害を惹起する一要因として，コーディネーション能力の低さが影響しているのではないかと考え，成長期野球選手の投球障害とコーディネーション能力との関連性を調査した．しかし結果は，コーディネーション能力が高い投手や捕手が，投球障害を有する傾向であった[11]（図7）．パフォーマンスと成長期の投球障害に関する知見として，諸家らは「投手や捕手などパフォーマンスが高く，全力投球をする頻度が高い選手に発生する[12]」ことや，「速い球を投げる選手は肩や肘への負担が増大し投球障害になりやすい[13]」ことを報告している．したがって，成長期に高いコーディネーション能力を有する選手は，投手・捕手など肩や肘に負担をかけやすい主要なポジションを担い，オーバーユースや未熟な投球フォームにより投球障害を惹起していると考える．前述したように，登録チームと選手数の減少に伴い，いわゆる上手い選手は低学年から起用され脆弱な骨軟骨が傷つけられる機会も増えている．我々は，このような背景も鑑みて骨端線が閉鎖する前の骨軟骨障害を有する成長期野球選手の現場復帰の過程では，骨癒合を優先する治療方針を立てている[14]．

成長期の投球動作の特性—動作安定のための介入プログラム—

成長期野球選手の投球動作の特徴について，田中[15]は小学生の投球動作は踏み込み脚の足底完全接地時のopen stanceと胸部回旋が早く，肩の開きが早くなり肩・肘への球速比負担が大きくなるとし，宮下[16]は成長期の野球選手の投球動作は上肢に依存して球速を高める傾向にある，いわゆる「手投げ」といわれる投球動作になり，投球障害の発生に関係してしまうとしている．いずれにしても，下肢・体幹・上肢の複合関節運動がタイミング良く連鎖していくことで上肢へのストレスが少ない安定した投球動作に繋がると考える．

少年野球現場でよくみかけるキャッチボールでは，飛んでくるボールに対しての準備や，構え（骨盤後傾に伴う後方重心と不良な姿勢）ができておらず，このことが捕球したグローブからのボールの握り替え，ステップ脚へ体重移動するタイミング（割り）のズレ，投球側上肢のトップの位置（肘下がりや後方へ引きすぎるなど），バックステップや軸足の踏み込みが足りないなど非効率な体重移動がみられる．最終的には，これらの非効率な運動連鎖の結果，いわゆる「体の開き」「手投げ」など不安定なボールリリースへ移行していく．我々は当院を受診した成長期野球肘への対応として，投球制限期間中にブリッジや腰割りなど肩甲胸郭関節や股関節の柔軟性獲得を目的とした身体づくりメニュー，効率的な野球基本動作獲得のための構え，リズム，タイミング，バランス，捕球動作，ステップ動作などを取り入れた動きづくりメニューを実施している．

少年野球選手がこれらのメニューを家庭や野球現場で取り組むようにアプローチするには「何のためにやっているのか?」を理解させる必要があり根気が要る仕事である．野球現場で指導者が怒鳴り散らかす気持ちもわからないわけではないが，「何のために」がないから怒鳴るだけでは言うことを聞かないし長続きもしない．それだけ野球選手指導の中で一番難しいのは少年野球であるともいえる．以上のように，投球障害による投球休止期間中に現場へ復帰するための準備を行い，画像上の問題も解決し臨床所見として圧痛・肘屈曲伸展・ミルキングテスト・MER 最終域・打撃時の痛みが消失したことを確認し現場復帰を促すことにしている．

　また現場に復帰する際の問題点とその対策として，① 子供は無邪気に喜び勇んで練習に参加する．そのため過剰な投球ストレスを回避できず再発する．また，遠投を肩の強化練習として積極的に取り入れている指導者もいることから注意が必要である．岩堀[17]や中路ら[18]は投射角の拡大によって肘下がりを呈し，上肢の"しなり"を使えず内旋投げとなり，結果として肩肘に過剰なストレスが生じるとしている．このように現場復帰する選手に対してキャッチボールの距離や強さ，投球数について医療機関で明確に説明する必要がある．実際に投球させ現段階での投球負荷を理解させることも重要と考える．② また，選手に説明するだけでは指導者に伝わらず，他の選手と同じ練習メニューに参加し，中途半端な投球復帰過程を経て再発する．特に中学生は骨端線の状態(成長期と成人期)が混在しているため注意を要する．このように選手達が現場に復帰する際には現場指導者・保護者との信頼関係をつくり，可能な限り現場に足を運び，あるいは連絡をとるなどして，地道に医療と現場の橋渡し役となって活動し，投球障害の重症化を予防していかなければならない．

　成長期の野球選手育成の基本は，選手の競技レベルに応じた将来を見据えた育成指導(ライセンス制度をクリアした適任の指導者)が必要である．その結果として少子化が加速しても心身共に優秀な選手が育成され"野球をしたい!""野球は楽しい!"と心から願う子供達が増えていくことを期待したい．

文　　献

1) 田中亮太郎：軟式野球の将来的発展に関する課題についての検討．藝術：大阪芸術大学紀要 20：202-209, 1997
2) 金﨑泰英：日本野球界における職業野球と課外活動野球の相互関係の検討．現代社会文化研究 56：35-52, 2013
3) 公益社団法人全国野球振興会日本プロ野球 OB クラブ：http://www.obclub.or.jp (2015 年 3 月閲覧)
4) NPO 法人野球共育塾：http://www.baseball-seminar.com/index.html
5) 瀬戸口芳正：投球フォームと肩・肘障害．臨スポーツ医 30：831-839, 2013
6) 栖原弘和ほか：腰割り動作のバイオメカニクス的分析．日臨スポーツ医会誌 22：128-137, 2014
7) 土岐亮介：腰割りトレーニング効果に関する研究．筑波大学大学院体育研究科研究論文集 31：213-216, 2009
8) 鈴木智裕：相撲の腰割り動作における下肢の筋活動動態．筑波大学大学院体育研究科研究論文集 26：156-159, 2004
9) 古賀寿記ほか：簡便に実施可能な機能評価「腰割り」と理学評価との関連性．日臨スポーツ医会誌 21：S161, 2013
10) 建内宏重：股関節の形態と運動．Sportsmedicine 115：16-27, 2009
11) 柳本大輔ほか：成長期野球競技者における投球障害とコーディネーション能力の関連性．九州山口スポーツ医研会誌 22：88-93, 2010
12) 岩堀祐介ほか：リトルリーガーズショルダー．整形外科 58：881-892, 2007
13) 高原政利：野球の保存治療と予防．MB Orthop 21：37-43, 2008
14) 小松　智ほか：野球競技者における成長期野球肘内側上顆下端障害の追跡調査．日臨スポーツ医会誌 21：57-61, 2013
15) 田中正栄ほか：三次元投球動作解析から見た成長期野球選手の投球動作の特徴についての検討．スポーツ傷害 18：23-26, 2013
16) 宮下浩二ほか：成長期野球選手の投球障害予防を目的とした投球動作の関節運動学的分析．日臨スポーツ医会誌 20：49-55, 2012
17) 岩堀裕介：成長期の投球障害への対応とアプローチ．臨スポーツ医 29：67-75, 2012
18) 中路隼人ほか：少年野球選手における遠投時の投球フォーム．スポーツ傷害 17：26-29, 2012

コラム

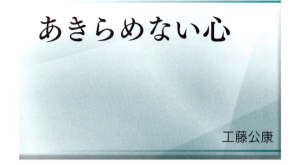

あきらめない心

工藤公康

　夢があるから希望が生まれる．いつもそう思って，夢をあきらめずに追い続けてきた．それは今も変わらない．

　野球という素晴らしいスポーツに出会ったこと．仲間たちとグラウンドに立ってプレーできる喜び．"今ここにある幸せ"というのは，それが当たり前になるとなかなか実感できないもの．ケガや故障でどん底とも思える状況になると，改めてこうした当たり前の有難さを痛感する．そんな時こそふと自分に問いかけてみる．自分にとって野球とはなんだろう……．

　人間には，痛みに強い人と弱い人がいる．痛みに弱い人というのはどうやっても耐えられない．痛みと付き合っていくことがどうしてもできない人間もいる．プロとアマチュアでは，投げる理由が根本で異なるので同一に考えることはできない．私は野球を職業とするプロとして，何よりもマウンドに立つことを最優先としてきた．痛くても投げなければいけない世界で29年間戦い続けた．そこでいつも寄り添っていたのは，大好きな野球を一日でも長く続けたいという強い希望と，あきらめない心．理由は自分のためであったり，家族のためであったり．結局は誰にも負けない強い意志．それだけだったように思う．

　痛みを我慢できずに投げられないというのであれば，手術によって痛みを取り除いて競技復帰を目指すという選択肢もある．痛みに耐えられるのであれば，痛み止めを飲みながらでも，我慢して投げ続けるという手段もある．私は後者だった．結局，痛み止めとの付き合いは23年間．引退するその日まで続いた．

　いずれの選択にせよ，チャレンジせずにあきらめるのか．それともチャレンジしてから最終判断を下すのか．それは本人しか決めることができない．割り切り，開き直ることができるかどうかで大きく変わってくる．

　子どもの頃に肩や肘を一度でも痛めてしまうと，完治したと思っていても，大人になった時に同じ箇所から痛みが出ることが少なくない．治って続けられるから良いというわけではなく，なるべくなら子どもの頃から一度たりともケガや故障をしてほしくない．私のように痛み止めを飲みながらというのは決して褒められたことではない．

　もし痛めてしまったら−．

　肩や肘が今どういう状態なのか．お医者さんは選手に根気よく伝えてほしい．選手も決して目を背けたり他人任せにしたりしてはいけない．自分に今，何ができるのかを考える．それが大事な一歩目となる．選手というのは，不安と恐怖心から答えを欲しがる．しかし，痛みの感じ方も人によって違えば，復帰への道のりも人それぞれ．期間に絶対はなく，マニュアルもない．だからこそ，医療関係者と選手のコミュニケーションはとても重要．トレーナーが間に入って橋渡しのような存在になることも大切なこと．慣れない医学用語をわかりやすく選手に伝え，アドバイスを送る．アドバイスはあくまでも助言であって，強制や強要にならないように注意しながら．もし痛めてしまったのがまだ子どもなのであれば，同じ目線に立って寄り添ってあげるのが大人たちの責任でもある．

　夢を見る，見させる．辛いことを乗り越えるからこそ，その先に喜びがある．厳しいからこそやりがいがある．失敗もたくさんしていいと思っている．失敗したから，反省があって工夫があって，そして成功がある．

　野球選手は，一年一年何が足りないのかを考え，不安に感じる点を一つずつ消していく．不安を解消できるものは練習しかない．今自分にできることを考え，ひたすら練習を繰り返す．長く続けている選手は，毎年結果を積みあげてきたのではない．練習を積みあげてきたから，結果が出たのだ．

　野球人生に悔いのないよう"今"を大切にしてほしい．

II

コンディショニングとセルフケア

II　コンディショニングとセルフケア

投球障害予防のための
セルフチェックとエクササイズ

能勢康史

▶ はじめに

　投球障害の予防のためには「自分のからだと対話をし，いつもとの違いに気づく」ことが大切で，そのためには投球に必要な身体機能を反映させた内容のセルフチェックが必要になる．セルフチェックは，「① 動作の安定につながる，② 選手が自分で簡単にチェックできわかりやすい，③ ストレッチング・エクササイズをしながらチェックができる」ことが選択基準になる．選手個々の動作特性を考慮した上で，自分に必要なチェック内容を決めセルフケアに生かすのが選手育成でのコンディショニング教育のゴールであるが，本項はその基本となる考えと実際について述べる．

▶ 投球障害の予防の考え（ゴール）

① 障害予防の基本はからだと対話し練習負荷を調整すること
② からだの状態を感じるチェックポイントを持つ

　投球障害の予防には，トレーニング・個人・環境のそれぞれの要因など多様であるが，ここでは選手の考え方へのアプローチにより修正可能な個人要因に絞って述べる．障害予防の基本は「自分のからだと対話をし，状態を感じ取り練習の負荷を調整する」ことにある．トップレベルで長く活躍する選手は体調に応じた練習方法を心得ており，体調が思わしくない場合（関節の動きが悪いなど）は練習は行うものの無理をせず，ポイントを押さえた練習をすることができる．これは本人にしかわからないことなので，微妙な負荷調整は選手自身でやるしかない．

　投手であれば本来のピッチングのステップ幅や位置，投球後に疲労する部位，ブルペンに入るまでの準備の仕方などがある．ステップ幅や位置は投球動作をチェックする際に重要なポイントで，知らない間にインステップしているなどステップ位置が変化していることがある．準備の仕方はストレッチング，遠投，立ち投げなどで，どこがいつもと違うのか，何らかの指標を持つことがポイントで，クリアできたらブルペンのピッチングに入るのが良い．また，ピッチング終了後や次の日にどの部位に張りを感じていたかについても重要なセルフチェックの項目になる．このようなチェックポイントについて，調子の良いときと悪いときではどう違うかを知ることで，調子の悪いときの対応策を知る手がかりを得ることができる．トップレベルで活躍する選手はランニングやストレッチングでからだの状態を知り，どのようなピッチングをするかを決めている．ストレッチングで股関節の柔軟性が改善しなければ，ブルペンでの投球では力を入れずにリリースを合わせるだけにするなど，体調に合わせたピッチング内容にすることで身体の負担を減らすことができる．障害の少ない選手は，からだと対話し体調に応じて練習内容を柔軟に調整できるのである．なお，この考えは骨端線閉鎖後の選手に適応され，骨端線閉鎖前の学童期のセルフチェック[1]は肘屈曲伸展可動域，圧痛などを行い異常が認められたら投球休止期間を設定することが骨軟骨障害予防には必要である．

▶ 投球の運動パターンでのチェック

① 投球動作を基に身体機能をみる
② 投球相ごとにチェックポイントを決める

　投球障害の対応や予防では「投球動作を基に身体機能をみる」のが基本のため，投球動作と同じ

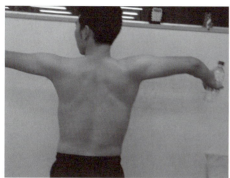

図1▶テイクバックのチェック(ペットボトル)
テイクバックと同じ動きを行い,肘が適切なトップポジションまで上がるかをチェックする.

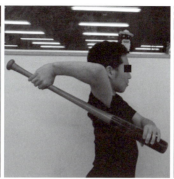

図2▶MERのチェック
胸を張った時とそうでない時の角度と伸張感や痛みをチェックする.

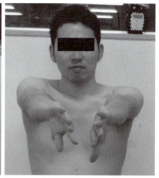

図3▶肩内旋・前腕回内可動域のチェック
両方の小指がつくかどうかチェック(写真は右側の制限がある).

運動パターンでのチェックが必要になる.投球動作の安定を考えると適切なトップポジションの通過,最大外旋(maximum external rotation：MER)での胸郭開大,ボールリリースからフォロースルーでの肩内旋機能(29頁参照)が保持されているかどうかがポイントになる.この3つのポイントは主に肩の機能を反映するが,肘障害は肩の機能低下によるものが多いので,肩肘障害の予防のチェックといえる.

はじめに適切なトップポジションの通過であるが,この動きのチェックは図1のようにペットボトルを用いて行う.このテストはペットボトルを飲み口を上にした状態で把持することで,自然にテイクバックと同じ肩内旋・前腕回内運動になる.肩の機能が正常な場合はトップポジションまでスムースに上がるが,肩の柔軟性低下などの機能低下があると本来のトップポジションまで上がらずに上腕骨頭を前に突き出すなどの代償運動がみられる.次はMERでの胸郭開大機能のチェックであるが(図2),MERは肩甲上腕関節外旋,肩甲骨後傾,胸椎伸展などの複合運動であるが,これらの運動の基盤には胸郭開大運動がある.したがって胸郭が十分に開いているかどうかをチェックする必要があり,胸を張った姿勢とそうでない時の違いを確認するのがわかりやすい.最後にボールリリースからフォロースルーでの肩内旋機能は,はじめに肩内旋・前腕回内可動域のチェックを立位で行い,投球側の可動域制限の有無と肩

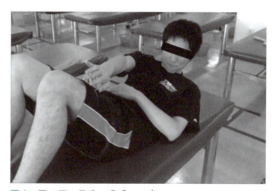

図4▶フォロースルーのチェック
肩を内旋(内側に捻り)し,小指が上側に向くかどうかチェック.

の挙上などの代償運動を確認する(図3).さらに肩内旋機能を体幹回旋機能(腹斜筋)と併せてみることで,体幹回旋との連動性をチェックする(図4).肩後方の筋群が硬くなると肩内旋可動域の制限がみられ,肩甲骨を挙上するなどの代償運動を伴った肩内旋運動がみられる.肩関節内旋制限はテイクバックでの肩外転制限やボールリリースからフォロースルーにかけて肩を送る運動(29頁参照)に支障をきたす.

▶ 野球肩予防の基本機能のチェック

① アライメント変化,筋萎縮,筋の硬さの3徴候のチェック
② 重点ポイントは胸郭開大機能のチェック
野球肩予防のためのセルフチェックのポイント

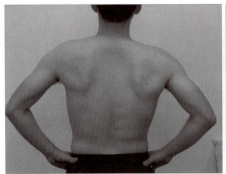
図5▶肩甲骨アライメントと筋萎縮
手を腰に当て背骨と肩甲骨位置の左右差と肩後方の筋萎縮（棘下筋など）があるかチェック．

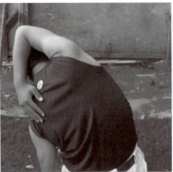
図6▶肩後方・肩甲骨下端・肋間の硬さのチェック
肘を曲げ上腕を頭に近付けて側屈させて，肩後方（小円筋）・肩甲骨下端（広背筋）・肋骨間の硬さをチェック．

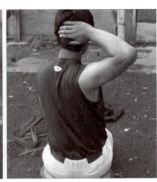
図7▶肩甲骨の動きのチェック
手を頭の後ろに置き，肩甲骨を引き寄せ（内転），体幹を後方に回旋させ肩甲骨と胸郭の動きをチェック．

を知る手がかりは，野球肩の選手にみられる身体機能低下に着目しそれらに共通する特徴を整理するとわかりやすく，これらの項目が診察での評価内容となる[2]．野球肩にみられる肩の機能低下の特徴はアライメント変化，筋萎縮，筋の硬さに分けると問題の特定がしやすい．アライメント変化のある場合は筋の硬さや筋萎縮もみられるため，これらを総合的に評価する必要がある．痛みがなく通常に投球している選手でもアライメント変化，筋萎縮，筋の硬さの3徴候のいずれか1つがみられることはあるが，痛みを訴える選手はこの3徴候のすべてを有しているケースが多いため，どの徴候がいつもと違うのかをチェックする必要がある．

アライメント変化のチェックであるが，これは「脊柱と肩甲骨の位置関係」と「上腕骨頭の偏位（forward humeral head：FHH）」をチェックする．脊柱と肩甲骨の位置関係は脊柱を基準に両側の肩甲骨の位置をみる．野球選手では痛みがない時も脊柱に対して両肩甲骨が同じ位置にあることはまれで，投球側の肩甲骨が外転位や下制位にあることが多い．肩甲骨のアライメント変化は下垂位では見逃しやすいが，図5の肢位でみることで肩甲骨が外転位に偏位していることがあるので，肢位を変えてチェックする必要がある．次に筋萎縮のチェックであるが，野球肩の選手では棘上筋と棘下筋に筋萎縮が多くみられるので，この2つの筋

を確認する．棘上筋は筋腹部分を指で押すことで確認でき，この部分の萎縮はわかりやすく野球肩の選手に多くみられる．棘下筋はアライメント変化同様に，下垂位では萎縮を評価することが難しいため，図5の肢位で評価するとわかりやすい．最後は筋の硬さのチェックであるが，投球の繰り返しにより肩後方（小円筋），肩甲骨下端（広背筋），肋間（肋間筋）が硬くなり，これらの部位の硬さは胸郭開大機能低下の要因になり，肩甲骨の動きの悪化の前兆なのでチェックを行う必要がある．チェックは肩を最大外転し側屈することで肩後方の硬さや肋間の開きなど動きの制限がどこにあるか確認する（図6）．図7は肩甲胸郭の動きのチェックであるが，肩後方，肩甲骨下端，肋間の筋群が硬くなると胸郭と肩甲骨の動きが悪くなるので，肩甲骨内転と体幹後方回旋の運動で肩甲胸郭の動きを把握する．

▶ 肩のコンディショニング

① 肩の機能の重点は肩甲胸郭の動きづくり
② 肩周囲の動きを改善してから筋機能を向上させる

肩のコンディショニングの最初のアプローチは動きの改善のため，主にストレッチングを用いるが，以下効果的な方法について述べる．肩甲骨下端の筋の硬さは主に広背筋によるもので，広背筋

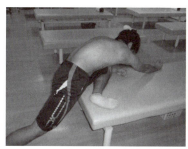
図8▶ 広背筋・殿筋（後斜系）ストレッチング
投球と反対側の殿部と投球側広背筋を一緒に伸ばす．

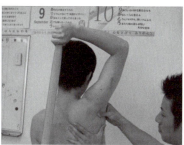
図9▶ 肩後方の圧迫ストレッチング
肘を伸ばしチューブの張力を利用し，上腕三頭筋・小円筋を活動させながら小円筋を圧迫する．

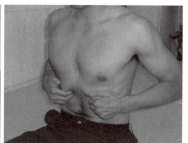
図10▶ 上部腹筋のストレッチング
上部腹筋の付着部に手を入れ肋骨を開く．

の硬さは肩甲骨の動きの悪化につながるので日常的にチェック＋ストレッチングを行う必要がある．図8は広背筋を伸張するストレッチングであるがポイントは筋膜連結（後斜系）を考慮し[3]，ステップ脚側の殿筋を伸張させて行うと効果的で，これは肩では野球選手にとって最も重要なストレッチングといえる．肩の後方では棘下筋，小円筋，上腕三頭筋の接合部分が硬くなりやすく，これらの部位が硬くなるとそれぞれの筋群が本来の機能を発揮できず，肩甲骨の動きが悪化し肘下がりなどの要因となる．このような場合は図9のようにチューブを把持し，その張力を利用し肩の後方の筋群を伸張しつつ小円筋を圧迫する方法が有効である．これらのストレッチングの効果を選手に実感させるにはストレッチングの前後にシャドウピッチングを行わせることで，動きの改善がわかり継続して取り組む動機づけにもなる．

次は胸郭開大機能改善のアプローチであるが，胸郭開大制限の要因として上部腹筋群が硬くなり肋間が開かなくなるという機序があるので，上部腹筋の付着部に手を入れ開くストレッチングを用いる（図10）．プルオーバー（図11）は胸郭開大と胸椎伸展運動で，このエクササイズにより胸郭・胸椎の動きの改善ができて，投球でのMERの動きの基盤づくりとなる．このエクササイズは下部腹筋を固めることで下部体幹を安定させ，胸郭・胸椎を自由に動かす投球の運動パターンの学習ができる．胸郭の動きの改善は胸椎中心の回旋運動により，鎖骨や肋骨が後方に回旋し胸郭が開きやすくなる利点がある[4]．体幹を回旋することで胸椎伸展と回旋の運動となるが，肘にボールを挟むことで，肩甲骨の動きが抑制され胸椎優位の運動となる．胸郭機能の改善は肩甲骨の動きにつながり，スムースなテイクバックにもつながるので，肩の機能改善の重点課題で広背筋の後斜系ストレッチングと併せて最初にアプローチすべきである．胸郭開大の条件が整った後のコンディショニングは，肩甲骨・腱板の協調運動として肩近位抵抗エクササイズが有効で，これは棘上筋の求心位保持機能向上のためのものである．近位筋である棘上筋の機能を考慮し上腕近位に抵抗を加えるのがポイントで，側臥位（図12）で行うことで三角筋の活動を抑制でき効果が高い．最後に肩内旋機能改善のアプローチであるが，手順としては肩内旋・前腕回内可動域の改善を行い（方法は状態に合わせて選択），腹斜筋・肩内旋（腱板）の連動運動のエクササイズ（図13）を行うのが良い．肩内旋可動域が改善しても腱板機能と体幹回旋機能の協調運動ができなければボールリリースからフォロースルーにかけての動きの改善は困難なため協調運動が必要になる．

▶ 野球肘予防の基本機能のチェックとコンディショニング

① 内側防御機能向上のための尺側屈筋群の機能向上
② 腕尺安定化機能向上のための上腕筋機能向上

野球肘の選手にみられる身体機能低下を整理するといくつかの特徴があるが，それは内側防御機

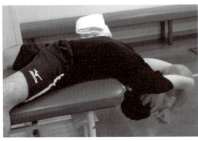
図11 ▶ プルオーバーエクササイズ
下部腹筋を固め、胸郭を開き胸椎(背骨)を伸展．

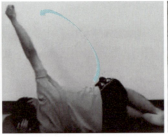
図12 ▶ 肩近位抵抗エクササイズ(側臥位)
上腕近位にチューブを巻き、脱力した状態から腕を上げる．

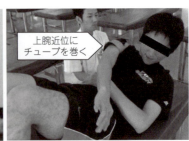
図13 ▶ 肩内旋・腹斜筋連動エクササイズ
上腕近位にチューブを巻き、肩を内旋(内側に捻る)しながら反対側の脚の腹斜筋(脇腹)を活動させ起き上がる．

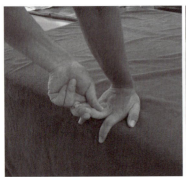
図14 ▶ 前腕屈筋群のチェックとストレッチング
前腕を回外(外側に回す)し、肘の内側の硬さを確認し指を伸ばす．

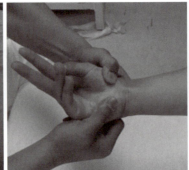
図15 ▶ ピンチ力のチェック
小指球を強く押し手のアーチが崩れて対立した指が簡単に離れないかどうかチェック．

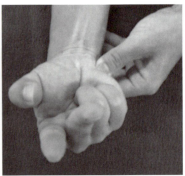
図16 ▶ リストカール
手根骨を圧迫し尺側屈筋群が機能しやすい状態をつくり、手のアーチ機能向上の前提をつくる．

能，腕尺安定化機能，前腕回内・回外機能の低下がみられることである．予防には3つの機能を保つためのコンディショニングが必要になるので，これらについて述べる．

1つめは内側防御機能で[5]，この機能の前提になる前腕屈筋群の硬さのチェックは図14のように手をつき，肘を外側に回旋し肘の内側の硬さを選手自身に自覚してもらい動きの違いを確認する．前腕屈筋群の硬さで着目するのが浅・深指屈筋で，この筋が硬くなるとボールの指へのかかりが悪くなるが，これは肘障害の前兆でもある．尺側屈筋群のストレッチングは主に浅・深指屈筋と尺側手根屈筋を伸張するが筋の付着部を考え指を伸展する．内側防御機能の改善の重点は尺側屈筋群の機能向上で，この機能向上には手の機能が前提になるので，母指と小指を対立させ小指球を強く押し手根アーチが崩れて対立した指が簡単に離れないかどうかピンチ力をチェックする（図15）．横アーチが崩れる場合は，尺側の筋群の機能に微妙な影響を及ぼし，外反ストレスの防御機能の働きが弱くなる．手のアーチ機能向上には手根骨を圧迫し尺側屈筋群が機能するリストカール（図16）を行うことで筋の収縮力やピンチ力が改善する．リストカールは手と前腕の適切なアライメントを保って行うのがポイントで，過剰な尺屈位での運動や母指・示指で握ると尺側屈筋群の収縮力が弱まるので手の使い方には注意する必要がある．横アーチ機能低下のもう一つは，図16のように手根骨を支え，母指と小指を対立させるピンチエクササイズで，手の機能が低下している場合はこのエクササイズですぐに疲労するのでセルフチェックとしてどのくらいの回数ができるかを確認する

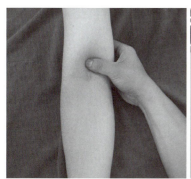
図17 ▶ 上腕二頭筋腱移行部と腕橈関節周囲の硬さのチェック
上腕二頭筋付着部（母指の部位）を圧迫し硬さを確認．前腕回内位（前腕を内側に捻る）で肘をゆっくりと曲げ上腕筋萎縮もチェックする．

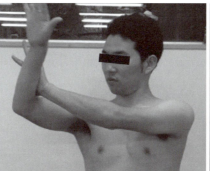
図18 ▶ 上腕筋エクササイズ
上肢を挙上し前腕回内位（内側に捻る）で尺骨近位に抵抗を加え，肘を伸ばしきった状態から肘を曲げる．

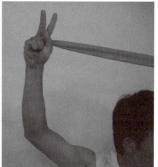
図19 ▶ 前腕回内エクササイズ
小指と薬指でチューブを握り，手首を立てた状態で回内する．

とよい．

　2つめは上腕二頭筋の筋腱移行部と腕橈関節周囲を圧迫し筋の硬さをチェックする（図17）．上腕二頭筋の筋腱移行部の硬さは肘伸展時の遠心性収縮の繰り返しによるもので，腕橈関節周囲の硬さは前腕回内運動時に上腕骨外側上顆に付着する前腕の伸筋群の遠心性収縮の繰り返しによるものであると考えられる．上腕二頭筋は肘伸展時のブレーキングとして機能していると考えられ，上腕二頭筋のエクササイズの後に痛みが減弱する現象からもブレーキとして機能していることが推察される．上腕二頭筋の柔軟性低下は肘伸展時のブレーキ機能を低下させ，腕橈関節周囲の柔軟性低下は橈骨の動きを悪化させ結果として肘後方部の痛みにつながる．これらの部位の硬さがある場合は前腕を回内・回外させながら，硬さのある筋を圧迫することで改善される．次に図17の部位を押さえて上腕筋萎縮をチェックするが，特に後方の痛みを訴える選手は上腕筋機能の低下がみられることが多いため，上腕筋を圧迫し萎縮の有無を評価する．上腕筋の萎縮は伸展位ではわかりにくいので，前腕回内位で肘をゆっくりと屈曲させ萎縮のある角度を探すのがコツである．上腕筋エクササイズはできるだけ上腕二頭筋の活動を抑え，上腕筋が活動するように上肢を挙上し前腕回内位で尺骨近位に抵抗を加えて行うようにする（図18）．上腕筋のエクササイズを行うことで，肘の伸展可動域や伸展最終域での痛みが改善することは多い．

　3つめは前腕回内のチェックで，これは回内運動で手首を立てた適切なアライメントで力が出せるかどうかを評価するものである．野球肘の選手は，回内筋の機能低下による代償運動で前腕回内時に手を背屈位にすることが多い．このような運動ではアライメントが変化し，回内運動の軸がずれるため尺側回内屈筋群の活動が低下するとともにスムーズな前腕回内運動が困難なため肘へのストレスが増大する．適切なアライメントを保ち，手や前腕の使い方の学習には，図19のように小指と環指でチューブを握り，手首を立てた状態で尺側で回内するエクササイズが有効である．

文　献

1) 木田圭重ほか：少年野球指導者・選手に対する教育研修による投球障害発生抑制効果．日整外スポーツ医会誌 34：340，2014
2) 菅谷啓之：肩関節の視診・触診－肩スポーツ障害の診察法．MB Orthop 20(12)：7-14，2007
3) Lee DG：Biomechanics of the thorax：a clinical model of in vivo function. J Man Manip Ther 1：13-21，1993
4) Myers TW：アナトミートレイン，松下松雄訳，医学書院，東京，39，2009
5) 松浦恒明：肘関節内側支持機構の動的制御因子についての解剖学的検討．日肘会誌 19：s45，2012

II コンディショニングとセルフケア

野球動作のためのからだの使い方とエクササイズ

能勢康史

▶ はじめに

　パフォーマンス(試合での力発揮)は体力・動作・技術・戦術などすべての要素が総合されたものである．技術・戦術力向上にはその前提となる動作の安定が必要であるが，その基盤は身体の使い方の学習にある．動きづくりのためのエクササイズを創造するには野球動作を関節運動の視点で身体(からだ)の使い方を整理する必要がある．本項では「野球動作，身体の使い方の基本，エクササイズ」のつながりを整理し，野球動作のための身体の使い方のための基本となる動作エクササイズについて述べる．

　ここで言葉の整理をしておく．動作とフォーム，トレーニングとエクササイズは分けて用いている．動作は表出された結果であり，フォームは感覚で選手の中にあるもので，両者は異なる．その理由は選手に指導する際に動作(結果)とフォーム(感覚)の違いに気づかせ，動作を変えるために感覚をどう変えるかという，動きづくりの基本について理解を促すためである．トレーニングとエクササイズは，前者はエネルギーレベルを上げるもので(筋力増強など)，エクササイズは身体機能の向上など動きを改善するものである．動作の安定にはどちらも必要ではあるが，その選手にとってトレーニング(エネルギー)かエクササイズ(動き)どちらが重点課題となるかを明確化することで，動作の安定への道のりがみえてくる．

▶ パフォーマンスの構造

① パフォーマンスはすべての能力の統合されたもの
② パフォーマンスを構造化することで課題が明

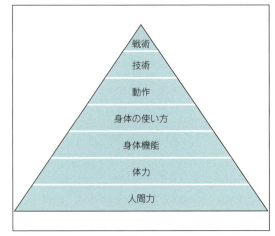

図1 ▶ パフォーマンスの構造

確になる

　パフォーマンスとは試合で発揮されるもので，体力・動作・技術・戦術などすべての要素が統合されたものである(図1)．これを投手で説明すると，投手の試合での役割は試合をつくることで，相手チームより1点でも少なく抑えることにある．勝つ投手になるためには心構え，配球，投球動作，体力など総合的な能力が必要であり，試合ではこれらの要素が統合された結果，パフォーマンスとして発揮される．ここでパフォーマンス(試合での力発揮)の構造のそれぞれの要素について述べる．戦術とは試合の戦い方で，チームとしてどのような戦いをするかの指針である．戦術に従って必要な技術も決まるが，技術とは判断力を伴ったものであり，単に投げる・打つなどの動作ではない．このような考えから，技術と動作を分類している．分類した理由は練習において判断力を伴う技術の向上か，動作の安定のためか，それとも体力を高めるためのものか目的を明確にする

ためである．また，動作の土台となるものが身体の使い方で，動作はピッチングやバッティングなど実戦に近い形式で行われるが，身体の使い方は動作の基盤なのでエクササイズとして行う．一般的な体力を向上させても身体の使い方に問題があれば動作は安定しないので，動作の基盤となる身体の使い方の学習は重要である．体力と身体機能を分けているのは，体力はエネルギー系であり動的で，身体機能は柔軟体操など静的なもので，用いる手段も異なるためである．体力はランニングなどエネルギーレベルを高めるもので，身体機能は柔軟体操などで動きを改善するものでありエネルギーレベルを向上させるものではない．

　パフォーマンスの構造をブルペンでのピッチングを例にして説明する．ピッチングは考え方次第で技術・動作・体力いずれも高めることができる．相手打者を想定してのピッチングは技術を高めるためのものであり，全力に近いピッチングで球威のあるストレートを投げ続けることを課題とすれば体力を高めることができる．ピッチング練習という行為は同じであるが，目的により方法は異なる．投球動作は理想的でボールは素晴らしいが，試合になると力が発揮できない投手は，技術の要素に含まれる判断力や間の取り方などが劣るため，技術を高めることが重点課題となる．選手にとって何を高めれば，結果として試合で勝つ選手になれるのかを知る意味でも，パフォーマンスを構造化することは役立つ．

野球動作（投球・打撃）の関節運動からみた基本

① 分離運動：どの部位を固定し，どの部位を動かすか
② 剛体化：分離運動を行うための前提

　身体の使い方（動きづくり）のエクササイズ（以下動作エクササイズ）は野球動作を関節運動からひも解き，動作の基本を整理することからはじめる．Stoddenら[1])は大きなボール速度を獲得するためには体幹を最大限に動員できる姿勢をとるべきとし，骨盤の運動量の増加は投球腕を通じてボールへより多くエネルギーを伝達し，ボール速

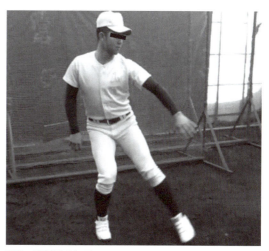

図2 ▶ 股関節のシワ
大腿骨を固定し骨盤軽度後方回旋による分離運動の結果，股関節にシワができる．

度を増加させることになると述べている．これらのことから股関節の動きが重要であることが窺える．また，松尾[2)]は脚や体幹の運動の中に「より速いボールを投げる」ためのエッセンスが隠されている可能性が高いと述べているように股関節・体幹の連動性が重要であることはトップレベルの選手や科学者の共通認識といえる．さて，野球動作における関節運動の視点からのポイントであるが，それは「どの部位を固定し，どの部位を動かすか」という点である．野球動作では股関節と肩甲胸郭の可動性が重要になるが，これらが動くためには，その下位にある部位が固定されていなければならない．股関節の可動性には大腿・下腿の固定が必要で，肩甲胸郭の可動性には下部体幹の固定が必要になる．つまり動作を遂行するためには可動性と固定性が必要であり，野球動作における関節運動でのキーワードは「分離運動と剛体化」といえる．野球の投球や打撃の動作における運動連鎖からみた動きの重点は大腿と骨盤の分離であり，野球界では「割る」と表現している．分離運動を軸足（右投げの右脚）で説明すると，大腿・下腿が固定され骨盤が後方回旋する「股関節にシワをつくる」と表現される運動である（図2）．骨盤の後方回旋に遅れて体幹が回旋する運動パターンが合理的な運動連鎖であるが，大腿と骨盤が一緒に

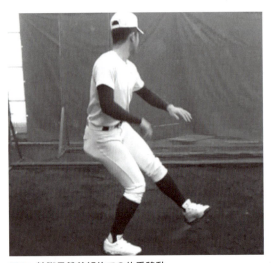

図3 ▶ 軸脚骨盤前傾位での体重移動
ピッチング・バッティング動作とも体重移動の初期では骨盤前傾位になる.

動いてしまうと捻れの運動にならず股関節で大きな力を生みだせない．次は剛体化であるが，これはピッチング動作で片脚立位からの体重移動で，下腿と大腿を1本の棒のようなイメージで使うことをいい，分離運動を行うための前提となる．下腿と大腿が剛体化し膝関節が安定すればその上のパーツである股関節が自由に動くことが可能である．剛体化できず膝が動いてしまえば股関節を自由に動かすことは難しい．ピッチング動作における膝が折れて力が伝わらないという表現は剛体化できず股関節が使えない状態といえる．分離運動と剛体化のポイントとなるのが骨盤の運動で，下肢で生みだされた力を体幹から上肢へと伝えるには骨盤前傾位での運動が必要である．投球・打撃動作での共通点は軸脚からの体重移動の初期に骨盤前傾位を保持することにある（図3）．分離運動と剛体化および骨盤前傾位を保持するために必要な身体機能と動きづくりが野球動作に活かすエクササイズでは重点課題となる．

身体の使い方（動きづくり）エクササイズの必要性

① 合理的な動作をからだに染み込ませる
② 課題となる運動を分習法で学習

野球動作の安定には練習を繰り返し行い，合理的な動作をからだに染み込ませる必要があるが，そのためには土台となる体力が必要になる．また，野球動作の基盤となる動作エクササイズでは，その前提として野球動作をひも解き，動きを高めるために必要な身体機能を整理する必要がある．身体機能が低下しているためにイメージ通りからだを動かすことができずに動作が乱れていることも多いので，身体機能の向上は体力向上と併せて行う必要がある．

動作エクササイズは体力・身体機能と動作をつなぐものであるが，動きづくりの価値は身体の使い方で修正すべき課題を抜き出し，分習法で身体に染み込ませることにある．ピッチングやバッティングの練習ではボールに意識が集中し，身体の使い方に意識が向かないため動きに集中するために行うのが動作エクササイズである．動作エクササイズでは身体の使い方に意識を集中し，練習ではボールに意識が向かっても自然に身体が使えるまで，身体の使い方を習慣化する必要がある．このようなことから動作エクササイズは根気強く繰り返し行うことと，練習の前に動作エクササイズを行うなど有機的に組み合わせる必要がある．

ピッチング動作の下肢・体幹の動きの基本

① 体重移動の初期で骨盤前傾位を保持し股関節を屈曲し重心を下げる
② 両脚を股関節内旋位で体重移動をし，ステップ足接地時に「ハの字」をつくる
③ 加速期からリリースポイントで爪先と膝の方向を一致させ重心を下げる

ピッチング動作の重点を投球相に沿って説明する．ピッチング動作のスタートであるワインドアップでは，片脚立位になり，軸脚に荷重し体重移動に移るために重心を下げ軸脚に「タメをつくる」が，この相での運動の基本は股関節屈曲位で骨盤前傾位の姿勢である（図3）．ピッチング動作には個性があるが，片脚立位から体重移動で股関節を屈曲させ骨盤前傾位にし体幹を剛体化する姿勢は，すべての投手に共通する．この姿勢保持の

ためには骨盤帯を安定させる殿筋，腸腰筋，体幹の筋群などの機能が必要で，投手がこれらの筋群を強化する根拠となる．

次に軸脚にタメた力をステップ脚に移行する体重移動であるが，この相での運動の基本は股関節と肩関節を内旋位にし，からだの内側に力をためてステップ足を接地する点である．ステップ足接地の際は両股関節内旋位で「ハの字」をつくり，椅子に座るイメージで重心を下げる（図4）．ステップ足接地時は骨盤は投球方向を向き始めているが，両肩のラインは投球方向を向かずに骨盤と上部体幹が分離した状態となり（図5），これが打者から見えにくいかどうかの分かれ目になる．体重移動では軸脚の殿筋・ハムストリングで体重を支える運動がポイントで，大腿四頭筋有意に荷重をするとスムースな体重移動が困難になる．

最後にステップ脚に荷重し体幹を回旋する加速期からリリース相での運動の基本は爪先と膝の方向が一致し，大腿と下腿を剛体化させ重心を下げ安定させる点である．重心を下げステップ脚に荷重する際は大腿と下腿を剛体化させるが，この時のポイントはステップ脚の殿筋とハムストリングで体重を支えることにある．ステップ足接地後は下腿は後傾しているので殿筋とハムストリングの活動が優位になるが，大腿四頭筋で支えるイメージでは重心を下げることが不十分になり，下肢が安定せずステップ脚の股関節の回旋運動に影響を及ぼすことになる．また，この相では体幹の安定も重要であるが，体幹の安定のためには骨盤前傾位で下部体幹を剛体化することが必要となる．

股関節を入れる動きと下部体幹の固定

① タメとは股関節を入れる動きで，この動きには大腿の肢位が重要
② 下部体幹を固定することでリリースポイントが安定

野球動作で股関節の使い方が重要であることは周知のことであるが，股関節の使い方の重点は股関節屈曲位で大腿骨を固定し骨盤軽度後方回旋することであり，これを「股関節を入れる」と表現す

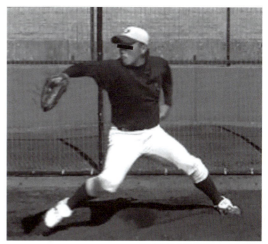

図4 ▶ ステップ足の接地
股関節を「ハの字」にし椅子に座るイメージで重心を下げる．

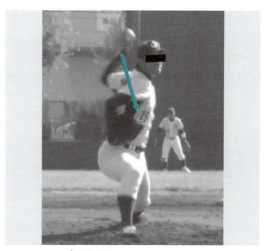

図5 ▶ ステップ足接地時の骨盤と体幹の分離
両肩のラインを閉じて爪先と膝の方向を一致させ，下腿と大腿を剛体化し安定させ骨盤と上部体幹を分離．

る．股関節を入れる運動の利点は体重移動時に軸脚にタメた力を分散することなく股関節内転運動により大きなパワー発揮ができることにある．股関節を入れる姿勢づくりの手順であるが，股関節を入れるには足裏全体に荷重する必要があり，足部が安定することで下腿・大腿が安定するので，足裏の荷重を確認することからはじめる．母趾球荷重では点になるため足部が安定せず，力が分散してしまうため股関節を入れることが難しくなる

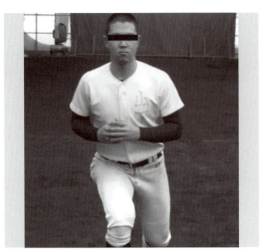

図6▶ランジで股関節を入れる
大腿を固定し重心を下げ，殿筋と腸腰筋を活動させ股関節が入る感覚を学習する．

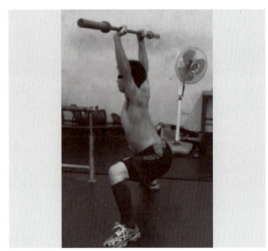

図7▶挙上位スクワット
20kgのシャフトを挙上し四股姿勢をつくる．アライメントおよび柔軟性の評価としても活用．

(回旋運動時には母趾球荷重でも良い)．足裏全体への荷重を探すには，踵荷重や前足部荷重など点での荷重を確認し，不安定なところから安定を探すという方法がわかりやすい．足裏全体の荷重を確認できたら，骨盤を立てたまま軽く膝を曲げ，殿筋と腸腰筋が収縮しているかどうか確認し，この姿勢のまま骨盤を軽度後方回旋すれば，股関節が入った状態をつくることができる．ランジでの歩行は大腿を固定し重心を下げることで殿筋と腸腰筋が活動し「股関節が入る」感覚をつかみやすい(図6)．野球の投球・打撃動作では軸脚の股関節に入れる動きは重点課題で，これができなければ下半身を使った大きな力発揮は難しいので，どのような方法で股関節が入るか繰り返し感覚をつかむ必要がある．

もう一つ投球動作で重要な要素に下部体幹の固定がある．下部体幹を固定できない選手は体幹全体が伸展し投射角度が上を向いてリリースポイントが後方になるが，この動きが痛みの原因となり，特に肩が緩くinternal impingementで肩後方に症状を呈する選手に多い．肩の痛みを訴える選手に上を向いて投げているような感覚があると言うが，この要因は下部体幹が固定できないことにある．下部体幹を固定することで体幹回旋が安定し前を向いて投げる感覚となり，リリースポイント

が安定して痛みが減った選手は多い．このようなことからも「下部体幹の固定と股関節を入れる」ことは野球動作における動きづくりの重点といえる．

▶下肢・体幹連動のエクササイズ

エクササイズは使い方の基盤になる身体機能の獲得(①〜③)と動作エクササイズ(④〜⑥)に大別される．基盤となる身体機能が獲得できていないと動作エクササイズは行うことができないので，身体機能を獲得し動作エクササイズに展開するというのが基本である．エクササイズはトレーニングとは異なり，何回何セットという量ではなく，正しくできるかどうかという質(課題との整合性)に重点を置いて取り組むのが良い．

① 挙上位スクワット(図7)

足幅を身長の半分に開き，シャフトを頭上で保持し骨盤前傾位を保持し重心を下げるが，どの位置から骨盤が後傾していくかなど動きをみることで，股関節の柔軟性や軀幹機能(股関節・体幹の連動性)を推察できる．また，スクワットでの姿勢によりどの部位の柔軟性が優れているか(劣っているか)を評価でき，トレーニングの指標づくりとなる．例えば肩甲胸郭の柔軟性に優れており，股関節柔軟性が劣る投手は，肩甲胸郭の柔軟

野球動作のためのからだの使い方とエクササイズ

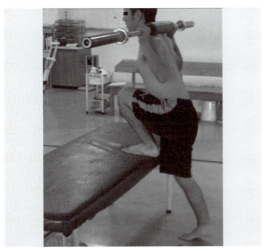

図8 ▶ ハイステップアップ
骨盤前傾を保持（股関節を入れる）して台上で片脚で立つ．身長の40％位の高い台を用いることで骨盤回旋などの代償運動などの動作特性が表れる．

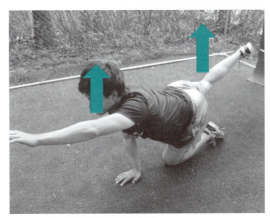

図9 ▶ 殿筋・広背筋連動（後斜系）
支持基底面を膝と手だけにし，体幹深部筋機能を活動し手足を同時に上げ，殿筋・広背筋（後斜系）の連動運動を行う．

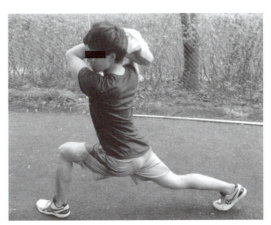

図10 ▶ ランジ体幹回旋（後斜系）
ステップ脚の殿筋で支持し体幹回旋運動による殿筋・広背筋連動（後斜系）．

性低下が運動連鎖破綻の要因となるが，肩甲胸郭と股関節両者の柔軟性が優れていれば，一方が低下しても代償機転により動作の破綻のリスクは少ない．足関節の柔軟性が低い選手では重心を下げられず四股の姿勢をとることができない．重量を上昇させると肩障害のリスクにもなるので20kgまでとするのが安全である．

② ハイステップアップ（図8）

　骨盤前傾位の姿勢保持には腸腰筋・殿筋・下部腹筋の連動した強さが求められ，これらの機能を強化するエクササイズとして，ハイステップアップで骨盤前傾位を保持した運動は有効である．身長の40％以上の高い台で行うと腸腰筋・殿筋・下部腹筋が弱いと骨盤後傾や回旋などの代償運動がみられ，より機能を反映した動きがみられる．体重の60％くらいのバーベルで行う．

③ 殿筋・広背筋連動（後斜系）（図9）

　四つ這い姿勢で手を反対側の膝の前に置き対側の手脚を上げ，支持基底面を膝と手だけにしてバランスのとりにくい姿勢をとり体幹深部筋を活動させ，対側の殿筋・広背筋連動運動を行う．投球障害肩や腰痛の選手の特徴として，殿筋・広背筋の後斜系の筋連動の機能不全がみられることが多い．合理的な運動ではステップ脚側の股関節伸展運動で殿筋を活動させ投球側の肩甲骨を引き寄せる斜めの筋活動が行われ，この運動により胸腰筋膜や広背筋が活動し肩甲骨の安定性につながる．一方，殿筋・広背筋の連動不全ではステップ脚側の殿筋を収縮させた時に同側の背筋群が収縮し，投球側の胸腰筋膜や広背筋の活動が著しく低下し，結果として肩甲骨の安定性が低下する．連動機能低下がみられる選手の特徴として殿筋筋力の低下がみられ，股関節伸展運動をハムストリング優位な運動パターンを呈していることが多い．

④ ランジ体幹回旋（図10）

　軸脚（投球側の脚）で立った状態からステップ脚

Ⅱ コンディショニングとセルフケア

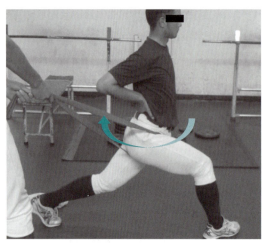

図11 ▶ ランジ骨盤回旋
大腿骨・体幹は動かさず骨盤のみ後方回旋させる分離運動の学習．チューブの大腿近位抵抗で骨盤が動く感覚を得られる．

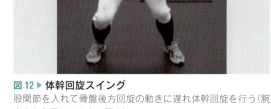

図12 ▶ 体幹回旋スイング
股関節を入れて骨盤後方回旋の動きに遅れ体幹回旋を行う（腕を上から下に×の字に回す）．

を前に踏み出しながら，プレートを投球側の肩に一気に引き上げる．ステップ脚の殿筋で支持して体幹回旋運動で広背筋を活動させる殿筋・広背筋連動（後斜系）のエクササイズで，上部体幹の捻れの学習である．

⑤ ランジ骨盤回旋（図11）

ランジ姿勢で殿筋・ハムストリングで体重を支持し骨盤を後方回旋する運動で，大腿骨・体幹は回旋せずに骨盤のみ回旋させる分離運動を学習するためのエクササイズである．ピッチング動作でのステップ脚は大腿骨が固定され骨盤の後方回旋と体幹回旋が起こる．トップレベルの投手は大腿骨を固定し骨盤を動かす運動を無意識に行っているため，この運動を行うことができるが，高校生でできる選手はごくわずかである．チューブを大腿近位に巻くことで，骨盤を動かしている感覚が強くなる．

⑥ 体幹回旋スイング（図12）

股関節を入れて骨盤後方回旋の動きに遅れ体幹回旋を行う，野球動作の回旋運動パターンの学習のためのエクササイズ．骨盤から動かす意識で骨盤後方回旋（股関節を入れる）と胸郭連動（骨盤を分離し遅らせる）の運動感覚の学習のためのもので，体幹の前で大きな「×の字」を描くイメージで行う．

文　献

1) Stodden DF, et al : Relationship of pelvis and upper torso kinematics to pitched baseball velocity. J Appl Biomech 17 : 164-172, 2001
2) 松尾知之：「じょうずに投げる」ためのバイオメカニクス・モデルの検討．バイオメカニクス研 7：355-359，2003

Ⅱ　コンディショニングとセルフケア

栄養・水分補給，夏場の筋痙攣対策

大前　恵

はじめに

2000年，筆者がプロ野球選手の栄養サポートを開始した時，プロ野球界には栄養を考えるという習慣がほとんどなかった．

トレーニングコーチへの情報提供を行ったり，走力が下がったり，怪我が多いといった悩みを抱えた選手からの「食事を変えたら何か変わりますか？」という問いに，栄養学的に考え得ることを伝えていった．悩みが改善され，トレーニング効率が上がりチーム内に「栄養」「食事」という言葉が広まった．そして定期的に講習会を行うといった活動につながり，食事調査に基づいた定期的なカウンセリングの実施による野球選手としての食習慣の形成，より競技力を上げるためのアドバイスを行う，現在の「栄養サポート」という体制が確立されていった[1]．

野球選手の特性として「打率」「防御率」など「率」を大切にするということがあげられる．そこで，「これを食べると良い」「こういう栄養素が必要である」といった情報提供ではなく，食事調査を行い，不足している栄養素を数値で出すことにした．「蛋白質の摂取量を10g増やして必要量を充足させると筋力アップの確率が高まる」や，「投球回数が6回までしか持たないパワーが8回まで持つ確率が上がる」といったカウンセリングは効果がある．

15年経って，侍ジャパンにも栄養サポートスタッフとして帯同する時代になったが，招集の理由は「最高の環境で最高のパフォーマンスを発揮するため」である．野球選手にとっての栄養は，目標を達成する確率を高めるライフマネジメントの一環であるといえよう．

練習日と試合日の栄養補給とタイミング

チームの目標，選手の目標がどういうもので，それに対して増量なのか？減量なのか？持久力アップなのかという目的によって，栄養のアプローチは変わってくる．

目的に対し，食事の量や栄養素が適量摂れているかということが，試合日も練習日も変わらず必要な要素である．試合日は試合のスケジュールによって，摂取タイミングを考慮する必要がある．それを選手自身が把握し，実行しなくてはならない．

そのために，選手が自身の課題や競技力向上の必要性をチームと共有し，強い意志を持って取り組む必要がある．

1. 基本

① アスリートに必要な五大栄養素(炭水化物(糖質)，蛋白質，脂質，ミネラル，ビタミン)の働きを知る．
② 五大栄養素をバランス良く食べる．

①を覚え，②を習慣づけることはジュニア球児からプロ野球選手まで共通である．

しかし，野球選手に限らずアスリートに共通していえることであるが，五大栄養素を毎食考えながら食べることは非常に困難である．我々は，食事バランスガイド(厚生労働省・農林水産省)によって推奨される「主食」「主菜」「副菜」「果物」「乳製品」を揃えて栄養バランスを整える食事法とほとんど同じ方法を30年も前から各競技団体やチームに普及させてきたが，「主菜」「副菜」は何か？といった質問が多く，実行が困難であった．そこで，①主食・ごはんなど(炭水化物(糖質)を多く含む)，②おかず・肉や魚・大豆食品・卵

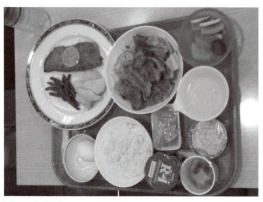

図1 ▶ 食事例
メニュー：ごはん，豚もも肉網焼き，鮭のムニエル（油，衣少量）タルタルソース，納豆，卵，サラダ，インゲンソテー，粉ふき芋，コーンスープ，フルーツ，ヨーグルト
ごはん300g，おかず（豚もも肉150g，鮭150g）合計300g
①主食 ②おかず ③野菜 ④果物 ⑤乳製品　合計エネルギー1,714kcal　蛋白質106.2g　脂質49.6g　炭水化物(糖質)201.4g
P（蛋白質）：F（脂質）：C炭水化物（糖質）＝24：26：50

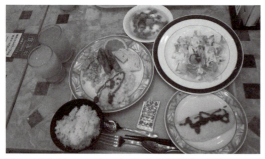

図2 ▶ NPBジュニアトーナメント出場選手の食事
ホテルの朝食（バイキング）．

（蛋白質・ミネラル・脂質），③野菜（ビタミン・ミネラル），④果物（ビタミン・炭水化物（糖質），⑤乳製品（ミネラル・蛋白質）の5つを揃えると必要な五大栄養素をフルに摂れるという「栄養フルコース型」の食事[2]を考案し推奨している（図1）．この方法はジュニア選手であっても習慣化することができ，バイキング形式の食事のように自分で選択する必要がある場合でも揃えることが可能である（図2）．

プロ野球選手やメジャーリーガーも同様の食事法でコンディショニングに役立てている．

栄養素というのは，一度に大量に摂っても吸収量には限度がある．基本的には毎食，3度の食事で揃えることが望ましい．学校や仕事のスケジュールにより難しい場合は，間食によって次の食事までに揃えるというテクニックを利用する．昼食と午後練の間に昼食では摂りにくい⑤乳製品を摂る，練習後と夕食の間に①主食を食べてしまって，夕食の食事量を減らすなどである．

試合日は，後述する5回以上登板予定がある投手以外は，試合時間に合わせてなるべく消化の良いもの[3]を腹八分，可能な限り早い時間に終えておくと良い．ただし，消化の良いものを多くすると身体づくりに必要な蛋白質が不足しがちとなる．そこで，増量中であったり，ポジションや消化能力により試合前に必要量を摂ることができない選手は，確実に栄養を摂ることができる朝食と夕食で，昼食時に摂れない②おかずを補う必要がある．

ここで考慮すべきはスケジュール管理である．朝食でしっかり昼食分を補う食事を摂ろうとすると，水を飲んで胃腸を刺激したり，ストレッチなど食欲を促す行動が必要になる．そのためには起床時間と就寝時間も考慮する必要がある．就寝時間を考慮すると夕食の時間と内容にも気を配る必要が出てくる．

練習日も同様であるが，必要な栄養を摂る習慣をつけるためには，自身の生活にも向き合う必要が出てくる．特に増量が必要な選手は，睡眠時間が少ないと，目的達成が困難である．

2. 応用～目的達成のために栄養ができること
a）筋痙攣，夏場の体重減少の改善

増量，減量などエネルギー量をコントロールすることに栄養が関与することは，現場では周知されているが，栄養は野球選手に多い筋痙攣にも関与している．

目的（増量，減量，筋痙攣・食欲減退の改善など）達成の要素は，運動量，休養時間など栄養だけではないという大前提において，筋痙攣の改善のための栄養素の強化として考えられるのは，炭水化物（糖質），ビタミンB_1，カルシウム，ナトリウムそして水分補給である．

野球の運動形態で使われるエネルギー源は炭水

化物(糖質)が主であるが，炭水化物(糖質)とビタミンB_1が不足するとエネルギー産生機能の不順に陥り，筋痙攣を引き起こす可能性があるため，試合前に十分に摂っておく．運動量が多い，試合時間が長いといった場合には，運動中の補給によって改善する．

水分補給は適量を摂って脱水を防ぎ，運動機能を維持する．多量の発汗時にはナトリウム，カリウムなど神経の伝達に必要なミネラルが失われるため[4]，それらミネラルを同時に補給することにより改善される．

適量の水分補給は，運動機能の維持だけではなく，夏場に多い，食欲の減退による体重減少をも改善する．脱水が少なくなり，体温も正常にコントロールされ[5]，試合後の水分不足解消のための多飲，いわゆる「がぶ飲み」を行わなくなる．「がぶ飲み」(1回の量が250ml以上)をすると胃の中に水がたまり，食欲が減退する．運動中の適量の水分補給は，その後の食事にも影響するのである．実際，ベテランのプロ野球選手であっても，水分補給を改善するだけで筋痙攣がなくなったり，食欲減退による体重減少が改善されている．水分補給は，我々が考えている以上に選手は上手く行えておらず，多くの問題を解決するのである．

水分摂取の適量の把握は，運動前後の体重計測で行う．運動中の体重の減少は，発汗，蒸発など水分によるものがほとんどであるため，摂取した水分量プラス体重の減少量が適量となる．

b) 先発投手の栄養

栄養学的には，野球は，さらに2つの競技に分けられると考えてサポートを行っている．先発投手と先発投手以外の選手である．先発投手以外は前述までの基本と目的に合わせた栄養補給を行う．

先発投手の多くは，甲子園や社会人野球の決勝時などを除いては，高校生であっても週に1~2回，2~3時間にわたって，味方の攻撃時間のインターバルの休憩のみでMAXに近い力を出し続けなければならない．そのためには，エネルギー補給が非常に重要である．

サポート開始時は，野球(メジャーリーグも含む)でのエネルギー補給のデータがなかったため，これまで経験のあるサッカーのJリーガーの調整があてはまると考えた．Jリーガーは，週1~2回，試合で2時間程度，力を出し続けるからである．試合前日の夕食(デイゲームの際は昼食)，夜食，当日まで24時間の食事を高炭水化物(高糖質)にして筋グリコーゲンを蓄えるという食事法である．数字では炭水化物(糖質)を，体重1kg当たり7~10g[6]，食事エネルギー比70％[7]，摂取することになる．試合中は，マルトデキストリンという素材を用いて効率良く炭水化物(糖質)補給を行う[8]．

そして，試合ごとの食事調査のデータをもとに，必要な炭水化物(糖質)の量，摂取タイミングを確立し，継続していった．具体的には図3のように，送られてくる前日の夕食から試合前までの食事の写真から栄養価計算を行い，試合中に補給した炭水化物(糖質)の量を聞き取り，集計し，結果や体感をもとに一番良い調整法を確立していく(表1)．

現在メジャーリーグで活躍している選手も，毎年プロ野球で2ケタ勝利をあげている選手も，一度確立してしまえば，いつ確認してもほとんど数字が変わらないエネルギー補給を行っている．

十分な炭水化物(糖質)の補給は，パフォーマンスの向上に貢献するだけでなく，エネルギー不足による筋蛋白の分解の抑制にもなるため，筋疲労や障害の予防になるという考えを，メディカルスタッフと共有している．

そして登板後は，30分以内に炭水化物(糖質)と蛋白質を摂り，筋肉への炭水化物(糖質)の取り込みと筋蛋白の合成の促進を図り[9]，回復に努める．

夕食は，前日の夜から登板までの蛋白質摂取量が少ないため，十分な蛋白質を摂り，次回の登板のために身体づくりを行っていくのである．

プロ野球選手，大学生になると登板後の飲酒にも気を付ける必要がある．飲酒嗜好のある選手でも試合前はほとんど飲まないが，試合後はほとんどの選手が結果にかかわらず，この日ばかりはと多飲する．

消耗した筋肉を回復させるために肝臓が働くが，アルコールを多飲するとアルコールの分解も

調整前の食事

前日夕食　　　　　前日夜食

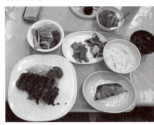
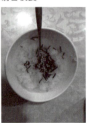

当日昼食(5月25日東京ドーム・ナイター)　試合前
①鮭おにぎり　3つ
②オレンジジュース

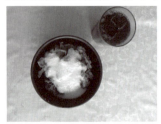

エネルギー　　2,289kcal
蛋白質　　　　　87.0g
脂質　　　　　117.8g
炭水化物(糖質)　199.5g
蛋白質：脂質：炭水化物＝15：46：39

オレンジジュース

エネルギー　　1,938kcal
蛋白質　　　　　59.0g
脂質　　　　　　38.6g
炭水化物(糖質)　330.6g
蛋白質：脂質：炭水化物＝12：18：70

調整後の食事

前日夕食　　　　　前日夜食

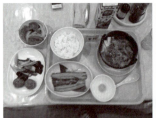
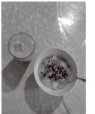

当日ブランチ(6月8日東京ドーム・ナイター)　試合前
①うどん　　　1杯
②おにぎり　　2個
③オレンジジュース

魚なし
すき焼き半分
ごはん2杯

エネルギー　　2,192kcal
蛋白質　　　　　57.7g
脂質　　　　　　41.3g
炭水化物(糖質)　381.0g
蛋白質：脂質：炭水化物＝11：17：72

エネルギー　　1,991kcal
蛋白質　　　　　50.1g
脂質　　　　　　25.4g
炭水化物(糖質)　375.9g
蛋白質：脂質：炭水化物＝10：11：80

図3 ▶ 登板時のエネルギー補給調整例
調整前の食事より，おかずの量を減らしてごはんの量を増やすアドバイスを行い，炭水化物(糖質)量，食事エネルギー比を適正に近づけていく．

行わなくてはならず，回復が遅れ，少しずつ回復しきれない状態が継続し，シーズン当初のパフォーマンスが，シーズン後半には発揮されにくくなる．適度のアルコールはリラックス効果や食欲の増進など良い効果を生む．適度にコントロールし続けることが，年間のパフォーマンスのみならず，生涯活躍し続けることにつながるのである．

3. ジュニア世代にやっておくべきこと

キャッチボールや素振りなどの基本練習同様，「栄養フルコース型」の基本の食事により必要な栄養をバランス良く摂ることを習慣化することである．

さらに，子供は大人と違い，身体を形成するためにも栄養を多く摂る必要がある[10]．

蛋白質，カルシウムなど骨格形成に必要な栄養が不足することによって，遺伝的に持っている身

表1 ▶ 試合前日〜登板時のエネルギー補給，結果，体感

日にち・球場・時間	食事エネルギー(kcal)	試合中補給エネルギー(kcal)	合計エネルギー(kcal)	回	失点	安打	打者	備考
5月11日 新潟・ナイター	3,164	ピットイン 4本 680	3,844	6	4	11	29	
5月25日 ドーム・ナイター	4,227	ピットイン 4本 680 エナジーアップタブ 10粒 → 36　合計 718	4,945	8	2	9	33	前日夕食・昼食ともヘビー．胃が重いままマウンドへ
6月1日 千葉・デー	4,392	ピットイン 4本 680 エナジーアップタブ 10粒 → 36　合計 718	5,075	7	2	6	27	6回からバテる．足がつりそう　前日の球場での軽食と時間で相殺
6月8日 ドーム・ナイター	4,183	エナジーメーカーゼリー 2本 400 エナジーアップタブ 10粒 → 38　合計 438	4,621	6回1/3	3	6	28	ピットイン忘れエネルギー → −280kcal
6月15日 福岡・ナイター	4,013	ピットイン 6本 1,020 エナジーアップタブ 10粒 → 38　合計 1,058	5,071	9	1	7	35	水分補給が上手くいかず，食欲がないが，試合中のピットインがいつもより2本多く340kcalアップ　足がつりそう
6月25日 広島・ナイター	4,267	ピットイン 4本 680 エナジーアップタブ 10粒 → 38　合計 718	4,985	6	4	11	31	

長の伸び幅までいかないとか，運動に耐えうる骨や筋肉，腱，靱帯を形成することができずに障害を受け，野球を続けることができなくなるといったことは避けたい．量をたくさん摂ることの訓練を推奨する．

小柄な選手でも活躍することはあるが，野球という競技は球速，飛距離，すべてにおいて身長が高いこと，それに伴う骨格筋量から生み出されるパワーが大きい方が圧倒的に有利である．身長の伸びが止まった後に，自身の特徴を生かした身体づくりを行い，可能性を広げていけば良いのである．

「栄養フルコース型」の食事をたくさん食べることを実行するために，
　1．「好き嫌い」をなくす．
　2．しっかり良く噛んで食べるが，ある程度の速度で食べることができるようにする．
という2点をなるべく早い時期に習慣化しておく必要がある．

例えば，1．の好き嫌いはビタミンCを手軽に少量で摂れるということで，栄養士がメニュー調整する環境ではトマトやブロッコリーを提供することが多いが，食べることができないという選手が意外と多く，ビタミンCを摂る効率が悪くなる．

2．のある程度の速度であるが，合宿や試合の遠征など，団体行動と長時間の練習も野球の特徴であり，そのため食事時間が短いのである．時間をかけないと食べることができない選手は，期間中の体重減少が非常に多く認められる．

以上を心がけ，基本を守っていけば，持っている才能を発揮できる確率は非常に高まる．

▶ おわりに

侍ジャパンの12Uから女子も含めてトップチームまで8カテゴリーのサポートを筆者の所属する組織のスタッフで担当したが，どのカテゴリーの選手も「良い」といわれたことは取り入れるという姿勢があり，それで各年代でも傑出しているのだと感じている．

そのトップがプロ野球，メジャーリーグにいるのであるが，さらにベテランになっても活躍し続けることができる選手に共通しているのは，「良い」ということを取り入れ，「マイナスになる」ことは行わないことを「継続」できる力だと感じている．

特に食事は1日3回，1年1,095回も良いことを取り入れる機会である．そのことを考え継続できるようにライフマネジメントをすることができる選手が増えていくことが，日本の野球界の底上げに繋がると考え，今後もサポート活動を行っていきたい．

文 献

1) 杉浦克己：栄養のバランスと競技力の向上．体育の科学 50：774-777，2000
2) 奈良典子：瞬発系種目の場合．臨スポーツ医 26（臨時増刊）288-295，2009
3) 山岡誠一ほか：特殊栄養学講座4 スポーツ労働栄養学，医歯薬出版，東京，1968
4) 酒井健介ほか：中高齢者を対象としたウォーキング活動中の発汗量と汗中ミネラルの検討．Walking Research 6：109-113，2002
5) Pitts GC, et al : Work in the heat as affected by intake of water, salt and glucose. Am J Physiol 142 : 253-259, 1944
6) Burke LM, et al : Guidelines for daily carbohydrate intake : do athletes achieve them? Sports Med 31 : 267-299, 2001
7) Sherman WM, et al : The marathon : dietary manipulation to optimize performance. Am J Sports Med 12 : 44-51, 1984
8) Sugiura K, et al : Effect of carbohydrate ingestion on sprint performance following continuous and intermittent exercise. Med Sci Sports Exerc 30 : 1624-1630, 1998
9) Zawdzki KM, et al : Carbohydrate-protein complex increases the rate of muscle glycogen storage after exercise. J Appl Physiol 72 : 1854-1859, 1992
10) 松尾 保：新版小児保健医学，第5版，松尾 保編，日本小児医事出版，東京，10，1996

Ⅱ コンディショニングとセルフケア

投手のコンディショニング
－指や爪のケア，連投対策－

久保田真広

はじめに

コンディショニングとは，「ピークパフォーマンスの発揮に必要なすべての要因をある目的に向かって望ましい状況に整えること(競技スポーツにおいて設定した目標を達成するためのすべての準備プロセス)」と定義づけられる[1]．

コンディショニングの目的は，パフォーマンス向上と傷害予防で，ピークパフォーマンスを発揮するには，野球に必要な身体的因子，精神的因子，環境的因子，情報的因子をコンディショニングする必要がある[2] (表1)．

また，コンディションを崩す要因には，トレーニングとストレス(表2)が考えられる[1]．

トレーニング量が増加し過ぎると，疲労により傷害を起こす要因となり，パフォーマンスの低下につながる．一方でトレーニング量が減少し過ぎると，コンディションが大きく崩れることは少ないが，トレーニング効果は期待できない．

このため，質と量を期分けしてトレーニングを行うことで最適なコンディションを獲得することが重要である．

投手のコンディショニング

野球はポジションによって役割が異なるため，各ポジションに合ったコンディショニングを行う必要がある．また，年代によってもコンディショニングの方法は異なる．

特に投手は「投手が投げないと試合が始まらない」と言われるように，投手主導でゲームを進めることができる．そのため，投手は再現性の高い投球フォームで繰り返し投げられる，高い技術と体力，自分自身をコントロールする精神力を身につける必要がある．

一方で，投手は試合において練習を含め，200球近く投げることがあり，試合の状況によっては連投することもある．また，疲労が蓄積した状態や，疲労が回復しない状態での投球を余儀なくされることから，再現性の高い投球フォームで投げ続けることができなくなり，パフォーマンスの低下や，さまざまな部位に傷害が発生する恐れがある．多くは，下肢の疲労によって片脚立位時の姿勢が崩れ，踵体重や骨盤後傾姿勢からの投球動作によって，力の伝達がスムーズにいかず，身体が開いた投球動作によって，肘下がりの投球や肘の突き出し動作となり，肩や肘に負担がかかる．また，バランスが崩れた投球は，背中の力を使って投げることで腰にも負担がかかり，傷害を発生させる．また，ボールが指から離れるときの力で爪が割れたり，皮膚がめくれたりする．また，繰り返す動作で手や足の指先の皮膚が固くなりマメができる原因となる．こうした爪や皮膚の問題も投球に影響を及ぼす．投手の指先の感覚は非常に繊細で敏感であることから，ケアは大切である[3]．

さらに，投手主導でゲームを進めることは，精神的なプレッシャーや不安を感じやすく，精神面をコントロールするコンディショニングも必要となる．

打者を「抑えなければいけない」，「打たれてはダメだ」とネガティブな思考の精神的要因は，不安やプレッシャーを感じることで，姿勢の変化や，身体に力が入り身体機能の問題を引き起こし，コンディションを崩す要因となる．

また，投手が打つことなく投げることだけに専念できる指名打者制と，指名打者制がなく投手も打席に立つ場合とではコンディショニング方法も異なるので，工夫しなければならない．

表1 ▶ コンディショニングに関わる因子

身体的因子	・形態：身体組成，姿勢など ・行動体力因子：筋力，瞬発力，持久力，柔軟性，敏捷性，平衡性など ・防衛体力因子：各種ストレスに対する抵抗力 ・技術的因子：スキル，フォーム・動作など
精神的因子	・競技に関わる精神的因子：プレッシャー，不安，緊張，人間関係，モチベーションなど ・競技外に関わる精神的因子：悩み，不安，人間関係など
環境的因子	・競技環境：暑熱・寒冷，温度，高所，水中，サーフェイスなど ・遠征先の環境：天候，食事，衛生，感染症，治安，交通など ・移動：時差，航空機環境，長距離移動など ・スケジュール：試合日程，練習・休養，減量，環境馴化など ・栄養：栄養状態，栄養管理，食環境など ・睡眠：睡眠時間，睡眠の質など ・用具・器具：ウェア，シューズ，プロテクター，テーピングなど ・サポートスタッフ：指導者，ドクター，トレーナー，信頼関係など ・費用：運営費，人件費，遠征費など
情報的因子	・戦術・戦略：自チーム・対戦チーム分析など ・環境情報：遠征先の環境，競技環境，練習環境など ・競技ルール：ルール内容，用具の規格，計量など ・ドーピングコントロール：禁止物質・方法の情報，除外措置申請など

表2 ▶ コンディションを崩す要因

1. トレーニング（連投や投球過多など）
2. ストレス
   ① 物理的・科学的ストレス：気温，湿度，気圧などの気象条件，大気汚染，水など
   ② 生理的ストレス：スポーツ傷害やスポーツ医学的問題，睡眠不足，胃腸障害など
   ③ 生物学的ストレス：ウイルス，細菌，減量，休養，時差，生活パターンなど
   ④ 精神的ストレス：プレッシャー，不安，緊張，人間関係，マスコミ対策など

表3 ▶ 中学生投手の投球制限に関する統一ガイドラインの制定

① 3日連投した合計で10イニングを超えて投球できない
② 1日の制限イニング数は7イニングまで
③ 2日あるいは3日の連投で合計10イニングを超えて投球できない
④ 2日で10イニング投球した場合，または3日連投した（10イニングに達してなくても）場合翌日は投球禁止
⑤ 3日目の投球イニング数は前日2日の投球イニング数を加算し10イニングまでとする
⑥ ダブルヘッダーの連投でも1日7イニングまでとし，翌日投げた場合翌々日は投球禁止
⑦ 1イニングの投球が完了していない（0/3，1/3，2/3）は，切り上げ1イニングとカウントする
⑧ この規定にはタイブレークにも適用する
⑨ ノーゲームになった場合でも投球イニングはカウントされる
⑩ 練習の中での全力投球は1日70球以内，週350球以内とし，週に一度は全力投球練習を中止する

（日本中学硬式野球協会）

投球数や登板間隔

発育期の投手の投球回数や投球数，登板間隔は傷害を予防する目的で制限されている（表3）．しかし，高校生以上ではほとんど制限されておらず，投球過多によって，傷害を発生し手術をしなければならない状況やポジションの変更，野球から離脱しなければならないこともある．

特に夏の全国高等学校野球大会は県予選，全国大会もトーナメント大会のため，勝ち進むと登板間隔が短くなり，連投を要することがある．そのため，勝ち進むチームの投手の中には投球過多によって傷害を起こしている選手が少なくない．

連投対策

投手の連投対策は，投球数や登板間隔によってもコンディショニングの方法が変わり，パフォーマンスの低下や傷害の予防を目的として行う必要がある．

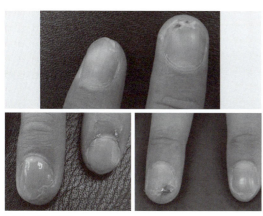

図1 ▶ 爪の問題

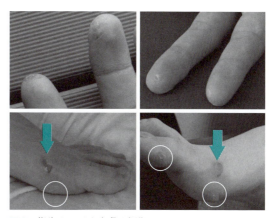

図2 ▶ 指先のマメや皮膚の損傷

　連投は筋疲労や身体組織の損傷，関節の可動域が十分回復しないまま，登板を繰り返すため，競技力を低下させ，傷害を引き起こす可能性を高くする．投球による筋疲労や身体組織の損傷は，アイシングや有酸素運動などを行うことで身体の血流を循環させ，炎症を抑えることができる．特に連投したときなどは局所のアイシングだけでなく，冷水浴や交代浴（温水浴と冷水浴を交互に行う）などを行うと疲労回復と傷害予防に効果的である．

　また，投球により同じ動作を繰り返すことで，一定部位の筋や腱が疲労し，関節可動域に制限が起こる．筋や腱を伸張させる方法としてセルフストレッチングやパートナーストレッチングなどを行うことで，関節可動域を増大させることができる．特に連投したときは全身の筋や腱が疲労するため，肩や肘だけをストレッチングするのではなく，下肢や肩甲胸郭関節などの肩甲骨周囲や胸部のストレッチングを行うことで，傷害の予防だけでなくパフォーマンスの低下を防ぐことができる．

　緊張した試合が続く中での連投は，身体の疲労だけでなくこころの疲労も大きくなり，集中力の欠如や姿勢の変化によってパフォーマンスの発揮を妨げるだけでなく，傷害にもつながるため，カウンセリングなどの精神面のコンディショニングも必要である．

▶ 指や爪のケア

　指や爪の問題はボールの握りから考えて，ボールリリース時に最も負担がかかる第2，第3指に多く，爪が割れる，爪が欠ける，指先のひび割れ，マメや血マメ，皮膚がめくれるなどの傷害（図1, 2）が起きる．

　手や足の指先のマメや皮膚がめくれたりする場合のケアは，皮膚がめくれないようにすることが一番大事である．皮膚がめくれると，皮膚が再生するまで時間を要し，ボールが握れなくなるため，普段から指先の皮膚が乾燥しないよう保湿クリームの使用や寝るときに手袋をして乾燥を防ぐよう指導する．一方で，湯船に手を付けすぎると皮膚がふやけてしまい，皮膚が弱くなることもある．足の皮膚がめくれたときなどはセカンドスキン（図3）などを使用して痛みを軽減させ悪化させないようにする．また，摩擦熱に慣れる目的で，シーズンオフでもボールを握っておくことやボールで指先を叩くなどをして，指先に刺激を与え皮膚を強くすることも予防法の一つである（図4）．

　爪のケアとしては，爪切りを使用すると必要以上に爪を切ってしまい，深爪となることで，指先にボールがかかりにくくなり，指先へ負担がかかり，かえってマメができやすくなるなど，皮膚への影響が大きくなるため，爪の手入れは慎重に行わなければならない．極力，爪切りを使わず爪やすりなど，いろいろな道具を使用して手入れをし

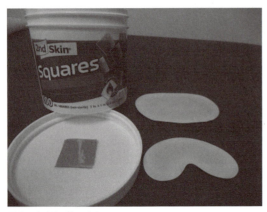

図3 ▶ セカンドスキン

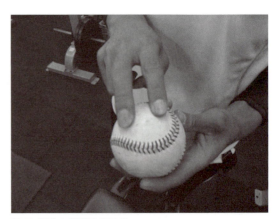

図4 ▶ 指先へ刺激を与える

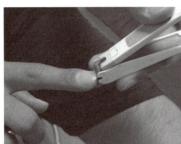 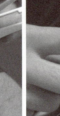 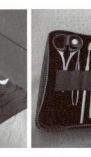

図5 ▶ 爪の手入れ

図6 ▶ 爪の補修材によるコーティング

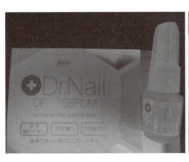 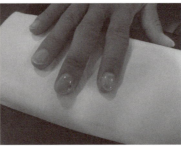

ておくことが大切となる(図5).さらに,マニキュアや爪の補強用パウダー,補修材などを用いて,爪のコーティングを行うことで,爪が割れにくくなる(図6).また,定期的に専門家(ネイリスト)に爪の手入れをしてもらうことも必要である(図7).

　栄養(食事)も大切で,鉄不足は爪が割れやすくなり,急激な減量(特に脂質の制限)は皮膚が乾燥しやすくなるため,適切な栄養摂取も考える必要がある.

▶ コンディショニングの実践例

　筆者が関わる社会人野球はプロ野球のシーズン競技と違い,高校生などと同じトーナメント制を用いている.そのため,初戦にコンディションを

図7 ▶ ネイリストによる爪の手入れ

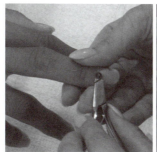
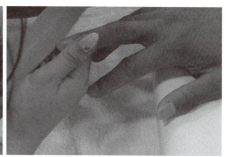

合わせることは容易であるが，2回戦以降は大会日程によって連戦になることもあり，良いコンディションを維持して良いパフォーマンスを発揮させることが課題となる．

筆者は投手へのコンディショニングとして，投球後に必ず肩や肘へのアイシングと全身マッサージを行っていた．しかし，コンディションを良い状態に回復するには日数を要する．連戦の場合は，完全に疲労が抜けきらない状態で登板することになるため，十分なパフォーマンスを発揮させることは難しかった．

特に最も重要な大会である都市対抗野球大会では，投手は先発，リリーフにと連投を強いられることもあり，コンディションが崩れた状態でもパフォーマンスを発揮し続けなければならないことから，コンディションの低下を防ぎ，早期に疲労を回復させ，最大5試合を戦えるコンディションをいかに維持するかが大切である．

大会前から大会期間中は，身体の疲労を極力残さないように，練習時間の短縮や練習・トレーニング負荷を減らすことでコンディションの維持に努めているが，選手によってはモチベーションの低下，身体の動きや反応が鈍りコンディションを崩してしまうこともある．また，経験の少ない選手は不安を感じ，完璧な技術を求めて技術練習を繰り返し行うことで，個人での練習が必要以上に多くなり，チームでの練習量を減らしているにもかかわらず疲労を蓄積してしまい，コンディションを崩してしまったこともあった．

このことから，筆者は身体的コンディショニングだけでなく，精神的コンディショニングも行っている．

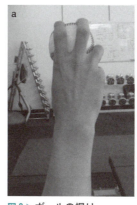
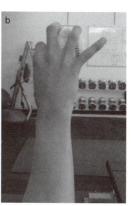

図8 ▶ ボールの握り
a ストレート
b チェンジアップ

身体的コンディショニングの方法としては，70球以上を目安に投げた投手にはジョギングやフィットネスバイクなどの有酸素運動と腹横筋を中心とした体幹運動を行い，疲労回復を早め，投球によって崩れたバランスを修正している．投球数の少ない投手にはショートダッシュや切り返しのランニングを行い，連投に対応できる身体のキレを維持させるエクササイズを行っている．

また，投手はさまざまな握りで投げるため(図8)，橈尺関節を中心とした手指や前腕が固くなり傷害の原因となりやすいことからストレッチやマッサージを行っている(図9)．

一方で，普段アイシングを行わない選手では，アイシングの実施により筋肉が緊張し，かえって疲労が残ってしまう場合もあるため，アイシングを行うかどうかは選手に任せている．しかし，身体的疲労回復を目的として夏場にはマッサージと

リラクゼーション効果のあるアイスマッサージを取り入れ，入浴も疲労物質を取り除き筋肉が緩んで新陳代謝が良くなることから，熱め(約42℃)のお風呂に10分ほど浸かるように指導している．

連戦での登板は，プレッシャーや不安，緊張によって，交感神経が高まり，睡眠不足や食事量の減少などを引き起こし，コンディションを崩しやすい．そこで，精神的コンディショニングとして，ぬるめ(約39℃)のお風呂に20分ほどゆっくり浸かり，副交感神経の働きを良くし，自律神経を整えることを実施している．また，試合後は興奮して，なかなか寝つけず睡眠不足となり疲労回復の妨げや疲労の蓄積となることから，睡眠時に腹式呼吸[4](図10)を実施させ，副交感神経の働きを良くし，神経・筋の緊張を緩和させ，試合でのプレッシャーや不安などの精神的疲労を取り除くように指導している．

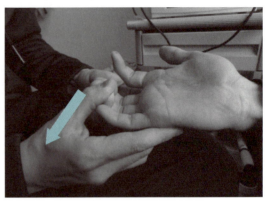

図9 ▶ 指のストレッチ

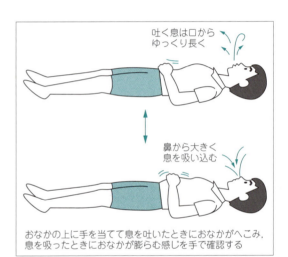

図10 ▶ 腹式呼吸

文　献

1) 和久貴洋：コンディショニングの把握と管理．アスレティックトレーナーテキスト(Ⅰ)－アスレティックトレーナー養成講習会教本，25-42，2002
2) 清水和弘ほか：スポーツ医科学領域におけるコンディショニング．臨スポーツ医28(臨時増刊)：2-10，2011
3) 谷川哲也ほか：野球．臨スポーツ医28(臨時増刊)：418-426，2011
4) 久保田真広：メンタルコンディション．臨スポーツ医28(臨時増刊)：93-198，2011

Ⅱ　コンディショニングとセルフケア

野球における視機能の重要性

枝川　宏

▶ はじめに

　野球のような速く動く球を追う必要のある競技では，選手の眼を良い状態にすることは重要である．しかし，筆者が診察してきた野球選手の眼の状態はかならずしも良い者ばかりではなく，競技力に影響するような問題を抱えた者もいた．選手が抱える眼の問題は解決することができれば選手の視力が良好になるだけでなく，競技力も向上する可能性がある．選手の眼を良い状態にすることは競技力向上のためにはとても重要である．

▶ 視力の重要性

1. 野球選手にとって必要な視力とは

　視力はその人がどの程度見えているかを判断するものである．通常測定する視力は静止視力（static visual acuity：SVA）で医学的には形態覚といい，2点を2点として見分けられる能力である．視力は1.0以上あれば日常生活では問題はないが，野球のような速く動く球を追う必要のある競技ではただ見えるのではなく，より良く見えるための視力が必要である．筆者のクリニックを受診したあるプロ野球選手は両眼ともに視力は1.5あったが，打席でボールが十分に見えない，フライをよく落とすと訴えていた．野球選手にとって必要な視力とは，選手がプレイでストレスを感じないで競技能力を十分に発揮できる視力である．

2. 視力と競技能力

　視力は他の視機能だけでなく競技能力にも影響することから，スポーツで最も重要な機能である．競技能力に関係する視力としてはSVA，動体視力，深視力などがあげられているが，現在のところ競技能力との関係が判明しているのはSVAだけである．

　SVAと競技能力を調べた報告では，視力矯正をしている水球選手を矯正状態と非矯正状態でプレイさせたところ，選手のパフォーマンスは矯正状態の方が良かったとの報告[1]がある．また，筆者らが以前にSVAを変化させて競技能力を測定した結果では，SVAの低下に伴って競技能力は低下した[2]．SVAの低下が競技能力に与える影響は，野球のような速い球を扱う種目では大きく，アーチェリーのように静止した標的を狙って同一の動作を繰り返すような競技では小さく，競技種目によって異なっていた（図1, 2）．

　SVAと競技レベルを調べた報告では，プロ野球の1軍と2軍の選手のSVAを比較したところ，1軍の選手の方が2軍の選手よりも有意に良かったとの報告[3]がある．筆者らがロンドンオリンピックの代表選手と候補選手のSVAを調べた結果でも，代表選手の方が候補選手よりも有意に良い結果であった[4]．これは，競技レベルが高い選手の方が視力矯正がしっかりと行われていたためである．

3. さまざまな視機能と競技能力との関係

　競技能力と関係する視機能としては前後方向の動体視力（kinetic visual acuity：KVA）と左右方向の動体視力（dynamic visual acuity：DVA），深視力，両眼視機能，眼位などもあげられている．しかし，動体視力（KVA，DVA）については，現在の測定方法は生理学的根拠が明確ではなく，両眼視機能・深視力・眼位が競技能力と関係するとのエビデンスも明確ではない．さらに，選手の競技能力は視覚以外に運動能力，経験，競技スキル，メンタル，判断能力，認知能力，戦術，戦略などさまざまな要素も関係していることから，これらの視機能から選手の競技能力を判断すること

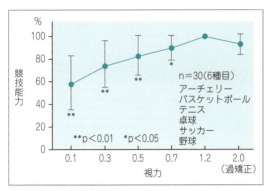

図1▶視力と競技能力
横軸に両眼視力，縦軸に両眼視力1.2のときの競技能力を100％としたときの各視力における競技能力を示す．視力が低下すると競技能力は低下する．

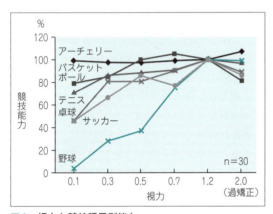

図2▶視力と競技種目別能力
横軸に両眼視力，縦軸に両眼視力1.2のときの競技能力を100％としたときの各視力における競技能力を示す．視力が競技能力へ与える影響は，競技種目によって異なる．

はできない．

　筆者は社会人野球チームの選手でこれらの視機能の結果と，打率，四球数，三振数などのデータを比較したが，相関性は低かった．また，わが国の競技能力がトップレベルの選手でこれらの視機能を測定しても視機能はすべての者が優れているとはいえず，普通の人と変わらない者や劣っている者もいた．

▶ 視力の矯正方法

1. 視力矯正は重要である

　視力には遠視，近視，乱視などの屈折異常や調節・瞳孔の機能が大きく影響する．屈折異常がなく調節・瞳孔機能が正常であれば，眼から脳へ送られる情報は質が高いことから，身体の動きの精度は高くなる．しかし，それらに異常があると送られる情報の質は低くなり，身体の動きの精度は低くなる．

　バッターボックスで内角の球が見えないとの主訴で来院した右打者の視力は右眼が裸眼で1.2，左眼はコンタクトレンズ(CLと略)矯正で0.7であった．左眼のCLを適切なものに変更したところ選手はよく見えるようになり，後にリーグの首位打者になった．また，試合で見にくさを自覚していなかったがコーチの勧めで来院した選手は，視力は両眼ともに1.5であったが屈折異常が認められたためにCLで視力矯正をした．両眼ともに視力が向上して次の年のオープン戦で打率が一時6割を記録して，レギュラーに定着する．このように片眼の視力が悪い選手や視力が良くても屈折異常のある選手は，その選手の競技能力が十分に発揮されていないことがある．視力検査で1.0以上の視力があっても見え方に不安を感じる選手や，プレイのなかでボールがよく見えない，キャッチャーのサインが見えない，空振りが多い，フライをよく落とす，打率が昼間よりもナイターの方が低いなどの症状のある選手は，視力が問題である可能性が高い．

2. それぞれの矯正方法の長所と欠点

　視力矯正方法には，眼鏡，CL，オルソケラトロジー(Ortho-Kと略)，角膜矯正手術(Laser in situ keratomileusis：LASIKと略)などがあるが，それぞれの視力矯正方法には長所と短所がある[5]（表1）．眼鏡は取り扱いが簡単であるが，視野が狭くなる，曇りやすいなどの欠点がある．CLは視力の変化に合わせて矯正度数を簡単に変更できるが，使用方法を誤ると眼を傷つけることがある．LASIKは眼鏡やCLがいらなくなるが，術後に近視の戻りがある，角膜の安全性が低くなる，まぶしさが増加するなどの欠点がある．Ortho-Kは昼間に眼鏡やCLはいらなくなるが，ある程度以上の屈折度数では矯正効果が低い，効果に個人差があるなどの欠点がある．このように矯正方法はそれぞれで長所と短所があるので，眼科専門医

表1 ▶ スポーツにおける視力矯正の方法

	眼鏡	コンタクトレンズ				屈折矯正手術		
		RGPCL	SCL	DSCL	Ortho-K	RK	PRK	LASIK
矯正精度	◎	◎	◎	◎	○	△	○	○
変更の容易さ	◎	◎	◎	◎	◎	×	×	×
乱視矯正	○	◎	○	○	○	○	○	○
視野の広さ	△	◎	◎	◎	◎	◎	◎	◎
曇りにくさ	×	○	○	○	◎	◎	◎	◎
乾燥感の少なさ	◎	○	△	△	○	◎	◎	◎
取扱いの容易さ	◎	○	△	◎	◎	◎	◎	◎
外力への安全性	△	◎	◎	◎	◎	×	○	×

RGPCL：ガス透過性ハードレンズ，SCL：ソフトレンズ，DSCL：使い捨てソフトレンズ，Ortho-K：オルソケラトロジー
RK：radial keratotomy，PRK：photorefractive keratectomy，LASIK：laser in situ keratomileusis
特に優れているもの：◎，優れているもの：○，ほどほどのもの：△，欠点となるもの：×
それぞれの矯正方法で，短所と長所がある．

と相談して競技種目に適した方法を選択する必要がある．

3. 矯正方法の選択

視力矯正はわずかなずれでも眼優位性やコントラスト感度，調節反応，調節微動，眼球運動，視覚注意などが変化するとの報告がある[6,7]．そのため，選手の視力矯正は医療機関で行う必要がある．医療機関でない施設や検眼車での測定では選手の視機能を正しく判断できないだけでなく，精度の高い屈折矯正も行えない．また，眼科医の診察がないために，眼の病気を見落とす危険性もある．

視力矯正で大切なのは競技種目やその選手の眼に合った矯正方法を選択することと，脳に質の高い情報を送れるような精度の高い矯正をすることである．これらが選手にうまく適応すれば選手の競技能力の向上が望める．しかし，不適切な場合は競技能力の低下や体調が悪くなることもある．

長年にわたって眼科を受診せずにCLをインターネットで購入していた選手は，間違った度数のCLを装用していた．選手はプレイで見にくいだけでなく体調の不調も訴えていたが，CLを適正な度数に変更すると選手の体調は良くなり，競技能力も改善した．視力矯正の大切さがわかる例である．

▶ 視覚トレーニング

1. 視覚トレーニング効果のエビデンス

我が国では視覚トレーニングで競技能力が向上するとのことで，指や視標を使って行う訓練，コンピュータや特殊な眼鏡を使用する訓練が紹介されている．指や視標を使って行う訓練はその動きが実際の競技の動きと異なっていることから，パフォーマンスへの効果は不明である．器械を使用して行う視覚訓練は映像が器械を介しているために，トレーニングをする人は現実とは異なる映像を見ることになる．我々は現実の映像と異なる映像を見せられると，眼や脳はそれに反応して学習の修正を始める．そうなると，現実の映像を見ている人の眼や脳は器械で作られた映像と折り合いをつけようと努力をするために，強いストレス状態になるだけでなく，身体に不整合が起きる危険性が指摘されている[8]．

医療機関でない施設で調節の訓練を教わり，それを実践して症状が悪化して来院した選手がいた．選手には屈折異常と調節障害があったために訓練を中止させ，治療すると選手の症状は改善した．医療関係者でない者が選手の眼の状態を理解しないで安易にトレーニングを勧めたために起こった例といえる．

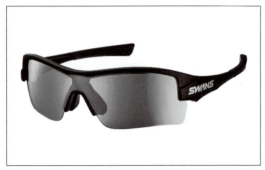

図 3 ▶ スポーツ眼鏡
（山本光学株式会社より提供）

2. 競技能力向上のために効果的な方法とは

野球の競技能力を向上させる効果的な方法は，選手の眼を良い状態にしたうえで野球の練習を行って，野球の専門的知覚を獲得することである．

専門的知覚とはスポーツや楽器の演奏のような特有の身体の動きや技能の習得を効率的に実行する知覚情報システムのことで，スポーツ選手の専門的知覚は視覚情報と行動の連合を長期間の経験と訓練の末に学習した結果と考えられている[9]．したがって，野球の専門的知覚を得るには野球の経験は必要である．そのとき選手の眼が良い状態であれば眼から脳へ質の高い視覚情報が送られることから，脳のなかで視覚情報と行動の連合ができやすくなるので，野球の専門的知覚の獲得は有利になると考えられる．

▶ 野球選手の眼外傷

1. 眼外傷が最も多いスポーツは野球である

日本スポーツ振興センターが学校で発生した体育活動中の事故をまとめた報告[10]によると，過去10年間で起こったスポーツ外傷のなかで重度の障害が多いのは眼と歯芽であった．眼外傷が最も多い競技種目は野球で44.7％を占めていて，競技人口10万人当たりの割合をみても野球が最も多い．野球での原因としては「ボールなどに当たる」が82.3％，「他者や設備との接触」が8.0％，「バットに当たる」が4.9％である．野球で眼にボールが当たる状況としてはバッティングやバントの練習のときには自打球が当たる，トスバッティングでボールを投げた選手に打ったボールが当たるなどが多い．守備練習ではイレギュラーバウンドのボールが当たる，フライで取り損なったボールが当たるなどである．

2. 予防の方法

スポーツ眼外傷の後遺症として，日常生活でも困るような視力低下が起こることがある．バッティングで自打球が眼に当たった選手のなかには眼球の損傷がひどく視力の回復が望めないことから，野球を続けることをあきらめた者もいた．

スポーツ眼外傷を予防することは大切である．野球では眼外傷を予防するのにさまざまな方法が考えられている．AAO（American Academy of Ophthalmology：アメリカ眼科学会）はスポーツ眼外傷の9割はスポーツ眼鏡で防ぐことができると発表していることから，わが国でもスポーツ眼鏡の使用を考える必要がある（図3）．筆者のクリニックを受診した外野手はフライを取り損ねてボールが顔面に当たったが，スポーツ眼鏡をしていたために顔面打撲だけで眼への損傷は免れていた．

スポーツ眼鏡は衝撃に強いレンズを使用していること，眼鏡の枠は軽量でずれにくい構造であること，紫外線やほこりなどから眼を守るように顔のカーブに沿ったデザインになっていることなどが特徴である．レンズはプラスティックレンズでは強度が低いために，プラスティックレンズの30倍の強度があるポリカーボネートレンズを使用する必要がある．また，屋外でのスポーツでは有害な紫外線が眼に傷害を与えることから，その紫外線を遮断するUVカットレンズを使用することを考える．スポーツゴーグルはデザインやブランドで選ぶのではなく，安全基準をパスしたもので自分の顔に合ったものを選択することが重要である．

3. 頚部の外傷による眼への影響

選手との接触やボールで頚部を痛めて，眼に障害を起こす選手がいる．野球では本塁へ突入した選手に追突された捕手，進塁時に野手と交錯した野手などで，この障害がみられた．また，サッカーではボールを捕球しようとしたゴールキーパーが，相手選手と接触して起こった例もある．

これらの選手は交通事故で起こるむち打ち症とよく似た調節障害を起こし，動く物や見たい物にうまくピントが合わなかった．幸いこれらの選手は1ヵ月くらいで回復したが，スポーツで起こる眼の障害は眼への直接の外傷だけでなく，頸部の傷害も影響することを知っておく必要がある．

▶ 眼外傷の発生時の対応

1. 野球の眼外傷の特徴

野球の眼外傷はボールによるものが多い．ボールは衝撃力が強いので，眼球や眼球付属物の傷害，眼窩壁骨折，視神経障害が起こる可能性がある．

2. 選手の眼のチェック

事前に選手の眼の既往症，手術歴や治療歴，視力やプレイのときにCLを使用するかなどを確認しておく．

3. 受傷時の処置

現場で行う処置はその後の眼の経過に影響するので，表2にあげた点を守る．「眼を無理やり開かせない」・「眼を押さえない」のは，眼を保存的に処置するためである．眼はわずか直径24mmの眼球内にさまざまな組織を含んでいるので，無理やり開かせたり，押さえると眼球内部の組織がさらに損傷するだけでなく，眼球や角膜に裂傷があると内容物が外に流れ出すこともある．「眼を覆い異物が入らないようにする」・「眼および眼の周囲を清潔に保つ」のは，さらなる感染を防ぐためである．眼外傷はこのような保存処置を行うが，化学物質による外傷は例外である．野球現場で問題になる化学物質はライン引きに使用される消石灰(アルカリ性)である．アルカリ性は角膜への浸透力が強く危険なので，眼に入ったときはすぐに洗眼する．

現場で処置を行った後は，なるべく早く眼科を受診させる．

4. 症　状

外傷時に注意する症状は痛みと視力低下である．痛みは，眼球前部(角膜・結膜・虹彩・毛様体)の傷害では強いが眼球後部(硝子体・網膜)の傷害ではほとんどないので，痛みがないからといっ

表2 ▶ 現場の大切な処置

1. 眼を無理に開かせない
2. 眼を抑えない
3. 眼を覆い異物が入らないようにする
4. 眼および眼の周囲を清潔に保つ
5. 化学物質の場合は眼をただちに十分に洗う
6. 早期に眼科を受診する

て安心できない．視力は傷害後の生活や競技に最も影響する大切な機能なので，受傷直後に可能であれば受傷者の視力を簡単にでも確認しておく．

また，症状は外傷直後から現れるものだけでなく，網膜剥離や続発性緑内障のような受傷後数日〜数ヵ月して起こるものもある．そのため，受傷後数ヵ月は選手が視力低下，視野欠損，飛蚊症などの症状を訴えないかを注意する．

5. 競技復帰

外傷後の視覚への影響は傷害が眼球付属器であれば小さいが，眼球であれば大きい．したがって，競技復帰までの時期は眼球自体に傷害があれば，長くなる傾向がある．また，復帰後の競技への影響は，視覚が重要な役割をしている競技ほど大きくなる．

▶ おわりに

最近は視覚の能力から競技能力が判断できるとの考え方や視機能のトレーニングで競技能力が向上できるとの考え方が広がっている．しかし，選手の競技能力は視覚以外にもさまざまな要素が関与していることから，視覚の評価だけで競技能力を解明することはできない．筆者が診察した選手の中には片眼が弱視でありながらプロ野球やテニスで活躍した選手がいた．このような選手は通常よりも劣っている視覚を視覚以外の要素で補うことができたために，すばらしい成績をあげられたと考えられる．視覚の能力から競技能力が判断できるとの考え方は，選手の能力を間違って判断するだけでなく，視覚能力が優れているとはいえない子供たちから将来すばらしい選手になれるチャンスを奪う可能性がある．スポーツにとって視覚は重要であるが，それを過度に評価することには

慎重でなければならない．

　視機能のトレーニングで競技能力が向上できるとの考え方は，トレーニング方法が教える人によってばらばらで客観的な評価ができないことや，競技能力が視覚以外のさまざまな要素が関与していることから，その効果のエビデンスは不明である．しかも，トレーニングによって症状が悪化した選手がいたことから，安易に勧めるべきではない．

　選手の中には検査で視力が良いと判断された者でも十分に競技能力が発揮できていない者もいる．このような選手は眼に問題があるかもしれない．眼の問題は解決すると競技能力を向上させられる可能性があることから，選手の眼をより良い状態にすることを考える必要がある．そのためには，視機能を適切に評価できない施設や検眼車などで検査を受けることは不適切で，必ず医療機関，特にスポーツを理解している眼科専門医の診察を受けてほしい．

　また，眼外傷後の眼処置は，その後の眼の状態に影響を及ぼすことから慎重に行う．適切な処置の後は，なるべく早く眼科専門医の診察を受けてほしい．

文　献

1) 小森康加ほか：水球競技における視力矯正が競技パフォーマンスに与える影響．トレーニング科学 22：313-320，2010
2) 枝川　宏ほか：スポーツ選手における視力と競技能力．日コレ誌 37：34-37，1995
3) 中山悌一：プロ野球選手のデータ分析．ブックハウス・エイチディ，東京，44-48，2011
4) 枝川　宏ほか：ロンドンオリンピックの代表選手と候補選手の視力と視力矯正方法について．あたらしい眼科 34：903-908，2017
5) 佐渡一成：スポーツにおける視力矯正．あたらしい眼科 18：893-897，2001
6) 魚里博ほか：屈折矯正状態が眼優位性に及ぼす影響．日本眼科学雑誌 111：168，2007
7) 半田知也ほか：眼優位性検査法とその臨床応用．視覚の科学 27(3)：50-53，2006
8) 原　直人：視機能と学習効果．臨スポーツ医 32：1128-1133
9) 森　周司：スポーツにおける知覚．臨スポーツ医 32：1134-1138
10) 平成28年度スポーツ庁委託事業・スポーツ事故防止対策推進事業　学校でのスポーツ事故を防ぐために，106-110，2016

コラム

医療と現場の繋がり

佐々木 洋

　周りの指導者たちからは，とにかく羨ましがられた．「毎日グラウンドに行くのが楽しいだろう」．そんなふうに言われたこともあった．もちろん，彼を獲得するまでは必死だったし，実際に本校へ入学が決まった時はうれしかった．彼と過ごす日々は毎日が楽しいはずだ．私はそう思っていたし，事実，楽しかった．しかし……彼が入学してからは，プロ野球のスカウトや社会人・大学関係者の出入りも激しくなり慌しさを極めた．

　「いじるな」「こわすな」「投げさせるな」と何度となく，いろんな方からそう囁かれた．初めて見るレベルの選手を預かり，また，私自身の年齢が若かったことも災いし，マスコミやメジャー関係者，さらにエージェントやスポーツメーカーなど，多くの方々にも追い回される日々を過ごした．現実は，楽しさがある一方で恐怖感と背中合わせの日々でもあった．菊池雄星．彼が入学して来たときの話である．彼は中学時代から間違いなく「プロに行く」素材だった．だからこそ，私は本人に対して「ドラフト1位以外はプロに行かせない」と話した．彼の将来を常に考えていた．一方で，監督である以上はチームの勝利を考えなければならない．今思えば，菊池雄星と過ごした日々は，その両輪のバランスを考え，それぞれの「最高」を求める難しさを味わう3年間だったように思う．

▶ 強化と怪我のバランス

　「いじるな」「こわすな」「投げさせるな」という言葉への解決法は簡単で，「何もしない」ということになるのだろうが，それでは本人の成長も，チームの成長もあり得ない．「怪我」と「強化」は表裏一体だ．人の成長には適切な負荷が必要であ

る．その上で，我々指導者は負荷を掛けながらも選手の怪我のリスクを限りなく低くすることを考えなければならない．例えば，怪我を未然に防ぐ，あるいはその度合いを最小限にするために，トレーナーは「休ませたい」と思ったとしても，現場としては「強化したい」と考えるケースがあるとする．そのバランスの見極めは難しい．いかに適切な着地点（対処法）を探すかが重要になってくる．もちろん，そこでは監督の判断力が求められるのだが，体の仕組みなど医科学の専門的なことに豊富な経験と知識を持ち，さらにさまざまな観点から多面的に物事を考えられる方に協力をいただいたほうがいいのではないか．ある時，私はそう考えて本校のトレーナーとは別に，私の大学時代の恩師である能勢康史さんに改めて協力をお願いすることにした．でも，本音を言えば……お願いした一番の理由は，菊池雄星という素材を目の当たりにして，想像以上の恐怖心に襲われた私の責任逃れ．正直なところ，それが何より大きな要因だったと思う．成長と調子の維持，そして怪我もあった菊池雄星との3年間は，まるでジェットコースターのようだった．

▶ 治療の時代から，予防の時代へ

　入学した直後の彼をすぐに青森県八戸市にある「なかざわスポーツクリニック」にお願いし，X線検査や機能チェックなど，体の細部を診察してもらった．私もまた，ピリピリしながら毎日手帳に球数などを細かく記入したものだった．2007年，夏．菊池雄星は1年生で甲子園のマウンドに立ち，140kmを記録．しかし，甲子園から帰った後の1年秋，彼は腰痛を患った．2年生になると，ピッチングの調子を崩し，最悪な状態に陥った．ブルペンでの彼はイライラしていた．その姿を見ているこちらもイライラした．私は，家庭にストレスを持ち帰る日々が幾度となく続いた．そんな中，2009年の3年次には，チームとして選抜大会準優勝，夏の甲子園ではベスト4に上り詰めた．個人的には甲子園の左腕最速となる154kmを叩き出した菊池雄星．しかし，夏の甲子園では1回戦から力み過ぎて失点を重ね，その力みが大

コラム

会期間中の背中の怪我に繋がった．それでも，高校卒業後の進路に関して，メジャーも併せて20球団が彼の獲得に乗り出し，学校を訪問．最終的には，プロ野球のドラフト会議で高校生では最多の6球団が競合する選手となり，皆様のおかげでドラフト1位指名投手として彼を送り出すことができた．

　菊池雄星の後を追うようにして，本校に入学して来たのが大谷翔平だった．大谷の時，私は改めて経験の重要性を知ることになるのだが，マスコミの対応なども含めて良い意味での慣れと悪い慣れ，その両方があったように感じる．大谷の場合もまた，彼が入学する前に体のチェックに出向いた．菊池雄星での経験も踏まえて，より慎重に診察してもらった．そこでわかったのが，大谷の体には骨端線が多く残っているということだった．過度な負荷は掛けられない．そのため，我々は彼の成長過程を慎重に見極める必要があった．その中で，私はとにかく肩肘のことだけを考えた．大谷には，ジェットコースターのような成長ではなく，地道に足下を固めながら，人間的成長と筋力的・競技力的成長を，確かに一歩ずつ階段を上がり，じっくりと育て上げていくことが最大のテーマだった．チームの勝利も考えながら，私は「投手・大谷」を1年生の夏まではデビューさせない方針で静かに歩みを進めた．その方向性と取り組みは間違っていなかったはずだ．ただそんな中，彼が2年生になると大きな問題が発生した．

▶ 坐骨結節の骨端線離開

　我々にとってはまさかの出来事．思いもよらない現実を突きつけられた．それは大谷が2年生の6月，夏の県大会直前の最後の練習試合で起きた．大会に向けて連投を予定していた初日のマウンドで急に発症した．ただ，その時点では股関節の痛みは骨端線によるものだとは思わなかった．夏の県大会は「投手・大谷」に頼ることなく，何とか優勝を果たして甲子園出場を決めた．しかし，甲子園では怪我を抱えている大谷を試合途中から登板させるも，本来の投球ができずに初戦で敗れた．甲子園終了後，大谷の診断を関東の股関節専門医にお願いし，そこではじめて，骨端線離開と判明した．結局，その年の秋季大会は「投手・大谷」抜きで戦わなければならなくなった．それでも，チームは県大会を制して東北大会に出場．チームとしての成長と「大谷のためにも」と力強く戦ってくれた他の選手たちの姿に，私は胸を熱くした．

　高校2年生の秋の大谷は，投球と走塁に関しては痛みを感じていたが，打撃に関しては股関節の痛みを感じることはなかった．それだけに，大会では条件付きで打席に立つことが可能だった．起用法については，医師，チームトレーナーなどと協議した結果，我々はセンバツ大会出場がほぼ確実となる大事なゲーム（東北大会準決勝）でのスタメン出場，他の試合では代打での1打席のみでの起用を決めた．起用法については，前述の通りにさまざまな意見を聞いて現場で判断したが，将来がある大谷なので彼の両親にも起用について説明した．怪我の詳細は，トレーナーから両親へ伝えてもらった．大谷の最小限の起用で進めた東北大会．我々は，彼の活躍もあり翌年のセンバツ大会への出場を決めることができた．大きな怪我をしてからの大谷は苦しみ，私自身もその現実に悩み続けた．しかし，今思えば療養中の強制的な睡眠時間の確保や食事の増量は，彼の成長に繋がったと思っている．

▶ 塞翁が馬

　まさにその言葉が的を射ている．運動量が少ないこともあり，体重はひと冬で20kg近くも増えた．打撃練習しかできない期間で，彼の打撃力が著しく向上したことは紛れもない事実である．これまで，我々は田中稔先生（東北労災病院）をはじめとする多くの先生方の力をお借りしてきた．現場の声（指導者の考え）を熟慮していただく中で，選手の人生，その時々の怪我の状態を総合的に俯瞰して考え，怪我からの復帰や試合での的確な起用法を導いていただいてきた．ひと昔前なら，怪我に対してすぐに手術やギプス固定での治療となっていたことが，今では現場や選手の想いも考慮し，総合的な判断と治療をしてくださる先生方

が増えている．田中先生も診断結果や治療方法，そしてトレーニングの内容まで，わざわざメールで報告してくださる．また，腰の故障では加藤欽志先生(福島県立医科大学)がメールに画像を添付して送ってくださったこともあった．優秀な先生方のおかげで，現場と医療が密接に繋がりつつあると，実感している．このような環境は監督に就任した2002年にはなかったことで，関東の医療機関にお世話になっていた．近年，東北の医療機関に現場に理解のある先生方がおられることはとても心強い．

　2013年12月28日に菊池雄星と大谷翔平が花巻市主催の「ふるさとイベント」に参加してくれた．その中で，両氏は被災した沿岸地区の生徒を招待してくれた．イベントの参加者は3,000人にのぼった．イベントの最後には，学童期の野球選手たちを対象にした野球肘検診が行われた．そこでは，志ある多くの医師や理学療法士の先生方が自費で参加されていた．その光景に，私はとても感動した．現場と医療がタッグを組み，明日の大きな可能性を持った選手たちを伸ばす．スポーツだからこそできる教育を目指し，スポーツを通して明日の子供たちを健全に成長させていきたい．私は今，そう強く感じている．

　先日，私はプロ野球関係者から真剣に訊ねられた．「最近，岩手から良い選手がどんどん出るようになったが，それはどうしてだ？」その質問に私は三つの理由を答えた．一つは，選手の意識が変わったこと．二つ目は，指導者の能力が変わったこと．そして最後に，私はこう言葉を加えた．「スポーツ医療やトレーニングに対する考え方が発展した」と．岩手からプロで活躍する選手を目のあたりにして，今の子供たちは，真剣に「プロ野球選手になりたい」と夢を語る．昔であれば，岩手の田舎では口が裂けても言えなかったような，まるで夢物語のようなことを平然と口にする．その現実は，選手の意識が変わった証．ただ，その変化は指導者の意識や知識のレベルが上がったことで生まれたもの．さらに，医療と現場に大きな繋がりが生まれたことが深く影響して，子供たちの意識は変わってきたのだと思う．最近になって素材の良い選手がどんどん出てきたのではない．そう思うと，かつては能力を持った子供たちが，その才能を開花することなく競技人生を終えていた可能性がある．指導者の立場で言えば，才能を潰していたのかもしれない．それだけに，我々現場はもっと医療から多くのことを学ばなければならない．そして，協力し合いながら，選手の可能性を最大限に伸ばしていかなければならないと思っている．

　「僕の夢はプロ野球選手」から「僕の夢はメジャーリーガー」

　近い将来，子供たちが簡単にそして真剣に，そんな夢を語る日が訪れるかもしれない．

III

投球障害の運動療法

III 投球障害の運動療法

投球に必要な肩甲胸郭機能の評価とトレーニング

高村　隆

▶ はじめに

　野球は日本において国技といってもよいほどポピュラーなスポーツであり，小学生から社会人まで幅広い年齢層に普及している．日本では，野球選手の多くは小学生低学年から軟式や硬式野球のチームに所属し，プロ野球選手の多くは10年以上の野球歴があり，学童期から成長期にかけて投球動作を繰り返し行い，肩や肘関節に継続的にストレスがかかる．そのため，各選手ができる限り長く現役選手として活躍するためには，各選手の身体的特徴に応じたトレーニングおよびコンディショニングが必要となる．

　野球というスポーツの特徴は，攻撃と守備が明確に分かれている点である．守備側において投手が打者に対して，より速い球を，正確なコントロールで，球種を変えながら投球することが要求される．攻撃側においては，打者が投手の投げたボールをより速いスイングスピードで，正確にバットの最適打撃点で捉え，強い打球を打ち返すといった複雑な技術的要素が要求される．このように，投球と打撃を中心とした野球の身体運動では，重心の並進運動と回旋運動の良好なコンビネーションが重要であり，それが破綻すると身体の局所的なストレスを生じやすい．そこで，本稿では肩関節を中心に体幹や下肢の連鎖も踏まえた投球障害の評価や治療について述べる．

▶ 投球障害のリハビリテーション概念

　投球障害肩・肘では，運動連鎖の破綻が障害発生の一要因となることも多いため，局所の機能改善だけではなく，肩甲帯，体幹，骨盤帯，下肢など全身機能に対しても理学療法を展開することが必要となる．また，連鎖的かつ過剰なメカニカルストレスが組織の破綻や疼痛の引き金になっていることも少なくない．したがって，単に各関節の可動域や筋力評価の結果から，遂行できない動作の問題点を絞り込むだけではなく，選手個々の動作パターンや力学的な観点から障害発生メカニズムについての考察を行い，仮説に基づいた評価，治療を行うことが重要となる．1年間に当院を受診した肩関節障害患者は882例であり，そのうち投球障害肩の患者は229例であった．なかでも，野球選手が115例と圧倒的に多く，94％が保存療法に奏効し，78％が競技完全復帰もしくは部分復帰していた[1]．また，当院を受診してOCDと診断された小中学生142例，145肘のうち観察期間が6ヵ月以上の87例，89肘を対象とした調査では，スポーツ完全復帰率は理学療法単独群87.9％，手術併用群83.3％であり，初診時年齢が高い例，伸展制限がある例，病期が進行している例，骨端線が閉鎖している例で手術を併用することが多かったが，積極的保存療法により機能改善が得られた状態で手術を行ったため良好な経過が得られた[2]．このような結果からも投球障害肩・肘は保存療法を中心に，肩甲帯機能と運動連鎖を踏まえた治療アプローチが重要といえる．

▶ 投球障害の評価

　肩関節の評価は，情報収集により競技レベルやポジションに加えオーバーユースに関連する内容（練習量や練習時間など）を十分に聴取したうえで，肩甲骨と上肢の相対的位置関係を含めた姿勢観察，触診と併せて自動運動，他動運動，抵抗運動の評価を実施していく．特に他動運動検査では，肩関節90°外転位（または屈曲位）における外

図1 ▶ 体幹・肩甲帯の柔軟性評価
a combined abduction test (CAT)
b horizontal flexion test (HFT)

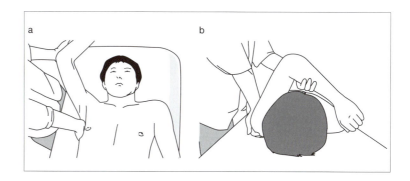

旋可動域の増大と内旋可動域の減少が重要と考えられている．これら肩関節可動域変化は，骨性要因として上腕骨頭後捻角の増大[3〜5]，軟部組織要因として肩関節前方関節包の弛緩[6]，後方構成体である後方関節包や腱板の拘縮[7]などが指摘されている．臨床においても，CAT (combined abduction test，図1a)，HFT (horizontal flexion test，図1b)，肩関節内旋可動域(2nd・3rd position)に制限を認める場合，後方組織である三角筋後部線維や棘下筋，小円筋にmuscle spasmや筋の短縮を認めることが臨床上多く，肩関節痛との関連が深いと考えられる．特にHFT陽性例は肩関節痛の一要因と考えており，我々は高校野球部メディカルチェックの結果より，HFTにおいて肩・肘痛の既往があった群と既往なし群の比較では有意差を認めなかった[8]ことから，野球選手の肩関節柔軟性の特徴である可能性が高いと考察した．しかし肩・肘痛で医療機関を受診した高校野球選手では有意にHFTが高値を示す結果を得ており[9]，HFTや90°外転位内旋の可動域低下は野球選手の身体特性とも捉えることができるが，投球障害で医療機関を受診した選手はより高度に柔軟性が低下していることが明確になった．

また抵抗運動評価では棘上筋・棘下筋・小円筋・肩甲下筋それぞれに対する腱板の筋力テストを利用しながら機能障害を選択的に検証していく．肩甲骨周囲筋として前鋸筋や菱形筋，僧帽筋(上部・中部・下部線維)の筋力低下では肩甲骨が不安定な状況に陥り，二次的な腱板機能不全を引き起こす可能性が高いため詳細な検査が必要となる．

最終的には肩関節に加えて体幹・下肢の評価を十分に実施し，投球フォームと併せて問題点を抽出していくことが重要となる．

肩甲胸郭機能評価と理学療法

肩甲胸郭関節は，上肢運動の中心として，また，肩甲上腕関節の土台として非常に重要な役割を果たしている．腱板は4つの筋すべてが肩甲骨に付着しており，腱板機能を十分に発揮するためには肩甲骨を胸郭に固定する必要がある．肩甲骨が胸郭上に固定されなければ二次的に腱板機能も阻害されてしまうなど，その機能は非常に重要となる．肩甲骨の固定性が低下すると，肩関節挙上時の上方回旋が減少し肩甲上腕リズムを乱す要因となる．

肩甲胸郭機能の評価に先立って肩関節周囲の静的アライメント，特に肩甲骨位置の異常を確認する．正常な肩甲骨アライメントは，肩甲骨内側縁が脊柱に平行で胸郭中心線から約7.5cm[10]，胸郭に張り付いたような状態でT2からT7の間に存在し，前額面に対して前方に約30°回旋している．

肩甲胸郭機能の評価は，肩甲骨の固定性および動的安定性といった2つの視点で捉える必要がある．実際の評価として肩甲骨の固定性は，前述した腱板機能検査と同様に，他動的に肩甲骨を固定する操作を加えることで判断することができる．肩甲骨の動的安定性では，上肢挙上および外転抵抗運動において，肩甲骨の上方回旋が十分に行えているかを確認する．肩甲骨の上方回旋不良例では，前鋸筋や僧帽筋などの筋機能不全，肩甲挙筋や菱形筋・小胸筋などの短縮または過緊張といった機能障害が複雑に絡み合っているため，注意深

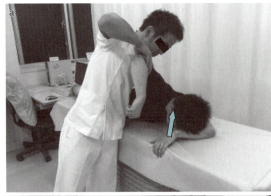
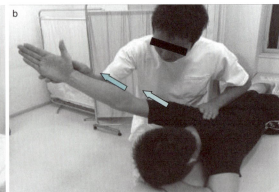
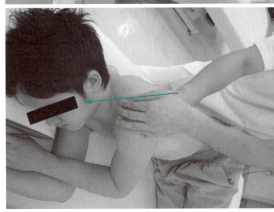
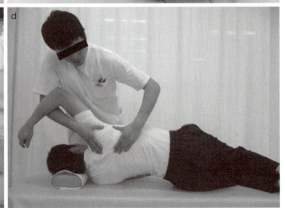

図2 ▶ 徒手的に行う肩甲帯エクササイズ
a 肩甲骨内転，体幹回旋エクササイズ
b 肩甲骨内転・下制エクササイズ
c PNFエクササイズ
d 肩甲骨最終域の誘導（上方回旋，外旋，後傾位誘導の場合）

い検証が必要となる．また，肩甲胸郭関節の可動性は加齢により低下する[11)]ため，肩鎖・胸鎖関節・脊柱・胸郭の柔軟性低下などを複合的に考慮し判断しなければならない．

　肩甲胸郭機能不全に対しては，肩甲骨アライメントの正常化および姿勢矯正から開始し，抗重力位での肩甲骨の正常な自動運動の獲得を図る．肩甲骨の運動は自分自身では確認困難であるため，セラピストによる適切な補助または，鏡の利用が有効な手段となる．また，痛みが出現している症例であれば徒手的な方法（図2）にて十分な運動学習を得てからセルフエクササイズ（図3）へと移行していく．肩甲骨の固定性および動的安定性の獲得には前鋸筋・僧帽筋および肩関節周囲筋の同時収縮が必要不可欠である．肩甲骨を固定しながら

のバルーン運動やケーブル運動，荷重を利用したエクササイズを継続的に行うことにより肩甲帯機能の維持・向上に役立ち障害予防の観点からも有効である（図4）．

▶ 肩甲上腕リズム

　一般に正常な肩甲上腕リズムは，上肢の挙上時に肩甲上腕関節と肩甲骨の回旋の比率が2：1で一定の割合で動いている[12)]．

　肩甲上腕リズムは，前述した関節可動域，腱板機能，肩甲胸郭機能，体幹機能など数多くの因子によって動きが決まる．それら個々の機能的因子の改善と肩関節複合体としての運動を統合していくことで，徐々に正常化を図るべきである．上肢

投球に必要な肩甲胸郭機能の評価とトレーニング

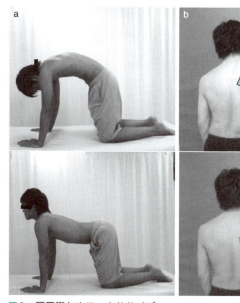
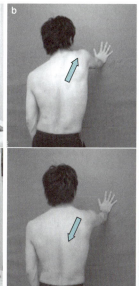
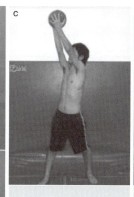
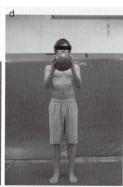
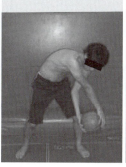
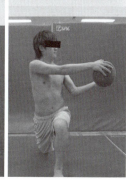

図3 ▶ 肩甲帯セルフエクササイズ
a　cat & dog exercises
b　wall push-ups. 上：protraction，下：retraction
c　ウッドチョップ(立位)
d　フロントランジ＋ツイスト

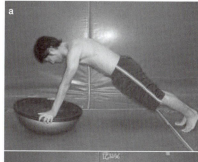
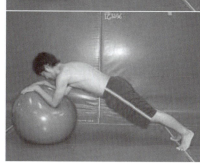
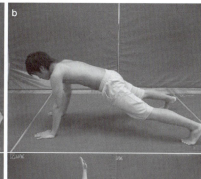
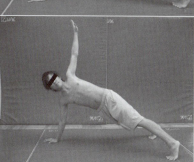
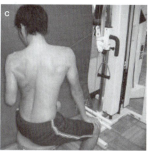
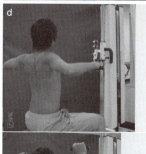
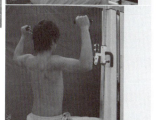

図4 ▶ 肩甲帯機能向上エクササイズ
a　CKC balance exercises
b　wind mill
c　one hand row
d　ケーブルローテンションコンボ(座位)

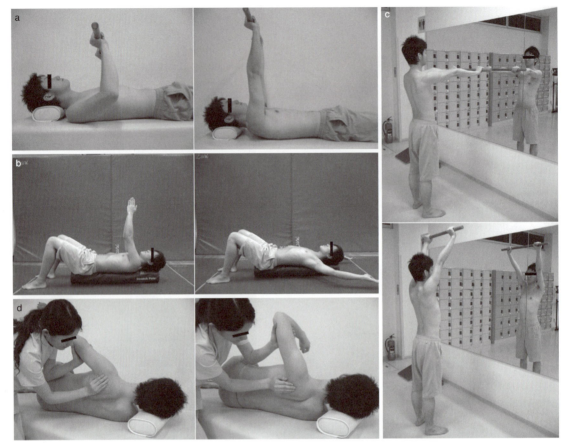

図5 ▶ 肩甲上腕リズムを意識した運動
a 棒エクササイズ
b scapula exercises. 左：肩甲骨内外転. 肩外転・肘屈曲90°から開始する. 右：肩関節外転. 大きく円を描くように外転する.
c 棒エクササイズ（鏡）
d 徒手的に肩甲骨を固定させての上肢外転運動

挙上に左右差がある症例や肩甲骨が明らかに先に動いてしまう症例の運動療法の実際では，両上肢を使用したミラーエクササイズやボール投げ運動，ストレッチポールを利用した運動など，自己矯正が可能な動作を選択し実施している（図5）．

▶ 投球相と運動連鎖の関係

投球相は諸家の分析方法や着眼点により異なる分類が報告されている．本邦では比較的よく用いられている5相分類（図6）を用いて，上肢－体幹－下肢の連鎖を踏まえて解説する[13]．投球相や専門的用語を理解することは重要であり，スポーツ現場と治療に携わる者の共通言語として必要である．

1. ワインドアップ期（wind-up phase）

投球動作の始動からステップ脚（右投げの際は左脚）の膝が最大挙上するまでを指し，この相は投球動作の準備期として捉えられている．すなわち，支持脚（右投げの際は右脚）で体重を支えながら体幹・下肢の回旋エネルギーを蓄える．

この相では右下肢での片脚立位能力および体幹の保持能力が必要となる．また，左下肢は股関節の屈曲・内旋が必要となる．

2. 早期コッキング期（early cocking phase）

最大挙上したステップ脚を投球方向に踏み出し

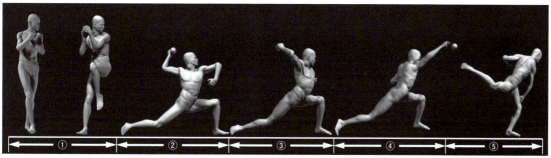

図6▶投球の位相
①ワインドアップ期：投球の始動からステップ脚（右投げの左脚）を最大挙上するまで．
②早期コッキング期：最大挙上したステップ脚を投球方向に踏み出し，接地するまで．
③後期コッキング期：ステップ脚が接地してから，投球側の肩関節が最大外旋位を呈するまで．
④加速期：投球側の肩関節が最大外旋した位置から投球方向に加速し，ボールをリリースするまで．
⑤フォロースルー期：ボールをリリースして以降，減速動作を行い，投球動作が終了するまで．

接地するまでを指し，その際の足部接地はフットプラント（foot plant）と呼ばれている．この時期はワインドアップで蓄えた運動エネルギーを投球方向に身体重心を並進移動しながら体幹・上肢は投球方向とは逆方向の運動となる．この上肢運動はテイクバックと表現され，肩関節は相対的に内旋位から外転・外旋位を取りはじめ，肘関節が屈曲位に移行していく．この相では，①左肩甲胸郭関節の上方回旋・固定，左肩関節の外転・内旋，左肘関節屈曲，左前腕回内による左上肢のリード，②右肩甲胸郭関節の上方回旋・固定，右肩関節の外転による右上肢の挙上，胸郭・骨盤の分離平行運動，右下肢の蹴り出し，左股関節の屈曲・内旋による左側への体重移動が必要となる．また，フットプラントの直前の上肢位置はトップポジション（top position）と呼ばれ，投球動作におけるチェックポイントとして臨床的に重要と捉えられている．

3. 後期コッキング期（late cocking phase）

ステップ脚が接地したフットプラントから，投球側の肩関節が最大外旋位を呈するまでを指す．早期コッキング期から後期コッキング期にかけて肩関節は外旋運動を呈し，外旋角度が最大に至った時を肩最大外旋位として加速期に移行するターニングポイントとなる．この相において上肢運動としては外旋するが，肩甲上腕関節の外旋運動のみではなく，肩甲骨後傾，胸郭開大，胸椎伸展運動も生じており，肩複合体として機能している．肩最大外旋角度としては150°程度であった場合，肩甲上腕関節では約110°の外旋角度でとどまり，肩甲骨が25°後傾し，胸椎が約10°伸展している．胸椎の開大運動が制限されていると肩甲骨は十分には後傾できず，代償的に肩甲上腕関節の外旋運動に依存することになる．この時期は，肩関節最大外旋に伴い上腕骨頭が前方に偏位しようとするため，肩関節前方軟部組織，すなわち大胸筋・肩甲下筋・三角筋前部線維に加え上・前方関節唇や関節包複合体にはきわめて大きな張力が加わる．そのため胸郭・胸椎運動の制限や投球側の肩甲骨の挙上・上方回旋の低下や後傾不足により肩峰下インピンジメント症候群，腱板損傷や肩峰下滑液包炎を起こしやすい．

4. 加速期（acceleration phase）

投球側の肩関節が最大外旋した位置から投球方向に加速し，ボールが指先から離れるボールリリースまでを指す．コッキング期での並進運動に下肢・骨盤帯・体幹が投球方向への回旋運動として加わることで蓄えられた運動エネルギーが連鎖的に上肢の鞭打ち様運動からボールにエネルギーが伝達される時期である．

後期コッキング期から加速期では肩関節外転位で限界可動域の外旋をとり，それに伴い肘関節外反ストレスが加わることで肘関節内側の牽引力が発生する．過度な内側の牽引力では内側側副靱帯

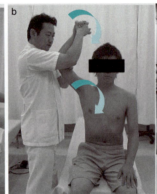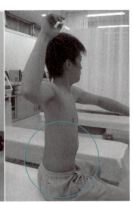

図7▶レイトコッキング動作におけるニュートラルな肩甲上腕関節の位置
a　上肢-体幹筋の筋連結が働いていない場合は，肩甲上腕関節は過外転位，過外旋位になりやすい．
b　上肢-体幹筋の筋連結が働いている場合は，肩甲上腕関節はニュートラルな関節位置を保つ．

損傷や内上顆下端障害を生じる可能性が高くなる．さらに外反ストレスにより肘関節外側は圧迫力および剪断力が増大し，上腕骨小頭の離断性骨軟骨炎を生じる可能性がある．また，肘頭内後側が肘頭窩に押しつけられることによって同部位の軟骨摩耗・骨棘形成が生じる．肩関節に関しては，前方関節内インピンジメント症候群やSLAP損傷を生じやすい．また，前方関節包の弛緩，腱板疎部の開大が生じ潜在的な前方不安定性が発生すると考えられている．

5. フォロースルー期(follow-through phase)

ボールリリース後に上肢の減速動作を行い投球動作が終了するまでを指す．ボールリリースまで加速してきた上肢を急激に減速する必要があり，このとき肩関節には体重と同等の牽引力が加わり[14]，その負荷を小円筋や棘下筋，三角筋後部線維で吸収する[15]．すなわちボールリリース直後からフォロースルーにかけて肩甲骨周囲筋・肩後方筋群には大きな遠心性ストレスが加わる時期であり，上肢帯の連動性が乏しい症例では，フォロースルーでの上肢における負担を十分に吸収することが困難となり，肘関節や肩関節後方に非常に大きな機械的負荷を発生させてしまう．

ボールリリースからフォロースルー時の肩関節へのストレスが繰り返されることにより，後方筋群の疲労に伴う伸張性低下・腱炎・腱付着部断裂・後方関節包の肥厚・癒着・瘢痕化を生じる．

また，SLAP損傷，Bennett損傷の原因になる相でもある．肘関節では肘伸展による肘後方衝突に伴う後方インピンジメントを認める場合が多い．

▶上肢-肩甲胸郭関節-体幹をつなぐトレーニング

コッキング動作では，大胸筋と腹筋群が遠心性収縮に活動することで，肩関節の前方筋群である三角筋前部や肩甲下筋にも同時に筋活動を促すことが可能となる．それに伴い肩甲骨に対して上腕骨は過外転，過外旋位を制動した位置を保ち続ける．しかし逆に，筋連結が機能していない場合，上腕骨は他動的に動かされてしまい，過外転，過外旋位が強要される．また過剰な上腕骨外旋位のままアクセラレーションに移行すると運動連鎖に乱れを生じ疼痛の引き金となる(図7)．アプローチでは，筋連結を効果的に機能させるために，下部体幹を固定した状態で上肢，肩甲帯に対し，さまざまな収縮様式を促すことや，逆に上肢を静止性収縮にて固定した状態で腹斜筋群をさまざまな収縮様式でコントロールすることを促すことで投球動作というパフォーマンス向上へと導く(図8)．また固有感覚を効果的に刺激するためは，視覚や触覚刺激を活用することや筋収縮のタイミングを口頭で指導することで選手の反応が良好となる場合が多い．しかし筋力が強化されても

図8 ▶ コッキング動作の再獲得を目的に行うアプローチ
a 下部体幹は静止性収縮にて固定した状態とし，ニュートラルな関節位置を運動学習するため上肢，肩甲帯に対して求心性収縮と遠心性収縮を誘導しながら促す方法．
b 上肢は静止性収縮にて固定した状態で腹斜筋群を遠心性収縮と求心性収縮にコントロールすることを運動学習する方法．
⇔ 選手が動かす運動方向

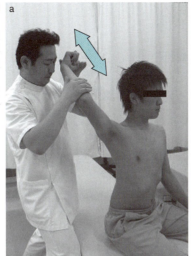
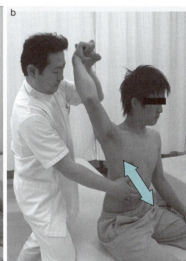

肝心の投球動作に繋がっていかなければ生かされず無駄となる．常に必要な機能に繋がるようトレーニングを指導していく．

文　献

1) 葛山元基：当院におけるスポーツ障害肩について～野球選手に着目して～．第36回千葉県スポーツ医学研究会雑誌 4：24-26, 2007
2) 寺林伸夫ほか：小中学生の上腕骨小頭離断性骨軟骨炎に対する積極的保存．整スポ会誌 30：377, 2010
3) Crockett HC, et al：Osseous adaptation and range of motion at the glenohumeral joint in professional baseball pitchers. Am J Sports Med 30：20-26, 2002
4) Osbahr DC, et al：Retroversion of the humerus in the throwing shoulder of college baseball pitchers. Am J Sports Med 30：347-353, 2002
5) Reagan KM, et al：Humeral retroversion and its relationship to glenohumeral rotation in the shoulder of college baseball. Am J Sports Med 30：354-360, 2002
6) Jobe FW, et al：Anterior capsulolabral reconstruction of the shoulder in athletes in overhand sports. Am J Sports Med 19：428-434, 1991
7) Burkhart SS, et al：The disabled throwing shoulder：spectrum of pathology Part I：pathoanatomy and biomechanics. Arthroscopy 19：404-420, 2003
8) 鈴木　智ほか：高校野球選手における投球障害とCAT・HFTの関連性．第8回肩の運動機能研究会, 37, 2011
9) Takamura T, et al：Abduction, Horizontal flexion, and Internal Rotation in Symptomatic and Asymptomatic Throwing Athletes. 4th International Congress of Shoulder and Elbow therapist：234, 2013
10) Sobush DC et al：The Lennie test for measuring scapular position in healthy young adult females：a reliability and validity study. J Orthop Sports Phys Ther 23：39-50, 1996
11) 田中直史：肩甲胸郭関節の加齢による動きの低下と上肢運動連鎖としての機能について．別冊整形外科 36：13-18, 1999
12) Inman VT, et al：Observations on the function of the shoulder joint. J Bone Joint Surg 26：1-30, 1944
13) 高村　隆ほか：野球．スポーツ理学療法学　動作に基づく外傷・障害の理解と評価・治療の進め方，メジカルビュー社，東京, 160-181, 2014
14) Werner SL, et al：Relationships between throwing mechanics and shoulder distraction in professional baseball pitchers. Am J Sports Med 29：354-358, 2001
15) Digiovine NM, et al：An electromyographic analysis of the upper extremity in pitching. J Shoulder Elbow Surg 1：15-25, 1992

III 投球障害の運動療法

投球障害肩および肘に対する理学療法
－現状把握と障害原因の追究－

千葉慎一

▶ はじめに

　投球動作は良好といわれるフォームであっても肩関節や肘関節に大きなストレスを加える動作である．それゆえ，投球フォームに不備が存在すると，フォーム自体が投球障害肩・肘を引き起こす原因となる．したがって，我々，理学療法士が投球障害肩・肘を改善するためには，投球フォームの不備を改善し，投球時に肩関節や肘関節に加わる力を可能な限り小さく抑えることが重要になる．

　投球フォームは以下に示すようなさまざまな要因から影響を受け不良な状態へと陥っていく．①技術的要因，②環境的要因，③心理的要因，④身体機能的要因などが考えられる．投球障害肩・肘の患者は医療機関を訪れた時点で身体機能に問題を抱えている場合がほとんどである．そのため，筆者は前述した不良な投球フォームを作る要因のうち，特に身体機能的要因に対してアプローチすることで投球障害肩・肘の改善を行っている．

　本稿では，筆者が所属する医療機関で行っている投球障害肩・肘に対する理学療法の進め方について紹介する．

▶ 投球障害肩・肘に対する理学療法の進め方

　前述したように，医療機関を訪れる投球障害肩・肘患者はほとんどの場合が身体機能に問題点を抱えている．そのため，投球障害肩・肘に対する理学療法は，一般の肩関節障害および肘関節障害に対する進め方と同様に患者の現状（身体機能）を把握することから始める．この時期は評価により機能的問題点を導き出し，その問題点を一つ一つ改善することで痛みなく投球できる状態を目指す．身体機能が改善し，痛みなく投球が可能になったら，次になぜ，投球障害肩・肘になってしまったのかその原因を探る作業を行う．この時期は投球フォームの分析が作業の中心となる．投球フォームの分析により確認された異常動作の原因が何かを調べ，その原因に対してアプローチし，段階的に投球レベル（強度，距離など）を上げていき，さらに再発予防に努める．

1. 現状の把握[1]

　評価は問診に始まり，痛みの再現，機能評価の手順で進める．問診では，例えば「加速期で肩の前が痛い」というように，投球動作のどの時期に，どこに痛みを感じるかを確認する．痛みの再現では問診で得た情報をもとに検者が肩関節や肘関節を操作し痛みが誘発される状態を再現する．この時に生じた痛みが投球時に感じる痛みと同様なものであれば，検者が再現したような現象が実際の投球動作でも起こっていると推察することができる．また，何らかの操作を加えることで，逆に痛みを軽減もしくは消失させることができた場合，その操作が身体機能を代償したと考えられ，加えた操作自体を治療の目標に設定することができる．最後に，痛みの再現で認められた現象がなぜ起きるのか，どのような機能が不足しているのかを機能評価により探る．投球動作は全身運動であるため，機能評価は肩甲上腕関節機能のみならず，肩甲胸郭関節，体幹，下肢および肘，前腕，手関節などさまざまな部位からの影響を考慮しながら行う．そして，機能評価で明らかにされた問題点への対処法が投球障害肩・肘に対する具体的な治療方法となる．

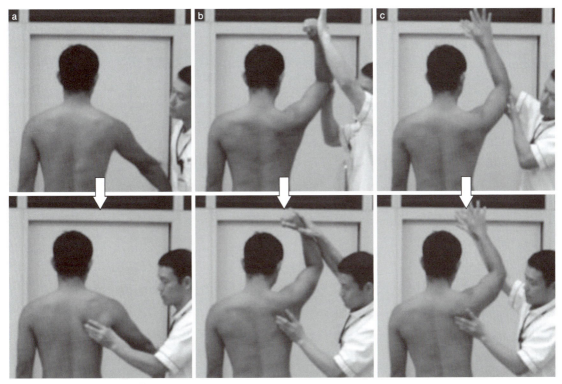

図1 ▶ 等尺性抵抗運動による痛みの再現
a 45°外転位での等尺性抵抗運動
b 挙上位での外旋運動
c 挙上位での内旋運動
挙上位での内旋運動で痛みが再現された。検者が他動的に肩甲骨を固定し再度評価を行うと、すべての動作で明らかに筋力が向上した。挙上位での内旋運動で誘発された痛みも消失した。

[症例1]
　前述した、患者の現状を把握する手順を症例を用いて説明する.
　症例は18歳男性である。ポジションはセンターで、診断名はインターナルインピンジメントである。問診により、痛みは加速期からリリースにかけて、肩の後ろから前にかけて出現することがわかった.

a）痛みの再現
（1）他動的な関節の操作による痛みの再現
　Hawkinsのインピンジメントサインが陽性であった。しかし、肩甲骨を挙上位に誘導し、再度検査したところインピンジメントサインは陰性となった。このことから、肩甲骨の挙上制限がインピンジメントの原因になっている可能性が示唆された.

（2）等尺性抵抗運動による痛みの再現
　45°外転位での、外転の等尺性抵抗運動、挙上位での外旋および内旋の等尺性抵抗運動を施行したところ、挙上位での内旋で痛みが再現された。この時に再現された痛みは投球時に感じる痛みと類似した痛みであった。等尺性抵抗運動を行った際、すべての動作で肩甲骨が下制する現象が確認された。検者が被検者の肩甲骨を他動的に固定し再度評価を行うと、すべての動作で明らかな筋力の向上が認められ、挙上位での内旋で誘発されていた痛みも消失した（図1）。このことより肩甲骨の固定性の低下が挙上位での内旋運動時に出現した痛みの原因と考えることができた.

b）機能評価
（1）可動域
　下垂位外旋位の状態から肩関節を側方挙上して

図2 ▶ 可動域の確認
a：健側，b：患側
患側に挙上制限が認められるが，下垂位，90°外転位での内・外旋に左右差はないことから患側の挙上制限は肩甲上腕関節以外の要因によるものと考えられる．

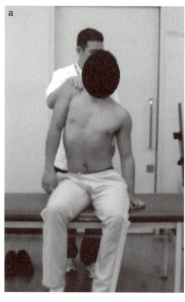

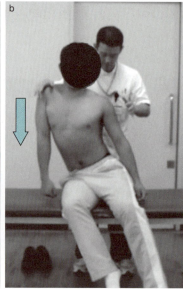

図3 ▶ 肩甲骨機能の評価
a 端座位での肩甲骨挙上筋力の評価：肩甲骨挙上筋力を評価できる．
b 側方に重心を移動させた状態での肩甲骨挙上筋力の評価：肩甲骨挙上筋力の他に姿勢維持のための体幹機能からの影響が関与する．
肩甲骨挙上筋力の低下が認められる場合にはa，bともに力を発揮できない．aで十分な筋力を発揮できていて，bで筋力を発揮できない場合，肩甲骨挙上筋力は正常であるが体幹機能に問題があり肩甲骨挙上筋力を発揮できていないと判断することができる．

いくと，患側に挙上制限が認められた．下垂位および90°外転位での内・外旋には左右差がないことから肩甲上腕関節の制限は少ないと判断できた．したがって，患側の挙上制限は肩甲骨など肩甲上腕関節以外の要因によるものであることがわかる（図2）．ここまでの評価結果をまとめると，肩甲骨の可動性および固定性に問題がある可能性が示唆された．

(2) 肩甲骨機能の評価
　端座位の状態で肩甲骨挙上の筋力を確認すると特に左右差はなく，筋力も十分に発揮できていた（図3a）．図3bに示すように姿勢を崩して再度，筋力を確認すると非投球側に重心を移動した時は非投球側の肩甲骨挙上筋力は端座位と同様，十分に発揮できていた．しかし投球側に重心移動させた状態では投球側の肩甲骨挙上筋力はその力を十分に発揮できなかった．以上の結果より，この症例は姿勢が崩れると肩甲骨挙上筋力を発揮できない状態であることがわかる．つまり，肩甲骨挙上筋力は正常であるが，体幹・胸郭機能に問題があ

り肩甲骨挙上筋力を発揮できていないことがわかる．

(3) 体幹・胸郭機能の評価

端座位の状態で図4aに示すように重心を側方に移動させ，反対側の骨盤を引き上げる動作を行わせた(骨盤引き上げテスト)．その結果，投球側へ重心を移動させ非投球側の骨盤を引き上げる能力が明らかに低下していた．また，背臥位の状態から腹斜筋を使いながら投球方向へ体幹を回旋させると(図4b・体幹回旋テスト)，非投球側方向への回旋に比べて可動性に制限が認められた．さらに投球方向への回旋筋力にも，非投球方向への回旋筋力と比較して明らかな低下が認められた．

(4) 評価のまとめ

この症例は図4に示した骨盤引き上げテスト，体幹回旋テストの結果から体幹筋機能が低下していることが示唆された．肩甲骨周囲筋はすべて胸郭や脊柱に起始部を持つため，体幹機能が安定しなければ肩甲骨周囲筋の筋力を発揮することができない[2]．この症例は体幹筋，特に腹斜筋の機能が低下していたため肩甲骨の安定性が低下し肩甲上腕関節に力を伝えることができなかったと考えることができる．

また，この症例は体幹回旋テストの結果，投球方向への体幹の回旋可動性が明らかに低下していた．体幹の回旋は腰椎より胸椎で行われるという解剖学的特徴を考慮すると，この症例は胸椎とそれに連なる胸郭の可動性が低下していると考えることができる．肩甲骨の運動面は胸郭であり，さらに肩甲骨は鎖骨を介して胸郭と連結をしているため胸郭の可動性が低下すると肩甲骨の可動性も低下する．つまりこの症例は胸郭の可動性が低下していたために肩甲骨の可動域が制限されていたと考えることができる．図5に筆者が行っている肩甲骨の運動方向を考慮した胸郭可動性を確認する方法の一部を紹介する．

(5) 理学療法プログラム

上記の評価結果より，この症例は体幹・胸郭機能の低下が原因となり肩甲骨の挙上量が不足し，さらに内旋筋力を十分に発揮できない状態でリリースを迎えていたということになる．したがって，この症例に対しては肩甲骨機能の改善を目的

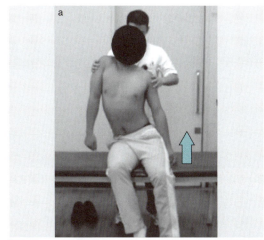
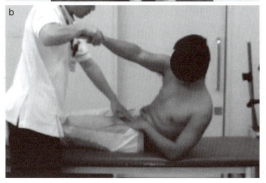

図4 ▶ 体幹・胸郭の機能評価
a 骨盤引き上げテスト
b 体幹回旋テスト：体幹回旋筋力，可動性の評価

とした体幹・胸郭に対する理学療法プログラムを中心に施行した．筆者は体幹・胸郭に対するアプローチは基本的に評価で用いた動作と同じ運動を理学療法プログラムとして用いることが多い．この症例に対しても，まず初めに下半身誘導による体幹側屈で，胸郭の運動の妨げとなる骨盤と胸郭間の軟部組織のストレッチ(図6a)を行った後に評価で用いた運動を筆者が正確な方向に誘導するという方法を行った(図6b, 7a)．その結果，患側の肩関節可動域は改善し，等尺性抵抗運動(挙上位内旋)で認められた痛みは消失し，投球時の痛みも改善した(図7b)．

2. 投球障害肩・肘になってしまった原因を考える

前述したように，この時期は投球フォームの分析が作業の中心となる．分析するフォームも，よ

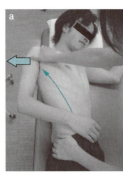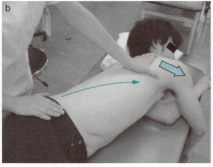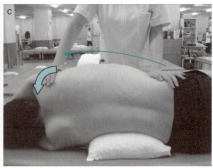

図5▶ 肩甲骨の運動方向を考慮した胸郭可動性を確認する方法
a 肩甲骨内転に伴う胸郭の後方への回旋可動性の確認
b 肩甲骨外転に伴う胸郭の前方への回旋可動性の確認
c 肩甲骨挙上・上方回旋に伴う胸郭側方の可動性の確認

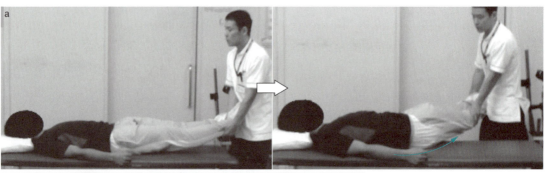
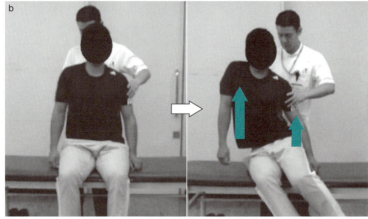

図6▶ 体幹・胸郭に対するトレーニング(1)
a 下部体幹ストレッチ：他動的に両下肢を側方に動かし胸郭・骨盤間をストレッチする．
b 重心を側方に移動させ，移動させたがわの肩甲骨を挙上させるようにし胸郭の伸張を行う．それと同時に反対側の骨盤を引き上げるように誘導し，この肢位を数秒間保持させる．

り実践に近いフォームを分析する必要がある．捕球した後にステップを踏みながらの投球，しゃがみ込んだ状態から立ち上がってからの投球などポジションの特性に合わせたフォームをキャッチボール時のフォームと比較をしながら問題点を探り，患者が投球障害肩・肘になってしまった原因を考える．

［症例2］
　症例は26歳男性である．ポジションはキャッチャーで，診断名は腱板損傷である．
　コッキング期から加速期にかけて，肩峰下に痛みがあり，NeerおよびHawkinsのインピンジメン

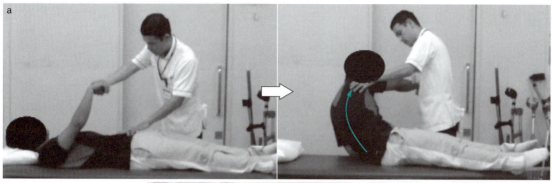

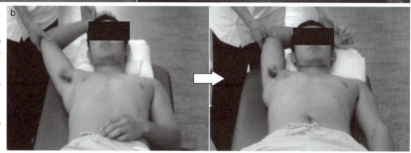

図7 ▶ 体幹・胸郭に対するトレーニング(2)
a 非投球側の肘をベッドについたまま投球方向へ体幹を回旋させる．この時，セラピストがストレッチを加えながら正しい方向へ誘導し，その肢位を数秒間保持させる．
b 体幹・胸郭に対するトレーニング後の患側肩関節の可動性の変化．

トサインや水平内転で肩峰下に痛みが誘発され，その痛みは投球時に感じる痛みと類似したものであった．しかし，肩甲骨を挙上位に誘導し，再度検査すると痛みは消失した．このことから，肩甲骨の挙上制限がコッキング期から加速期にかけての痛みの原因になっている可能性が示唆された．次に等尺性抵抗運動による痛みの再現を行ったところ，痛みは再現されなかったが挙上位での外旋および内旋ともに筋力の明らかな低下が認められた．特に外旋運動時には肩甲骨の後傾，下制による代償が認められた．この肩甲骨下制による代償が肩甲骨挙上制限の原因と考えられた．この患者に対して肩甲骨可動性の改善と挙上位での外旋および内旋筋力の改善を目的とした理学療法プログラムを作成し実行した結果，立ち投げではほぼ100％の力で投球が可能となった．

患者のポジションがキャッチャーであったため，しゃがみ込んだ状態から立ち上がりボールを投げる投球フォーム（以下セカンドスロー）を観察した．立ち投げと比較して明らかに投球フォームの崩れが認められた（図8a, b）．体幹や肩甲骨，および肩甲上腕関節機能が改善した状態であってもセカンドスローを繰り返すことで肩関節痛の再発の可能性が高いと考えられた．実際にこの患者は以前に一度，肩を壊しリハビリにより復帰を果たしたが，短期間で肩痛を再発していた．つまり，この患者はしゃがみ込んだ状態から立ち上がるという動作に問題があったため，不良な投球フォームとなり，投球時痛を発症していたと考えられた．そこで，患者の下肢機能を評価すると，股関節屈曲・伸展の運動性に機能的な問題が確認された．そこで，この患者には股関節の屈曲・伸展運動を大きく使わせる目的で股関節のストレッチおよび高所への段差昇降（図8c）などを新たに追加した．その結果セカンドスロー時のフォームを改善させることができた（図8d）．

▶ おわりに

医療機関で行う投球障害肩・肘に対する治療の目的はパフォーマンスの向上ではなく，日々の練習のすべてに痛みなく参加できる状態を作ることである．我々理学療法士が投球フォームの良し悪しを判断する必要はあるが，技術的な指導に深く

III 投球障害の運動療法

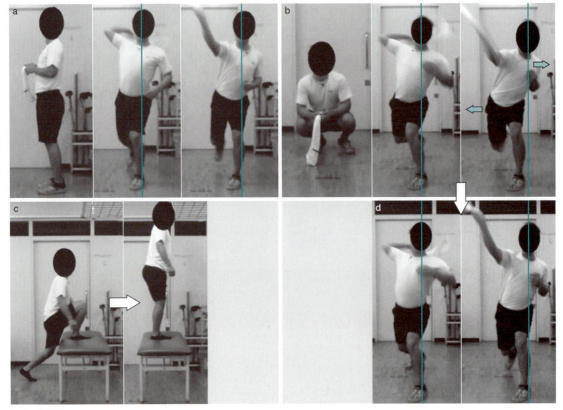

図8 ▶ 症例2
a 立ち投げ
b セカンドスロー．立ち投げのフォームと比較してセカンドスローでは骨盤が右へ側方移動し体幹が反対側へ大きく傾斜している．
c 高所への段差昇降
d 追加トレーニング実施後のセカンドスロー

関与し過ぎることに関して筆者は疑問を感じる．我々理学療法士が医療機関で行うことは，評価により確認された身体機能の不備を改善し，間接的に投球フォームに介入し，投球障害肩・肘を改善していくことだと筆者は考えている．

文献

1) 千葉慎一ほか：投球障害肩に対しての評価・治療の実際．第11回肩の運動機能研究会抄録集, 52, 2014
2) 千葉慎一：胸郭・肩甲帯機能に対するアプローチ．臨スポーツ医 31(臨時増刊)：95-98, 2014

III 投球障害の運動療法

投球障害肩および肘に対する理学療法
−身体機能改善のポイント−

鈴木　智

はじめに

投球障害肩および肘関節の理学療法では，投球障害の局所要因となりうる肩関節や肘関節，肩甲帯周囲に認められた機能異常の陰性化が最優先となる．しかし投球障害では，症状を有する肩・肘関節以外の機能異常による運動連鎖の破綻や不適切な投球フォームが障害発生の一要因となり，肩・肘関節の組織破綻や疼痛の引き金になっていることも多い．本項では，当院で日常的に実践している投球障害肩および肘関節の理学療法アプローチを中心に簡潔に解説するが，それら理学療法アプローチは，最終的に必ず投球動作に結びつかなければならない．投球障害肩・肘関節に対する理学療法基本コンセプトは，肩関節，肘関節や肩甲帯機能など症状を有する部位における機能正常化と，一連の投球動作を念頭に置いた全身機能の再構築を中心としたアプローチである[1~3]．保存療法に反応しない場合，または反応しても良好な状態を維持できない場合，あるいは機能的問題が解決しても本人の愁訴が解決しない場合のみ手術適応となる[4]．

投球障害肩および肘関節における機能改善アプローチのポイント

1. 肩関節・肩甲帯における機能改善アプローチのポイント

a) 肩甲上腕関節・肩甲胸郭関節の可動域制限

投球障害肩を有する選手の多くに内旋可動域（2nd・3rd position）や水平屈曲可動域に制限を認める[5,6]（図1）．CAT（combined abduction test），HFT（horizontal flexion test），肩関節内旋可動域に制限を有する場合には，肩関節後方組織である三角筋後部線維や棘下筋，小円筋，上腕三頭筋に筋の短縮や伸張性低下を認めるが，持続的な静的ストレッチ，自動運動を併用したダイナミックストレッチ，直接的に筋腹を圧迫するダイレクトストレッチなどを組み合わせることで比較的容易に関節可動性を改善することができる（図2）．

b) 腱板機能低下

腱板機能低下は投球障害肩・肘において多くの選手に認められる代表的な症状のひとつである．投球動作時には関節窩から上腕骨頭が逸脱しようとするストレスに対する動的安定化，すなわち上肢が空間上でいかなる関節角度や運動速度であっても適切に上腕骨頭が関節窩に適合している「求心位保持機能」が求められる．さらには，ボールリリース時における肩甲下筋を含む内旋筋活動，フォロースルー時には肩関節に体重と同等の牽引力が加わり[7]，その負荷を小円筋や棘下筋，三角筋後部線維で吸収される[8]など，投球動作に必要となる選択的な腱板機能向上も重要と考えられている．腱板エクササイズは低負荷高頻度を原則とし，ゆっくりとした運動速度から開始し，可動範囲における十分な求心位保持を確認したうえでリズミカルな運動速度へと移行していく（図3）．

c) 肩甲骨周囲筋の筋力低下

健常な野球選手において肩甲骨下制筋力は，投球側の方が強いと報告されているが[9,10]，投球障害肩では僧帽筋下部線維の筋力低下は多くの症例に認められており，競技復帰時における重要な徴候のひとつと考えている．僧帽筋中部・下部線維や菱形筋は投球動作の減速期，前鋸筋はレイトコッキング期において高い遠心性筋活動を認めると報告されている[11]．これら肩甲骨周囲筋の機能不全は肩甲骨可動性や安定性を低下させ，肩甲上腕関節の水平伸展や水平屈曲などの過剰な運動

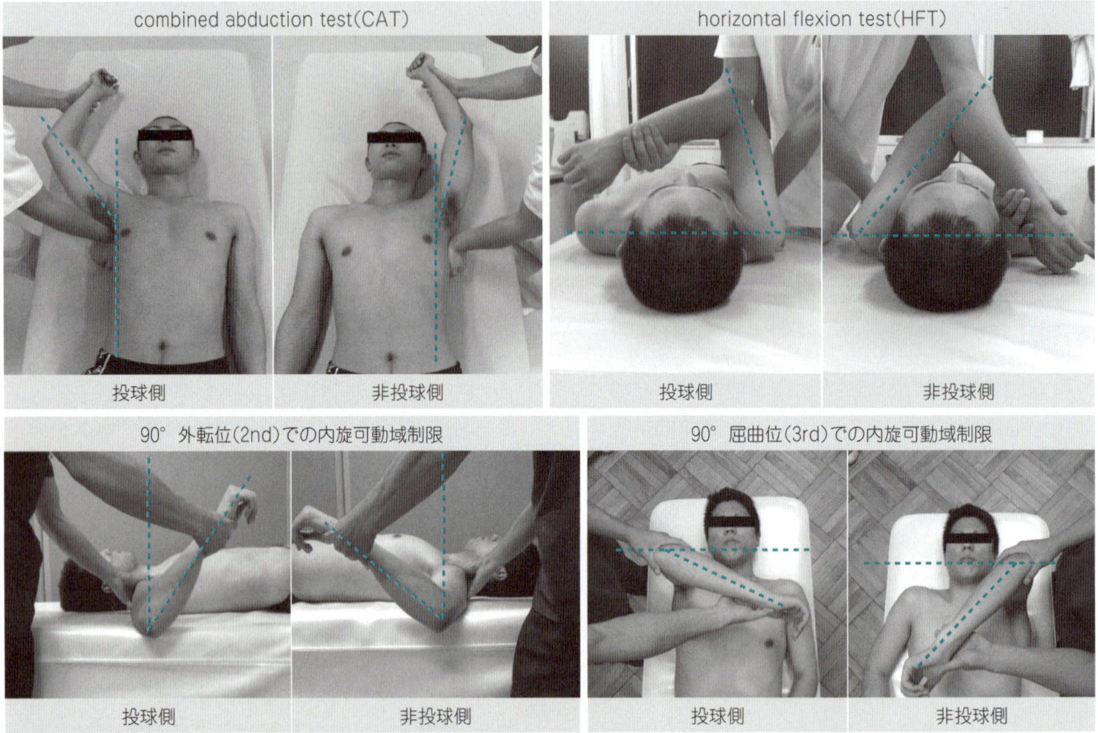

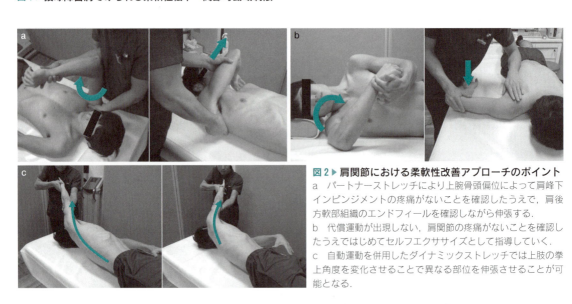

図1 ▶ 投球障害肩でみられる柔軟性低下・関節可動域制限

図2 ▶ 肩関節における柔軟性改善アプローチのポイント
a　パートナーストレッチにより上腕骨頭偏位によって肩峰下インピンジメントの疼痛がないことを確認したうえで，肩後方軟部組織のエンドフィールを確認しながら伸張する．
b　代償運動が出現しない，肩関節の疼痛がないことを確認したうえではじめてセルフエクササイズとして指導していく．
c　自動運動を併用したダイナミックストレッチでは上肢の挙上角度を変化させることで異なる部位を伸張させることが可能となる．

を誘発し，結果的に肩甲上腕関節の機能障害が惹起される．特に肩甲骨周囲筋の機能改善は重要であり，上肢との連動や体幹・下肢との複合的な運動連鎖の獲得が重要となる．詳細については82頁をご参照頂きたい．

2. 肘関節における機能改善アプローチのポイント

a）肘関節の可動域制限

　一般に肘関節可動域制限は疼痛や軟部組織の伸張性低下に加え，骨棘など関節構造変化が主因と

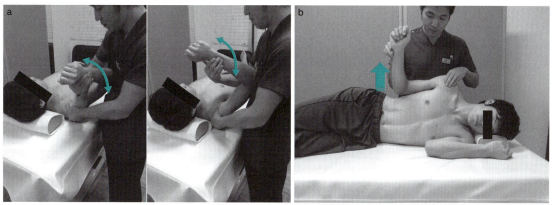

図3 ▶ 腱板エクササイズにおけるポイント
a　リズミカルな反復運動．上腕骨頭をしっかり触知しながら一定のリズムを保った状態で内旋・外旋運動を反復させる．上肢の角度を変化させながら実施することで，常に「求心位保持機能」が維持できるようトレーニングしていく．
b　肩甲骨能動的固定と外旋運動．自動運動が可能な最大の可動範囲で求心性収縮と遠心性収縮を繰り返すことでより協調的な腱板機能を獲得していく．肩甲骨の外方回旋や内転の代償が起きないよう十分なモニタリングが必要であり，運動課題としては肩甲骨と上腕骨で「stability on mobility」を十分に達成させることである．この際セラピストは適切に外旋筋が収縮できるよう運動方向をガイドする程度の負荷量としている．

図4 ▶ 肘関節可動域改善における徒手的リラクセーション

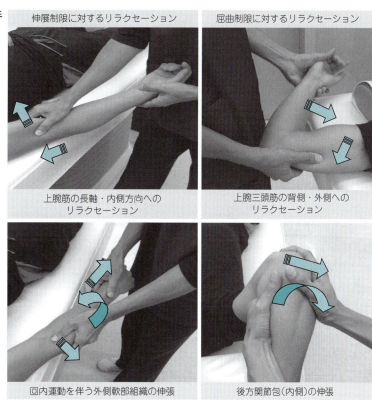

なる．肘関節伸展制限や前腕回外制限を呈する症例では，前腕回内屈筋群の過剰な緊張に由来するものが多く，優先的に徒手的なリラクセーションが有効であると考える（図4）．

上腕三頭筋の伸張性低下では肩関節可動域制限の一要因となり，結果として「肘下がり」の投球動

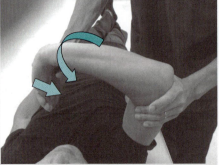
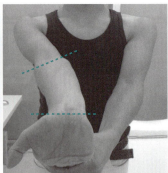

尺側手根屈筋のストレッチ

過度な上腕骨外旋位により前腕回外が不十分となり回内屈筋群の伸張を得ることが難しい

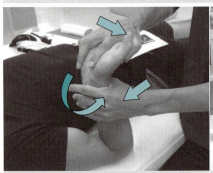
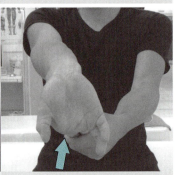
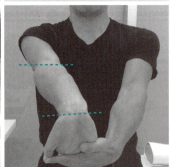

指屈筋群のストレッチ

橈側手根屈筋のストレッチ

上腕骨外旋を抑制することで回内屈筋群を十分に伸張することができる

図5 ▶ 各前腕筋群ストレッチとストレッチの注意点

作となることが多いため注意を要する．腕橈骨筋など外側筋群の緊張作用により外反方向へ肘関節が偏位し，代償的に前腕回内筋群などの緊張を引き起こしていることもあるため十分なストレッチを実施していく[12]（図5）．

b) 肘関節の筋力低下

肘関節は，投球動作において力学的な中継・伝達の役割を担っており，肘関節単独での運動というより肩甲帯や肩関節・末梢の手関節と連動した肘関節伸展運動により一連の投球動作が完成される[12]．しかしながら投球障害肘を有する症例では肘関節伸展筋力低下を認める症例が多く，特に肘関節伸展位付近での筋力低下は代償運動などで見逃されやすいので注意が必要である．肘伸展エクササイズでは肩関節外旋運動に注意しながら（図6），腹臥位での等尺性エクササイズチューブなどを利用して上肢下垂位や挙上位などで肘関節

伸展運動を反復していく．

▶ 投球再開および段階的なスローイングプログラム（図7）

当院では患部の疼痛消失・機能異常の陰性化に伴い，可及的早期に独自の段階的基準（スローイングプログラム）を作成し各選手に合わせて具体的な指導を行っている[4]．投球再開後も局所的な疲労やオーバーユースに伴い，順調に回復してきた肩関節を含めた全身の身体機能が一時的に低下を認める場合が少なくない．これらの変化は，運動負荷が増加することで生じる当然の反応であり，本人や指導者には対処法も含めて事前に指導しておくことが望ましい．

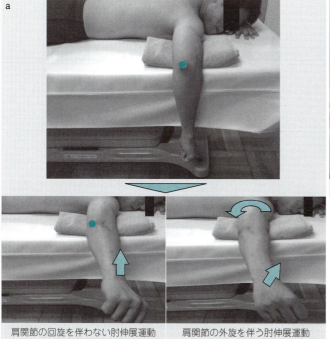
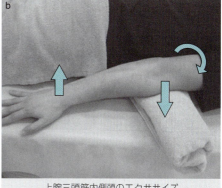

上腕三頭筋内側頭のエクササイズ

肩関節の回旋を伴わない肘伸展運動　　肩関節の外旋を伴う肘伸展運動

図6 ▶ **肘関節伸展筋エクササイズとその注意点**
a 投球障害では写真のように肘伸展運動時に肩関節外旋を伴うことで肘頭のマーキングが隠れてしまう。このような肘伸展運動では上腕三頭筋の十分な収縮を得ることができない。
b 上腕三頭筋内側頭を効率的に収縮させるには，大腿四頭筋内側頭を収縮させるパテラセッティングと同様に最終伸展域で収縮させることが重要であると考えている。

全身機能の再構築を中心としたアプローチのポイント

1. 患部外機能改善アプローチのポイント

a）体幹・下肢の筋力低下・可動域制限

投球動作において，特に並進運動・回旋運動の根幹を担う股関節屈曲や伸展・内旋・内転動作，体幹における伸展・回旋・側屈動作における筋力低下や可動域制限は，投球動作全体に影響を及ぼし，局所である肩・肘関節へのオーバーワークを惹起する可能性が高くなる[13]。これら可動域制限の多くは筋力低下や筋の柔軟性低下に起因しており早期からの機能改善が求められる．OKC（open-kinetic-chain：開放性運動連鎖）エクササイズだけでなくCKC（closed-kinetic-chain：閉鎖性運動連鎖）を利用していくことが効果的である（図8）．

b）動的アライメントチェック（図9）

各身体機能の改善と並行して，個々に強化した機能を連結・連動させる必要があり，上肢リーチ機能・身体バランスの向上，投球動作をイメージした下肢トレーニングを取り入れながら運動に必

段階的投球練習
① シャドーピッチング
↓
② ネットスロー
↓
③ 塁間半分
↓
④ 塁間
↓
⑤ 1～3塁間（対角線）
↓
⑥ 1～3塁間 +10～15m

調整方法
投球許可後，①～⑥までを4～8週を目安とする
投球禁止のない選手では疼痛なく投球できる段階からスタートラインを決定
・50％から始め，70～80％へとステップアップ
（軟投）（力を入れる）
・100％（全力）投げられたら次の段階
※調整中に痛みが出たら前の段階に戻る

具体的な練習参加基準
野手であれば⑤クリアでノックなどの実践練習参加
投手は⑥クリアでブルペンでの投球開始

図7 ▶ **スローイングプログラム**
段階的投球練習の目安．

要な身体機能の再構築を図っていく．具体的には，段階的な動的アライメントチェックを実施している．一般的なハーフスクワット動作から確認し，オーバーヘッドスクワット，片脚支持でのリーチング，抵抗を加えた片脚支持へと負荷量を変化させていくことで動作中からも問題点の抽出

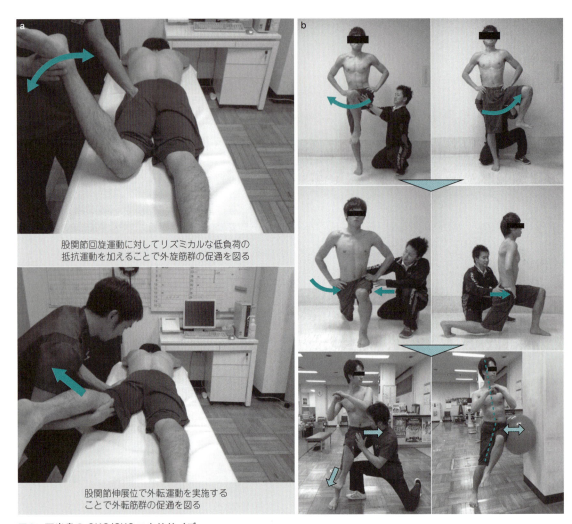

図8 ▶ 下半身の OKC/CKC エクササイズ
a 股関節深層筋群の OKC エクササイズ
b CKC を利用した股関節エクササイズ

を行っていく．これらの動作は反復することでエクササイズとしても非常に有効である．

c) シャドーピッチングによる投球フォームチェック

投球動作における疼痛の有無や疼痛出現のフェイズなどの確認に加え，適切な投球フォームにあるか，筋出力のタイミングはどうかなど，選手の運動学的特徴などを正確に理解するためにも投球動作の観察(すなわち投球フォームチェック)が必要不可欠である．実際のボールを使用した屋外での投球フォームチェックが理想的であるが，医療施設内においてはシャドーピッチングでも非常に有益な情報を得ることが可能となる．シャドーピッチングによる投球フォームチェックを実施する際のポイントは，可能な限り全力で実施することが望ましい．当院では臨床でも短時間で行え，野球経験のないセラピストでも容易に判別可能な投球フォームの5つのチェックポイントを活用している[14]（図10）．ポジション特性を考慮したステップ動作後のスローイング，座った姿勢からの素早いスローイングなどを確認していく．適切なシャドーピッチングを反復練習することが投球動

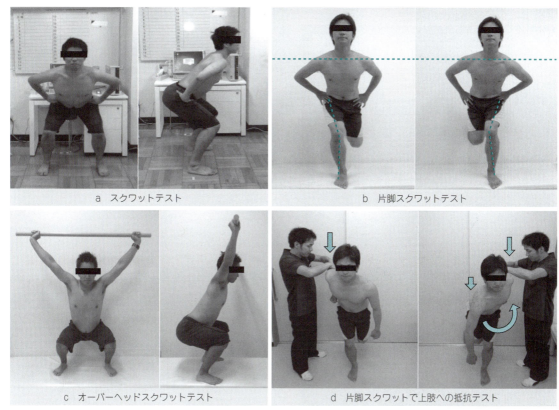

図9 ▶ 動的アライメントチェック
a　スクワット動作を確認することで下肢・体幹の左右対称性や，骨盤前傾に伴う股関節屈曲や胸椎伸展などを総合的に観察していく．明らかな異常を認めた場合には，対象部位について詳細な検査測定を実施する．
b　写真右（ステップ側）では軽度 knee-in，toe out を認め体幹の左側偏位が確認できる．
c　バーやシャフトなどを利用することで，肩関節・肩甲帯・体幹の安定性や左右非対称を確認することが可能．
d　片脚スクワットの姿勢にて，支持側下肢と同側の上肢（肘屈曲位）に上方から徒手抵抗を与える．体幹や下肢の安定性低下を認める症例では，顕著なふらつきや体幹回旋を伴う代償運動を認める．

作のパフォーマンスを向上させるための最も効率的なトレーニング（スキルトレーニング）となる．

▶ 投球復帰時に指導しておくべきコンディショニング・障害予防のポイント

実際の投球再開や練習への参加が許可された後においても，当然のように肩関節に負担を強いられることが多く，良好なコンディションを維持していくことが大切である．競技再開にあたりウォーミングアップおよびクーリングダウンは十分に時間をかけて行うよう指導をしていく．さらには日々の身体機能の変化をモニタリングすることが可能なセルフチェックを指導し，見過ごしやすい自分自身の身体機能（図11）をモニタリングできるよう選手自身をはじめ指導者や保護者に意識づけを行っている[15]．

また，実際に医療機関を離れグラウンドでの練習を再開することで，疲労やオーバーユースに伴い，これまで順調に回復してきた肩関節を含めた全身の身体機能が一時的に低下を認める場合が少なくない．これらの変化は，運動負荷が増加することで生じる当然の反応であり，本人や指導者には対処法も含めて事前に指導しておくことが望ましい．

① ワインドアップ時に骨盤中間位が保持できているか？

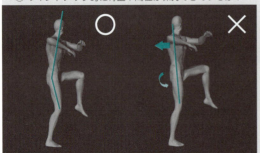

【不適切なフォームの解釈】
・誤ったフォームの理解
・左下肢支持性低下
・右ハムストリングス柔軟性低下
・左股関節屈筋の筋力低下
・腹筋群の筋力低下
・バランス能力低下

② トップポジションで手が頭部より離れていないか

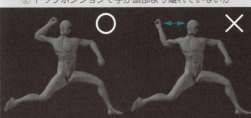

【不適切なフォームの解釈】
・誤ったフォームの理解
・肩周囲筋の筋力低下
・肩関節後方の伸張性低下
・上肢の筋協調性低下
　→力みすぎ，握りすぎ
・ステップ側股関節内転・内旋制限

③ ボールリリース時に肘は肩-肩ラインより下がっていないか

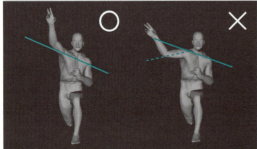

【不適切なフォームの解釈】
・誤ったフォームの理解
・肩周囲筋の筋力低下
・肩関節後方の伸張性低下
・筋協調性低下
　→力みすぎ，握りすぎ
・上肢に依存した投球動作

④ ボールリリース時にグローブ側を横・後ろに引きすぎていないか

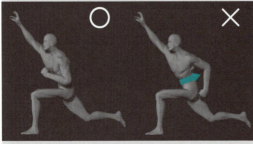

【不適切なフォームの解釈】
・誤ったフォームの理解
・体幹筋群の筋力低下
・筋協調性低下
　→力みすぎ，握りすぎ
・左股関節内転・内旋制限
・左股関節筋力低下
・ステップ側下肢への体重移動不足

⑤ フォロースルーでステップ足に体重は乗っているか

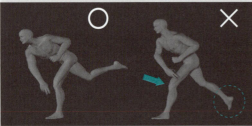

【不適切なフォームの解釈】
・誤ったフォームの理解
・筋協調性低下
　→力みすぎ，握りすぎ
・体幹筋力低下
・左股関節内転・内旋制限
・左股関節支持性低下
・左下肢バランス能力低下
・ステップ側下肢への体重移動不足

図10 ▶ 投球フォームチェックポイント

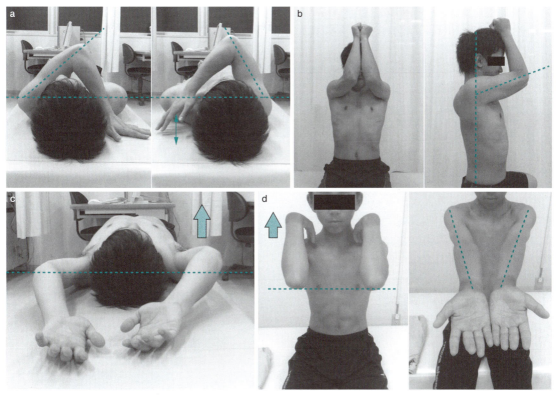

図11 ▶ セルフコンディショニングの一例
a　肩関節水平屈曲可動性
b　胸椎伸展可動性
c　肩関節屈曲可動性
d　肘関節屈曲伸展可動性

文　献

1) 菅谷啓之：肩スポーツ障害に対する機能診断と鏡視下手術－投球障害を中心に－．骨・関節・靱帯 19：847-856，2006
2) 菅谷啓之：投球障害に対する腱板断裂手術．MB Orthop 20(7)：52-58，2007
3) 菅谷啓之：特集 肩関節 1. 肩関節のみでなく全身をみる－内部構造が破たんする前に機能訓練を．月刊トレーニング・ジャーナル 325(11)：12-15，2006
4) 鈴木　智ほか：野球選手のコンディショニングと障害予防：病院における取り組み．臨スポーツ医 29：1215-1223，2012
5) 鈴木　智ほか：高校野球選手における投球障害とCAT・HFTの関連性．第8回肩の運動機能研究会誌 37，2011
6) Takamura T, et al : Abduction, Horizontal flexion, and Internal Rotation in Symptomatic and Asymptomatic Throwing Athletes. 4th International Congress of Shoulder and Elbow Therapist, 234, 2013
7) Werner SL, et al : Relationship between throwing mechanism and shoulder distraction in professional baseball pitchers. Am J Sports Med 29：354-358, 2001
8) Digiovine NM, et al : An elerectromyographic analysis of the upper extremity in pitching. J Shoulder Elbow Surg 1：15-25, 1992
9) Wilk KE, et al : Current concepts in the rehabilitation of the overhead throwing athlete. Am J Sports Med 30：136-152, 2002
10) Takamura T, et al : Periscapular muscle strength in baseball players. The 1st Asian Congress of Shoulder & Elbow Therapist, 111, 2011
11) 橘内基純ほか：投球動作における肩甲骨周囲筋群の筋活動特性．スポーツ科学研究 8：166-175，2011
12) 鈴木　智ほか：投球障害肩・肘に対する機能改善アプローチ．臨スポーツ医 30：847-857，2013
13) 鈴木　智ほか：野球による肩障害：関節可動域制限に対するアプローチ．臨スポーツ医 31(臨時増刊)：87-94，2014
14) 高村　隆ほか：野球．スポーツ理学療法学 競技動作と治療アプローチ，陶山哲夫監修，メジカルビュー社，東京，160-181，2014
15) 鈴木　智ほか：肩腱板損傷のリハビリテーション．上肢急性外傷におけるリハビリテーションとリコンディショニング，宮下浩二編，文光堂，東京，123-139，2011

成長期の投球障害
—身体機能のみかた—

梅村　悟

はじめに

　成長期の野球プレーヤーは，心身ともに発達過程にあるため，成長段階に応じた介入が必要となる．本項では，学童期と中学生以降に分け，成長期の投球障害に対するアプローチについて述べる．

アプローチの対象

　投球障害への対応として，まずは何に対してアプローチするかを明確にする必要がある．投球障害へのアプローチは「投球動作」と「投球フォーム」を分けて考えると理解しやすい（表1）．「投球動作」は評価者の客観的視点で，分析的に捉えることが可能であり，改善を図るためには身体機能へのアプローチが中心となる．「投球フォーム」はプレーヤーの主観で感覚的なもので，改善を図るためにはイメージへのアプローチが中心となる．投球障害への対応は両面からのアプローチが考えられるが，医療機関では，客観的な評価に基づいた「投球動作」への対応を第一選択とし，問題となっている身体機能にアプローチすることにより投球動作の改善を図ることが重要である．以上のような観点から，投球動作に必要な要素を整理し，医療機関で可能な評価を分類した．投球に直接関わる「動作評価」，その動作に必要な「身体機能評価」，筋力や関節可動域など個々の項目の評価を中心とした「身体項目評価」の3つに分けている（図1）．成長期のプレーヤーには，成長段階に応じて必要な評価を選択することにより対応している．

表1 ▶「投球動作」と「投球フォーム」の違い

投球動作	投球フォーム
客観的	主観的
分析的	感覚的
身体機能への介入	イメージへの介入

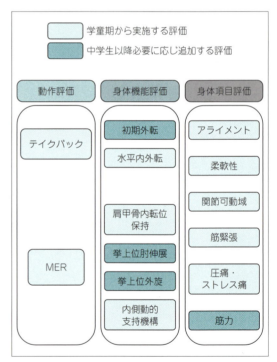

図1 ▶ 肩肘を中心とした投球評価テスト

中・高校生に対するアプローチ

1. 動作評価

　投球動作において肩や肘に最もストレスが生じるのは late cocking 期から acceleration 期であると

図2 ▶ 動作評価
a テイクバックテスト
b MERテスト

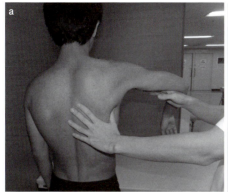
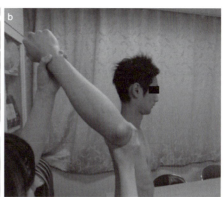

されている[1]．その中でも，肩最大外旋位（以下MER）付近で肩肘へのストレスが大きく，成長期の投球障害においても，最も障害が生じやすい投球フェーズである．また，適切な位置・タイミングでMERをとるためには，その前段階であるテイクバックの評価が重要となる．そこで，投球肩肘障害に対し必要な動作評価としてテイクバックテスト（図2a）と，MERテスト（図2b）を行っている．

a）テイクバックテスト

個々の選手にとって適切なテイクバックがとれているかをみることが重要であり，自動・他動の2つに分けて評価している．まず肩甲骨周囲筋の収縮を確認するため，テイクバックの自動運動を行う．その際，評価者は僧帽筋上・中・下部を触診し，収縮を確認する．他動では肩の外転制限や肩甲骨周囲筋の筋緊張に着目して評価を行う．選手に脱力させた状態で，肩甲骨下角を徒手的に固定し肩外転を行う．ここでは最終域での制限因子を確認する．左右差や調子の良い時との違いを確認し，選手の感覚的な部分も聴取しながら評価する．combined abduction test（CAT）と同じ概念の評価である．

b）MERテスト

MERポジションで他動的に肩の最大外旋を行い，胸郭開大・肩甲骨後傾・胸椎伸展・肩関節外旋の複合的な動きを評価する．肘内側部の牽引ストレスにより疼痛が生じている場合は，胸郭を開大させた状態と肘の動的支持機構を働かせた状態で疼痛の程度を評価し，疼痛の誘因となる機能障害をスクリーニングする．

2. 身体機能評価

投球動作に必要な複合関節機能を中心に，動作テストの下位項目としての機能評価法を考案した．テイクバックテストに関する機能評価として，初期外転テストと水平内外転テスト，MERテストに関する機能評価として，肩甲骨内転位保持テスト・挙上位肘伸展テスト・挙上位外旋テスト・肘内側支持機構テストを行う．

a）初期外転テスト（図3a）

初期外転テストでは，セッティングフェイズにおける肩甲骨の支持性と腱板の骨頭取り込み機能を評価する．評価方法は棘上筋の評価として，上腕骨中間位・前腕回内位とし下垂位から外転30°までの範囲で，肩甲骨面外転に抵抗をかけ肩甲骨の動きと筋出力を評価する．さらに外転30°の位置で素早い内転方向への抵抗を加え反応速度を評価する．同様の方法を上腕骨内旋位で行い棘下筋の機能を評価する．肩甲骨の支持性が低下していると，抵抗をかけた際に肩甲骨の内転方向への動揺が大きく，wingingなどの代償が出現する．

b）水平内外転テスト（図3b）

他動的に肩水平内転最終域から水平外転最終域に誘導する．水平内転位から水平外転するに従って肩内旋可動域は拡大するが，肩後方の軟部組織のタイトネスがあると可動域拡大の幅が少ない．また，水平外転最終域での肩甲骨内側軟部組織の硬さによる"つまり感"や，水平内転における肩の求心位不全による疼痛，肩甲骨の挙上・前傾などの代償動作を評価する．horizontal flexion test

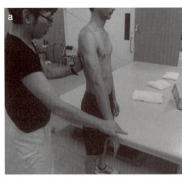 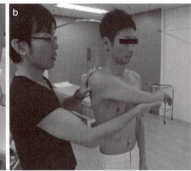 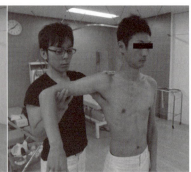

図3 ▶ テイクバックに関連する機能評価
a 初期外転テスト
b 水平内外転テスト

(HFT)と同じ概念の評価である.

c)肩甲骨内転位保持テスト(図4a)
TOPポジション近似肢位をとり,肩甲骨を内転位に保持させ,左右への体幹の回旋を行う.胸椎の回旋機能の低下や殿筋や広背筋のタイトネス,肩甲骨内転位での体幹回旋角度を評価する.

d)挙上位肘伸展テスト(図4b)
肩最大挙上・肘屈曲位から,肘伸展に対して抵抗を加える.僧帽筋下部・小円筋・上腕三頭筋の連動,肩甲骨の支持性,上腕骨頭の求心位保持機能を評価する.機能低下により筋出力の低下や,肩伸展・外転などの代償動作が生じる.

e)挙上位外旋テスト(図4c)
腹臥位で上腕骨肩甲棘延長線上,肘90°屈曲位,肩最大外旋位とし,内旋方向へ抵抗を加える.筋出力や肩甲骨,体幹の動きを評価する.肩甲骨の支持性の低下があると大胸筋での固定や手関節背屈などで代償することが多く,体幹の機能低下があると体幹の側屈がみられる.

f)内側動的支持機構テスト(図4d)
肘内側の動的支持機構[2]としての働きを有する尺側手根屈筋(以下FCU)・浅指屈筋(以下FDS),そしてFCUが機能するために必要である近位手根アーチを評価する.FCUの評価は第4・5指を巻き込んだ状態で抵抗を加え,筋出力と筋収縮を評価する.近位手根アーチの崩れからFCUが機能しない場合もあるため近位手根アーチを保持した状態でのテストも行う.対立筋の機能低下による近位手根アーチの崩れを評価するため,母指と小指・環指を対立させた状態で手根アーチに抵抗を加え近位手根アーチの保持能力を評価する.FDSの評価は4・5指のPIP関節の屈曲に抵抗をかけ出力と筋収縮を評価する.

3. 身体項目評価
単関節の関節可動域,四肢や肩甲骨のアライメント,筋力,筋緊張,圧痛などの個々の機能評価である.動作評価や機能評価で得られた情報を基に,機能低下につながる細部の要因を特定するために行う.

▶ 機能障害に対するアプローチの実際

1. テイクバックに問題がある場合(図5,6)
テイクバックテストで制限がある場合,水平内外転テストにて水平内転の制限を確認する.両者で制限があった場合,肩後方組織の柔軟性低下がその原因となることが多い.そこで身体項目評価を行い,各々の筋の柔軟性や緊張を確認し原因を特定していく.運動療法は各種テストにより得た情報から制限因子を特定し,アプローチ法を選択する.重要なことは,アプローチ前後で動作評価と機能評価を再施行し,効果判定を行うことである.効果が得られれば,反応の良い方法を選択し自主トレーニングを繰り返す.

初期外転テストで筋出力や反応の低下が認められた場合は,肩甲骨の支持性や腱板の機能,肩甲骨のアライメント異常などを身体項目評価でチェックする.肩甲骨の支持性の低下に対して

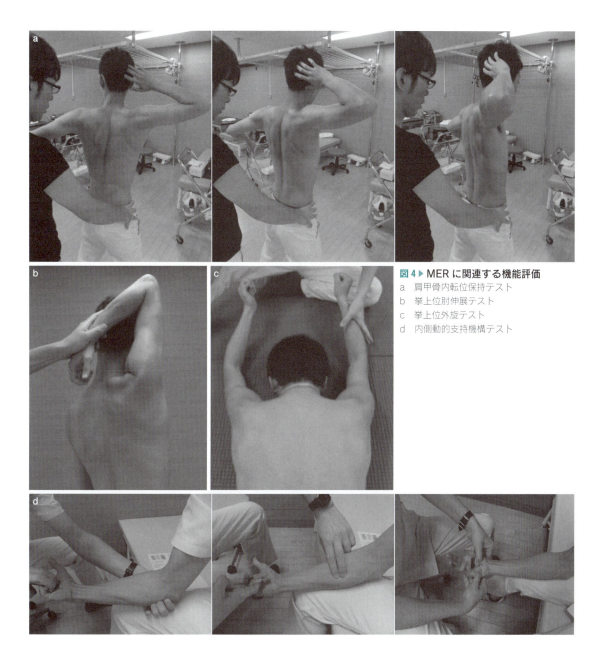

図4▶ MERに関連する機能評価
a 肩甲骨内転位保持テスト
b 挙上位肘伸展テスト
c 挙上位外旋テスト
d 内側動的支持機構テスト

は，elbow-tow，手押し車，サイドブリッジ，PNFを利用したエクササイズ，ボールを利用したエクササイズなどを行っている．腱板の機能低下に伴う反応の低下にはゴムチューブを用いての側臥位肩外転エクササイズなどを行い筋の活性化を図る．

2. MERに問題がある場合（図7）

MERに影響するのは肩甲胸郭機能である．まずは胸郭の動きを評価する．投球側の外腹斜筋を中心とする上部腹筋群や，肋間筋のタイトネスにより胸郭に運動制限が生じていることが多いため，身体項目評価としてそれらの筋のタイトネスの評価を行い，制限因子を特定しアプローチを行う．

肩甲骨内転位保持機能に低下が認められた場合は，肩甲骨周囲筋の活性化を図る．肩甲骨の内転

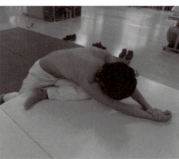
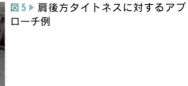

図5 ▶ 肩後方タイトネスに対するアプローチ例

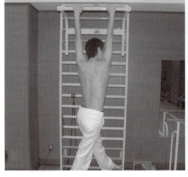
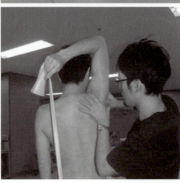

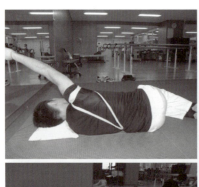
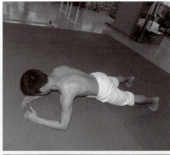

図6 ▶ 肩甲骨固定性低下に対するアプローチ例

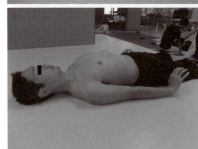
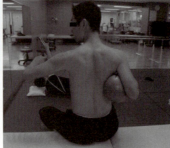

　下制を意識させるプログラムや，棒などを用い内転位を保持しやすい状況を作った上で，胸椎の回旋を意識したプログラムを実施する．

　挙上位肘伸展テストで出力の低下や肩甲骨の固定性の低下が認められた場合，テストと同肢位でゴムチューブを用いて肘の屈曲・伸展運動を実施する．伸張位で筋収縮を繰り返すことにより，肩後方の筋緊張が緩和し，肩甲骨後傾位での筋収縮

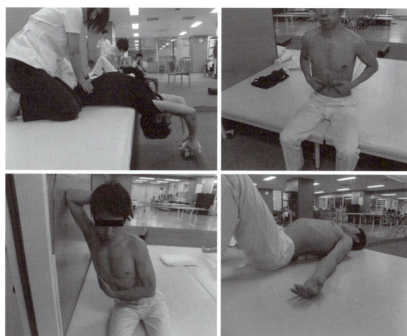

図7 ▶ MER時の胸郭の柔軟性低下に対するアプローチ例

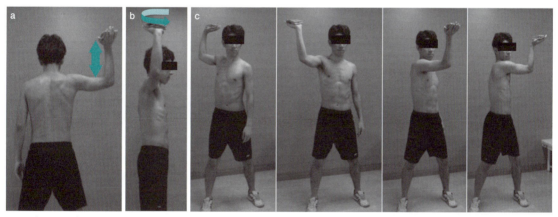

図8 ▶ トリコン(triple reconditioning exercise)
a 1st step：開始肢位は肩甲骨面における肩関節90°外転・外旋位，肘関節90°屈曲位，前腕回内外中間位，手関節最大背屈位．重りは手掌に載せて，手指は伸展位に保持．その肢位から，3cm程度の上下動を20回程行う．
b 2nd step：同肢位を保持させたままで前腕の回内，回外を最大可動域で交互に10回程行う．
c 3rd step：胸椎の回旋を伴う肩甲骨外転，前腕回外，肩関節水平内転の複合運動と肩甲骨内転，前腕回内，肩関節水平外転の複合運動を最大可動域で交互に5回程行う．
以上の3stepを連続して行う．重りの重量は500g程度から始め，グラウンドではグローブを用いるなど工夫する．

が得られる．上腕三頭筋・小円筋・僧帽筋下部が連動するようにアプローチする．

挙上位外旋テストで筋出力の低下がみられた場合，体幹の筋群が活動した上での肩甲骨の支持性向上を意識したアプローチを実施する．また，triple reconditioning exercise（トリコン，図8）は，肩複合体の機能改善を目的としたエクササイズで，挙上位での肩外旋筋力が向上することが証明

111

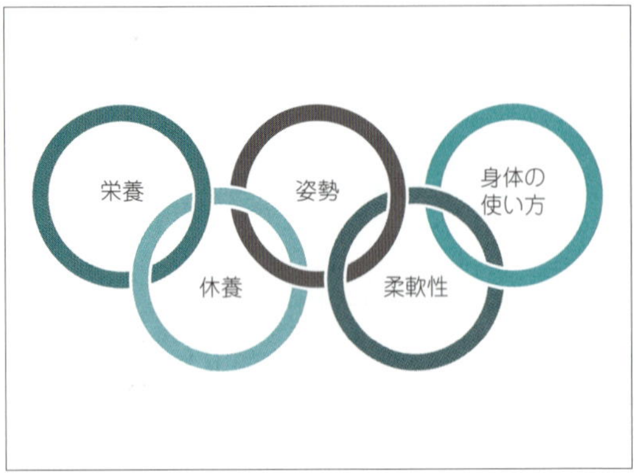

Ⅲ 投球障害の運動療法

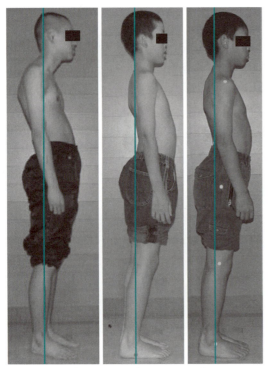

図9 ▶ 学童期のプレーヤーに必要な要素

図10 ▶ 腰椎前弯や胸椎後弯が増強された姿勢

されており³)投球障害にも活用している．

　前腕内側の動的支持機構に問題がある場合は，リストカールなどで直接的なアプローチを行うこともあるが，近位手根アーチに問題があり，出力が発揮できないことが多い．近位手根アーチに問題がある場合は，近位手根アーチを保持させるアプローチを行う．

▶ 学童期に対するアプローチ

　中・高校生へのアプローチ法をそのまま学童期に適応することはできない．

　学童期のプレーヤーに対応する際は，投球障害のみに目を向けるのではなく，幅広く捉えることが重要である．学童期のプレーヤーに必要な要素を図9に示した．姿勢・柔軟性・身体の使い方・休養・栄養の5つの要素が相互に結合しているため，どの部分に問題があるか着眼点を絞りアプローチを組み立てる．以下に各項目の着眼点を示す．

1．姿　勢

　学童期は成長に伴い姿勢が変化する．正しい姿勢を維持するためには，姿勢保持筋が主に働く．図10のような姿勢では，姿勢保持筋では支持しきれずに，それ以外の筋に負荷がかかる．主な作用が姿勢保持ではない筋に過度な負荷がかかるため，筋の緊張が亢進しタイトネスが生じる．不良姿勢の影響で，股関節や肩甲胸郭の筋にタイトネスが生じ，投球動作が阻害される．投球障害への対応として，姿勢に介入することは重要である．良い姿勢を獲得するためには，タイトネスが生じている部位の柔軟性の改善と，姿勢保持筋の強化が重要である．学童期の筋力の増加は主として遅筋線維の発達によるものである．姿勢保持筋はヒラメ筋をはじめ遅筋線維の割合が高いという特徴がある．ゆっくりとした持続的な運動や姿勢保持には遅筋線維が主体的に働く（図11）．遅筋線維の強化には強い負荷は必要としないので，持続的に歩くことや立位での時間を増やすことで強化することが可能である．良い姿勢の獲得には，買い物や通学など日常生活での歩行量を増やすことや，屋外での遊びを増やすことが重要である．

2．柔軟性

　学童期のプレーヤーの柔軟性の低下の原因は，成長に伴うもの，投球に伴うもの，生活習慣や不良姿勢に伴うものの3つに分けられる（図12）．

　身長が急激に伸びる時期は柔軟性の低下が生じやすいと言われている．学童期の後半から身長の急伸期が始まることも多い．身長の急伸期は急激に骨が成長するため，筋は引き伸ばされ，組織形

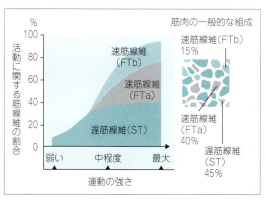

図11 ▶ 運動の強さと働く筋線維の割合
筋肉が強い力を発揮するにしたがって，遅筋線維STから速筋線維FTa，それからFTb，とだんだんに参加してくる．

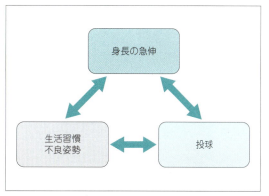

図12 ▶ 学童期のプレーヤーにおける柔軟性低下の原因

図13 ▶ 学童期のプレーヤーに対するアプローチ例

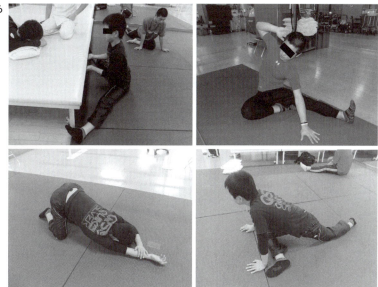

成が追いつかず，緊張が増し全身的に柔軟性の低下が生じる．ハムストリングスや内転筋などの股関節周囲の筋，大・小胸筋や広背筋などの胸郭周囲の筋などの緊張が高まることが多いため，ストレッチングを徹底する（図13）．

投球による柔軟性の低下は，成人期と同様に前腕の屈筋群，肩後方の軟部組織，肋間・側腹部，股関節周囲筋などにみられ，それぞれ該当部位のストレッチングが重要となる．胸郭の開大と股関節内転筋・外旋筋の柔軟性は，後のパフォーマンスにも影響を及ぼすため，重点的にアプローチを行う．低学年ではわかりやすく継続可能なアプローチを選択し，成長に合わせ変更・追加していく（図14）．

生活習慣に伴うものとして，スマートフォンや携帯型ゲーム機の普及の影響がある．近年，胸椎の後弯が増強した学童が多くなった．胸椎の後弯が増強した姿勢（図10左）では，前胸部の柔軟性が低下し，MER時の胸郭の開大が制限される．座位や立位の姿勢指導や，長時間同姿勢で行わな

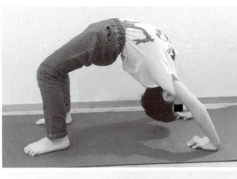
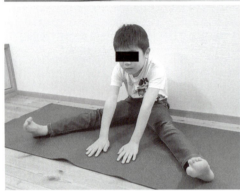
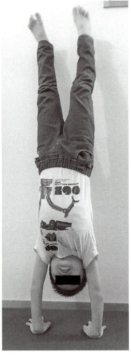

図14 ▶ 学童期(低学年)のプレーヤーに対するアプローチ例

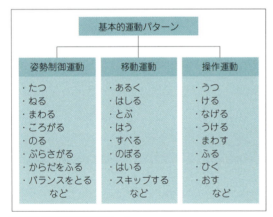

図15 ▶ 基礎的運動パターン

いように指導するなどの対応が必要である．

3. 身体の使い方

　学童期であっても型にはめた投球フォームの指導は行わない．学童期のプレーヤーは下肢・体幹の筋力は十分ではないため，成人期を基準とした理想的とされる投球動作の獲得は困難である．学童期は，感覚の発達や神経・筋コントロール能力の向上が著しいため，前腕の使い方や指先の感覚を意識したプログラムを取り入れる．パラボリックスロー[4]は学童期にも有効な方法と考えられる．また，ボールの握りは学童期を過ぎると習得が困難となるため，この時期に指導する．

　学童期に，遊びやさまざまなスポーツを経験することで，基礎的運動パターン[5]（図15）を習得することが，将来の良いパフォーマンスにつながる．投球動作以外のさまざまな身体の使い方を習得することが重要である．低学年では，親と一緒に歩くだけでも基本的運動パターンの多くを経験できる（図16）．

4. 休養と栄養

　投球障害の原因はオーバーユース，投球動作の問題，身体機能の低下などさまざまであるが，休養や栄養の不足といった日常生活の問題が背景にあることも多い．学童期でも習い事などで時間にゆとりのないケースもある．休養の中でも重要なのは睡眠である．入眠中に成長ホルモンが分泌され，傷ついた組織が修復される．学童に対応する際は睡眠時間を確認し，十分睡眠をとるよう指導

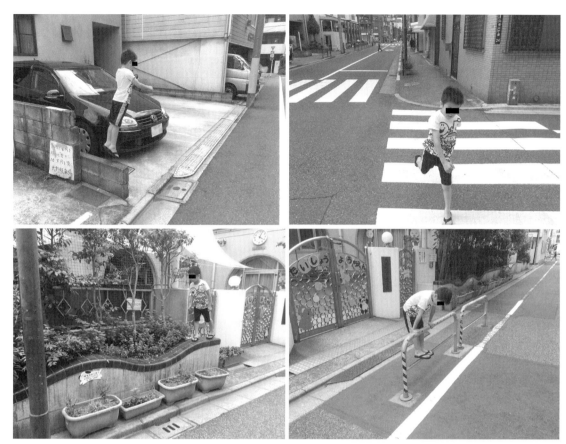

図16 ▶ 身体の使い方の習得
低学年は，外を歩くことで多くの基礎的運動パターンを経験できる．

をする．また，睡眠時間が短いと筋のリラクゼーションが得られず，ストレッチや運動療法の効果が十分に得られない．スポーツにより傷ついた組織の修復や，心身の成長のために学童期にしっかりとした生活習慣を身につけることが重要である（栄養については59頁参照）．

文　献

1) Glenn SF, et al : Kinetic of baseball pitching with implication about injury mechanisms. Am J Sports Med 23：233-239, 1995
2) 柏口新二ほか：野球ヒジ診療ハンドブック，全日本病院出版会，東京，15，2014
3) 木村鷹介ほか：肩複合体の機能改善を目的としたエクササイズ(Triple ReConditioning Exercise)が肩関節外旋筋力に及ぼす即時効果－ラバーバンドを用いた腱板筋エクササイズとの比較検討－．理学療法東京(3)：31-37，2015
4) 川村　卓：決定版ピッチングの科学，洋泉社，東京，174-175，2016
5) 日本体育協会編：公認スポーツ指導者養成テキスト共通科目Ⅰ，129，2005

III 投球障害の運動療法

成人期の投球障害
－肘関節内側部障害－

宇良田大悟，井上　彰，村山俊樹，古島弘三

成人期肘関節内側部障害に対するアプローチの基本原則

　成人期野球選手の肘関節内側部障害の治療は，保存療法が第一選択である．病態は，尺側側副靱帯損傷，尺骨神経障害，屈曲回内筋群損傷，後内側インピンジメントなどがあげられるが，共通点は投球により繰り返される外反ストレスによって生じることである．治療の際に重要なことは，対象となる選手の病態や病期を的確に見極めることである．治療は，問診，触診，画像評価，徒手検査（ストレステスト），身体機能評価，動作評価，アプローチ，再評価で構成される．

　問診では，疼痛部位，疼痛持続期間，疼痛出現相の確認を行い，圧痛の確認，徒手検査での疼痛の再現性の確認を行い病態を絞り込んでいく．加えて，画像所見も参考にしてより詳細に病態を把握していく．

　局所に対する病態把握の後，身体機能・投球動作と疼痛の関連について評価を進めていく．医療現場では，身体機能評価を最初に行い，それを基に障害発生機序を推測し，身体機能面にアプローチすることが多い．身体機能面を詳細に評価することでその選手の投球動作の特徴を推測することも可能である．特に，障害に直結すると思われる主問題の機能低下を補助的に修正・改善することで疼痛に改善が得られるかどうかを評価し，どの機能に重点を絞ってアプローチするかを見極めることが重要である（図1）．

　局所の圧痛，またはストレステストでの疼痛が減少ないし消失したら，投球動作の観察・評価を行う．動作観察で得られた情報から障害発症機序の予測を行い，それに関与すると考えられる身体機能の評価を再度行う．新たに得られた情報を基に身体機能面へ再度アプローチを行う．以降は，動作観察と身体機能評価を繰り返し行っていき肘関節へ加わる外反ストレスを減ずるようアプローチを行っていく．

　成人期における投球動作に対するアプローチは慎重に導入していくべきである．特にlate cocking～ball releaseでの投球側上肢の動作を意識して修正させることはきわめて難しい．身体機能面の改善が動作の改善に直結するような評価・アプローチをしていくことが望ましい．以上の点を踏まえながら，成人期野球肘障害への評価・アプローチの実際について述べていく．

成人期肘関節内側部障害に対する評価とアプローチの実際

　成人期野球肘障害へのアプローチで一番考慮しなければならないことは，肘関節へ加わる過剰な外反ストレスをいかに減ずることができるかという点である．過剰な外反ストレスにより，内側支持機構である尺側側副靱帯や屈曲回内筋群に過度な伸張ストレスが加わる．また，投球動作中の外反ストレスによって尺骨神経も伸張されることが報告されている[1]．投球時に肘関節に発生する内反トルク（外反力に抗するように関節内に発生する内的なトルク）は，肩関節最大外旋（MER）の直前とボールリリース（BR）直後に高まる二峰性を示し，MER直前に最大値を示す[2]．内反トルクを減ずるためには，それに関わる関節運動と身体機能を十分に把握しなければならない．本項では，内反トルクの二峰性（MERとBR）に着目し，動作と身体機能の関連について述べる．

1. 肩関節最大外旋（MER）

　MERは，肩関節外旋のみならず，胸椎伸展，

図1 ▶ 胸椎伸展の有無による疼痛評価
投球時のMERを模した肢位で，胸椎の伸展の有無で疼痛に変化があるかを評価する．

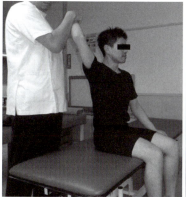
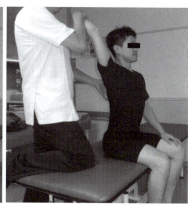

肩甲骨後傾が関与していると報告されており[3]，肘関節外反も含まれると考えられる．また，体幹下肢に着目すると，骨盤前傾，股関節伸展も関与すると推測される（図2）．なかでも肩甲上腕関節（GHJ）の外旋可動域はMERに最も寄与すると考えられる．宮下らは，肘障害の既往のある選手は，ない選手と比較して肩甲上腕関節外旋可動域が減少している一方，投球時のMER角度は増大している傾向であったと報告している[4]．臨床上で多くみられる機能的問題としては，GHJの後下方タイトネスがあげられる．後下方タイトネスが上腕骨頭の後上方化を生じさせ，大結節が肩峰下を通過することができず正常な外旋可動域が制限され肘関節内側への負担が増大する[5]．外旋シフトを呈している選手が多いという印象が強いが，肩甲骨を固定して注意深く評価すると純粋なGHJの外旋可動域が制限されている選手は少なくない．後下方タイトネスの原因となる軟部組織は，後下関節上腕靱帯（PIGHL）を始めとする後方関節包，小円筋，三角筋後部線維，上腕三頭筋長頭があげられる[5]．これらの軟部組織にアプローチした結果，外旋可動域が増大し投球を模した動作での外反ストレス痛が軽減する症例も多く経験する（図3）．その他に，胸椎伸展や肩甲骨後傾・外旋，骨盤前傾や股関節伸展に問題がある場合にも選手個々に合わせてエクササイズを処方する（図4）．また，動作的な問題として，肩関節外旋運動がタイミングよく出現するか否かも重要である．肩関節外旋運動がタイミングよく出現しない選手の動作的な特徴は，投球方向への骨盤の早期

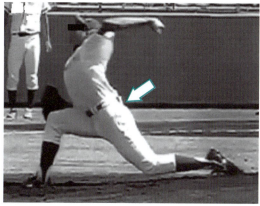

図2 ▶ MERを構成する関節運動
肘関節外反，肩甲上腕関節外旋，胸椎伸展，肩甲骨後傾に加えて，骨盤前傾，後脚の股関節伸展も必要である．写真では股関節伸展が不足しており（矢印），胸椎以上の関節で代償していると考えられる．

回旋とそれに伴う上部体幹の回旋があげられる．骨盤帯と上部体幹の分離ができず，骨盤帯と体幹が一塊となって回旋し，相対的に肩甲上腕関節は水平外転位を強いられる（図5）．水平外転位が強いられることで肩関節の外転角度は減少し肘下がりを呈することとなる．肩関節外転角度が減少することで外旋運動も制限されることとなり結果としてMERの角度が減少し肘内反トルクは増大すると考えられる．前脚接地（FP）以前に骨盤が回旋すると，投球中の肘内反トルクが増加することが報告されており[6]，この相での股関節・骨盤の動作とそれに関わる身体機能を評価・アプローチすることが重要である．この相で関係するのは支持脚の股関節屈曲・骨盤前傾保持能力と体幹の非

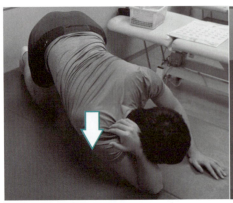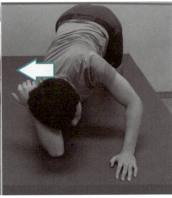

図3▶上腕三頭筋長頭, 小円筋, 大円筋のセルフストレッチ
腋窩を床に近づけ, 肩を側方へ移動させる.

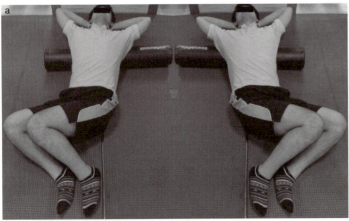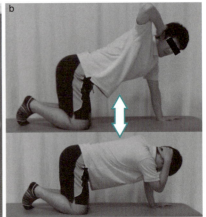

図4▶胸椎伸展エクササイズと肩甲骨外旋エクササイズ
a 胸椎伸展させながら体幹の回旋を入れ, 外腹斜筋から前鋸筋にかけての柔軟性向上を獲得する.
b 肩甲骨の外旋を意識して行う. 骨盤は回旋しないように注意する.

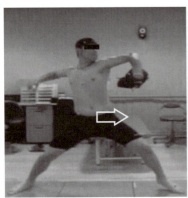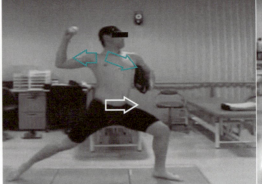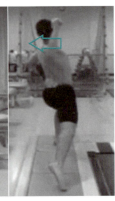

図5▶FPでの骨盤早期回旋と体幹早期回旋
骨盤-体幹間の柔軟性低下により, 骨盤と体幹が一塊となって回旋している. 結果として肩甲上腕関節は水平外転を強いられ, 肩関節外転角度は減少し肘下がりを呈する.

図6 ▶ ハンモック肢位での体幹回旋評価と体幹ストレッチ
a 体幹回旋の左右差を評価し，同時に肩甲骨外旋・後傾を評価する．
b 投球側臀部から外腹斜筋−前鋸筋にかけての筋膜連結ラインの柔軟性獲得のために行う．肩甲帯が浮かないように注意して行う．

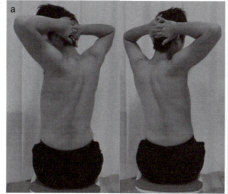
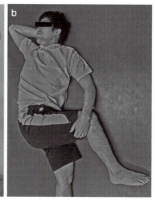

図7 ▶ 股関節内旋可動域獲得のためのストレッチと follow through 期の骨盤回旋エクササイズ
a ストレッチでは股関節後方を伸張するように意識する．
b follow through 期での骨盤回旋を意識して，股関節屈曲内旋位を維持した状態で骨盤を回旋する．

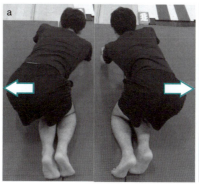
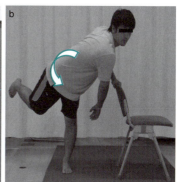

投球方向への回旋可動域である．特に，体幹の非投球方向への回旋可動域は注意深く評価し，アプローチを行うようにしている．評価はハンモック肢位で体幹を回旋するように指示し，その際の体幹回旋角度と同時に，肩甲骨の外旋と後傾を評価する．非投球側内腹斜筋−投球側外腹斜筋−前鋸筋の筋膜連結のラインと，投球側殿筋群−外腹斜筋−前鋸筋の筋膜連結の伸張性低下がみられることが多く，肩甲胸郭関節の機能不全に関与している場合も多いので注意深く評価しアプローチを行う（図6）．

2. ボールリリース（BR）

BRは投球動作の最終局面であるので，その場面での動作に関与する身体機能よりも，BR相以前の相での動作や身体機能に影響を受けると考えられる．動作では，BRを体幹の回旋を使って迎えられているか否かに着目している．前述したような，FP以前に骨盤・体幹が早期に回旋してしまっている場合，BR～follow through期では体幹の回旋が終了してしまっていることが多く，上肢に頼ったBR，いわゆる"手投げ"となっていることが多い．このような投球動作はBR直後の肘内反トルクが増大していることが考えられ，BR付近での疼痛の訴えに繋がる．また，そのような選手の中にはfollow through期での骨盤回旋が不足している選手も多く存在する．坂田らは，股関節内旋制限がfollow through期での骨盤早期回旋終了に関与する因子であると報告している[7]．股関節内旋制限に対するストレッチやfollow through期を模した肢位での動的な骨盤回旋運動を行わせる（図7）．各相ごとでの身体機能面の改善が得られたら，FP～follow throughを通しての投球練習を導入し，最後に全体を通しての投球練習を行うという流れで実施している（図8）．

3. 投球における外反ストレスの実際

当院では，光学式三次元動作解析装置（VICON）

Ⅲ 投球障害の運動療法

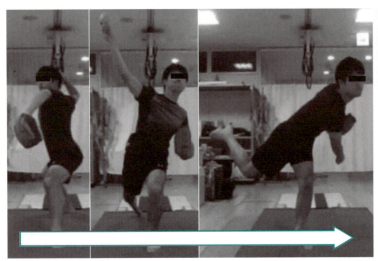

図8▶FP〜follow through を通しての投球動作練習
FPは，体幹を投球方向とは反対方向へ回旋させた肢位から開始する．上肢は可能な限り脱力するように指示する．follow through では，骨盤の回旋を意識させる．

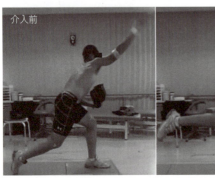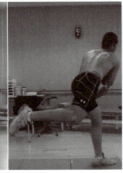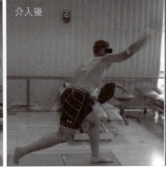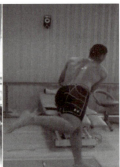

図9▶体幹・股関節可動域介入前後での投球動作の変化
介入後は，骨盤・体幹の回旋が増加していることがわかる．

にて投球動作を計測し，関節角度や関節トルクを算出して治療に役立てている．アプローチによって肘内反トルクの減少が得られた症例を提示する．症例は17歳男性，高校生内野手である．UCL損傷の診断で，ボールリリース時の肘関節内側痛が主訴であった．身体評価で，体幹回旋・股関節内旋可動域に制限を認めた．評価後に三次元動作解析を実施した．2週間，体幹回旋・股関節内旋の柔軟性改善を図った（図6，7）．2週間後に再評価にて可動域改善が得られたことを確認し，再度三次元動作解析を実施した．BR直後の肘内反トルク比（BR直後の肘内反トルクをMER直前の最大肘内反トルクで除した値）は，介入前72.6±4.0%から介入後66.2±3.1%へと減少した．

肩関節外転角度，水平外転角度にも改善が得られ，前脚接地時の非投球方向への体幹回旋角度，MERから肩関節最大内旋にかけての投球方向への骨盤回旋角度，骨盤・体幹前傾角度も増加した．これらのことから，肘下がりが改善し，体幹の回旋を利用したBRが可能になったことが考えられた．体幹・股関節の柔軟性低下がBR直後の肘内反トルクに影響を及ぼしていると考えられた症例である（図9）．

おわりに

成人期野球選手の肘関節内側部障害に対する当院の取り組みについて述べた．選手には，闇雲に

セルフエクササイズをさせるのではなく，どのようなメカニズムで肘関節への負担が減少するのか説明することが重要である．特に，即時的な効果をその場で体感させて説明できれば，納得したうえで積極的にセルフエクササイズに取り組むことができる．また，身体機能のアプローチ前後で投球動作がどのように変化したか動画で確認すると選手の理解が得られやすい．疼痛，身体機能，動作の3点を詳細に評価し，それらの関係性を踏まえてアプローチすることが重要である．

文　献

1) Aoki M, et al : Strain on the ulnar nerve at the elbow and wrist during throwing motion. J Bone Joint Surg Am 87 : 2508-2514, 2005
2) Fleisig GS, et al : Kinetics of baseball pitching with implications about injury mechanisms. Am J Sports Med 23 : 233-239, 1995
3) Miyashita K, et al : Glenohumeral, scapular, and thoracic angles at maximum shoulder external rotation in throwing. Am J Sports Med 38 : 363-368, 2010
4) 宮下浩二ほか：投球障害肘を生じた野球選手の投球動作における肩関節外旋運動．日臨スポーツ医会誌 15：250-256, 2007
5) 坂田　淳：投球障害共通の機能不全．Sportsmedicine 161 : 16-23, 2014
6) Aguinaldo AL, et al : Correlation of throwing mechanics with elbow valgus load in adult baseball pitchers. Am J Sports Med 37 : 2043-2048, 2009
7) 坂田　淳ほか：内側型野球肘患者の疼痛出現相における投球フォームの違いと理学所見について．日整外スポーツ医会誌 32：55-62, 2012

コラム

選手を支える医療

小倉全由

　大会中に一番悩むのは投手の起用で、特に連戦になった時には連投により故障をしないかという点である．目の前の勝負に勝ちたいという気持ちと故障させてはいけないという狭間で悩むことがあるが，選手の将来を考えて酷使による故障を防ぐのが優先である．甲子園というステージはすごいところで，真夏の過酷な環境でも投手が何試合も投げられてしまう．しかし，試合で酷使したからだのダメージは大きいので，無理はさせたくない．2011年夏の甲子園大会ではエースの吉永投手を準決勝の試合で投げさせるかどうかという決断を迫られた．準々決勝の試合で完投しており，連戦で準決勝の試合となるため，将来を考え吉永は投げさせない予定であった．準決勝前日のミーティングで吉永は投げさせないと選手全員の前で言い，「吉永が投げないから点をとらないと勝てないぞ」とも言った．しかし，朝に宿舎を出るときに吉永は投げたいと言っているし，「吉永君は投げられる状態です」とトレーナーおよび理学療法士の鈴木智先生（船橋整形外科病院）が言ってくれたので，リリーフでは投げさせることができると考えが変わった．吉永はミーティングで投げさせないと言われた時にはがっかりしていたそうである．選手のからだを診ている専門家からのアドバイスがあったために，他の投手を先発させても，吉永がリリーフで投げられるという余裕があったのは大きかった．二人の専門家のアドバイスがなければ吉永を4イニング目から投げさせなかったので，優勝はできなかったかもしれない．

　このような大会中のサポートは有難いことであるが，もっと大切なことは普段から専門家の皆さんと連携することであり，同じ医療機関で継続して選手を診ていただくことではないかと思う．それにより互いの信頼関係が築かれ，結果として選手にプラスになるので，一度お任せしたら練習を離れる期間が長くなっても最後まで選手を預けきることを心掛けている．医療機関との連携であるが，選手が不調を訴えた時は船橋整形外科病院の菅谷啓之先生に診察をお願いしている．2001年の夏の甲子園優勝後，秋の大会でエースが肩を故障した際に受診し菅谷先生とお会いしたのをきっかけに，その後選手を診ていただいている．千葉県の船橋整形まで東京都町田市の学校から約2時間かかるが，選手には練習を休んでもよいのでコンディションを整えることを優先するように指導している．病院では菅谷先生の診察によりコンディショニングの方向性を示していただき，理学療法士の先生方にトレーニングの指導をして頂いている．病院に伺った時に汗だくになってトレーニングをしている選手の姿を見て，病院で診ていただこうという気持ちがより強くなった．

　ここ2年くらい投手の故障はなく，故障のない選手を予防的にみてもらうことはなかった．そうしたら故障者が出たので，菅谷先生からは悪くなってからの対応ではなく，悪くなる前から継続してチェックしていこうという助言をいただいた．大会が近くなると痛いと言いにくいので，痛みがない時点でチェックしてもらうことが大事である．2015年4月から入学時点でメディカルチェックをして，どのようなコンディショニングをすればよいのかを判断する，新しい展開をスタートした．

　「肩が上がらない，ボールが来ない」というのはわかるが，それが故障につながるかどうかはわからない．指導者がからだのこともわかって対応することが理想であるが，専門的なことは深くはわからないので，医療関係者にお任せしている．正しい目で見てあげるのが大事なので，自分のできないことはできる方にお願いすることが選手にとってもプラスになる．菅谷先生とは定期的に会食をするなど情報交換をしていることもあり，色々なことがスムースに進むので，からだに関することは余計な心配をしなくてもいいのでとても助かる．

　選手には3年間好きな野球をやらせてあげたいという気持ちが根本にあり，故障をしたら野球ができないので，そうならないためにも医療関係者との連携は不可欠である．

IV

投球障害の治療に必要な基礎知識

Ⅳ 投球障害の治療に必要な基礎知識

投球障害治療の全体像

菅谷啓之

▶ はじめに

　全身運動である投球動作に伴う障害，すなわち，投球障害においては肩と肘に症状が出ることが多いが，特に発症早期では肩や肘自体に問題があることはむしろ稀であり，原因は他にあることの方が圧倒的に多い．この投球障害の原因としては，現在2通りの考え方がある．一つは身体機能そのものに問題がある身体的要因が原因となっているとする考え方であり，もう一つは，フォームや体の使い方など技術的要素にその原因を求める考え方である．前者の考え方は「全身のいずれかの部位の機能的な問題に端を発し，肩甲胸郭関節機能異常をきたした結果，肩や肘に症状が出る」という考え方であり，これは病院で投球障害に携わることの多い理学療法士に多い考え方である．治療の基本は身体機能を修正して肩や肘に負担の少ないフォームに戻していこうとするものである．一方，後者の考え方は，「フォーム自体の問題，すなわち，体の使い方や投球動作に対するイメージの持ち方が悪いため，フォーム自体に異常をきたし，肩や肘に症状が出る」というものである．これは，現場のトレーナーやコーチに多い考え方であり，あくまでも体の使い方あるいはフォームに対するイメージを変えて問題の解決を図ろうとする考え方である．筆者の印象では，投球障害は上記二つの考え方は別物ではなく，両者が複雑に絡み合って相互に影響を及ぼしているのではないかと考えている．ただし，小学生から高校生くらいまでは，体の使い方や投球動作に対するイメージの問題が身体機能にも悪影響を与えて肩や肘の症状をもたらしているケースが多く，社会人やプロ野球レベルでは疲労やコンディショニングの問題で身体機能に異常をきたして症状を発していることが多いという印象がある．本項では，以上のコンセプトを踏まえて，投球動作と障害発生のメカニズムを考察し，代表的疾患それぞれにおける現状での問題点につき述べる．

▶ 投球動作のメカニズム

　投球動作は一般的に，ワインドアップ，コッキング，アクセレレーション，フォロースルーまでの4つのフェーズに分けられるが，コッキングフェーズは踏み出し足の着地によってアーリーコッキングとレイトコッキングに，フォロースルーはボールリリース直後を減速期と呼び，残りのフォロースルーと区別すると6つのフェーズに分けられる(図1)[1]．
　一方，これらの動作は大きく下肢の並進運動および上体の回転運動と腕の振りに大別されるが，下肢の並進運動はワインドアップからレイトコッキングで，上体の回転運動と腕の振りはレイトコッキング以降に行われる[2]．これらのうち，上体と腕の動作は肩甲骨と胸郭の柔軟性と肩甲骨の可動性が特に重要となる．アーリーコッキングで腕がトップポジションの位置に入ってからは，下肢体幹肩甲帯など中枢側の動きで腕はむしろ受動的にMER (maximum external rotation)に導かれ，これ以降も体幹と下半身のリードのまま溜められたパワーがボールリリースで一気にボールへ伝えられる．この一連の動きの中で，肩甲骨は上腕骨の動きに合わせて動き，上腕骨頭の関節窩への求心性を保つ必要があり，この身体機能が投球動作においてきわめて重要なポイントとなる[3]．この肩甲骨の動きは，胸郭の形状と柔軟性に左右されるため，肩甲胸郭関節機能の維持は野球選手にとって生命線といえる[4,5](図2)．
　第Ⅰ章で瀬戸口氏が述べているように(10頁)，

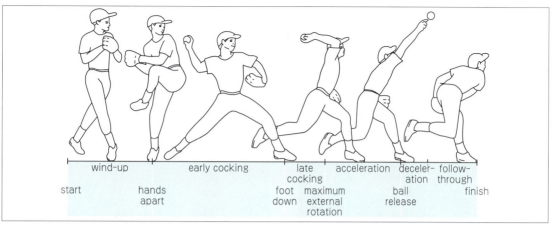

図 1 ▶ 投球動作の諸相
（文献 1 より引用改変）

加速期における MER からボールリリースにおいては，上腕骨の回旋平面と肘関節の伸展平面が同一平面上にある single plane が理想とされる．これは，肩や肘に負担がかかりにくいだけでなく，正面から見るとボールリリース前に肘から末梢が見えないため，打者からもボールの出所が見えにくく打ちにくい投球フォームといえる（図 3）．これを達成するためには胸郭と肩甲骨の可動性が不可欠であるのは瀬戸口氏の述べるとおりである[6,7]．

一方，肩甲骨と胸郭の可動性が不十分な場合，両者は同一平面上にはならないため，加速期からボールリリースにかけて，肘関節が急激に伸展される際に，single plane ではほとんど必要のない肩甲上腕関節の内旋動作（過剰な内旋運動）を無意識に行ってボールの出る方向を修正する動き（いわゆる"腕の横ぶり"）が入るため（図 4, 5），肩甲上腕関節や肘関節にさまざまなストレスをもたらす．具体的には肘関節では外反ストレスが増大し，内側障害，小頭障害，後方障害が起こる．加速期の肩甲上腕関節の過剰な内旋運動により減速期での遠心性筋収縮の強制により，棘下筋萎縮（腱板損傷）や関節唇損傷が起きる．また加速期で大胸筋優位の動きになるため，肩甲上腕関節に剪断力が働き骨頭の求心性が不良となり関節唇損傷の原因ともなる．大胸筋優位の運動のリスクは，同じ内旋作用を持つ腱板である肩甲下筋の筋出力が低下するためにフォロースルーでの上腕骨の内

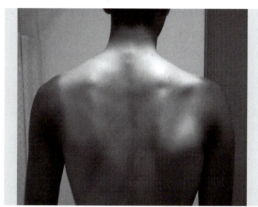

図 2 ▶ 典型的な肩甲胸郭関節機能障害の野球部高校生
右肩甲骨は下制，下方回旋，前傾位となっており，棘下筋の萎縮も著明である．

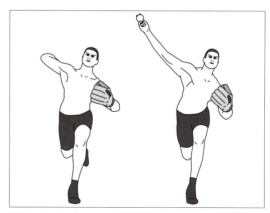

図 3 ▶ single plane での投球動作のイメージ
理想的な投球フォームでは，MER からフォロースルーまでの上腕の通過する軌道と肘関節が屈曲から伸展に至る平面が一致するため，肘の伸展動作が入る前は肘関節から末梢が上腕に隠れて正面（打者の方）から見えない．

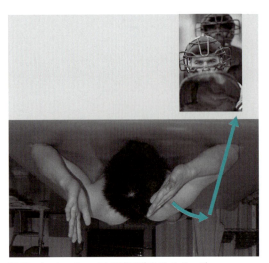

図4 ▶ single plane での腕の動きのイメージ
胸郭と肩甲帯の機能が良好で MER にて図3の左のようなポジションに腕が入れば（曲矢印），それ以降は肘の伸展（直矢印）と体幹の回旋など上体の動きだけでミットにボールが向かう．

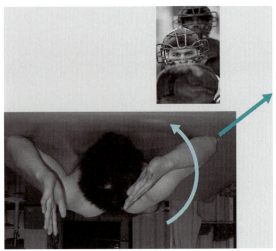

図5 ▶ double plane での腕の動きのイメージ
胸郭と肩甲帯の機能が不良で MER にて図3の左のポジションに腕の位置が納まらない場合，肘関節の伸展（直矢印）だけではボールは目標より大きく右方向に逸れるので，肩甲上腕関節の内旋動作を過剰に入れてボールの向きを修正する，いわゆる"横ぶり"動作（曲矢印）が必要になる．

表1 ▶ double plane での加速期における軌道修正局面による肩・肘への影響

- 加速期の肘伸展局面での"横ぶり"によって…
  ① 肘関節外反ストレス増大⇒肘関節内側障害，小頭障害（成長期），後方障害，尺骨神経障害
  ② 肩甲上腕関節の内旋運動→減速期の遠心性筋収縮強制⇒棘下筋萎縮（腱板損傷），関節唇損傷
  ③ 大胸筋優位の運動┬肩甲上腕関節に剪断力→上腕骨頭の求心性不良⇒関節唇損傷
  └肩甲下筋出力低下→フォロースルーでの上腕骨内旋不良⇒肘頭障害

旋不足が起こり，肘頭がロックしやすくなることで肘頭疲労骨折などの肘頭障害の大きな要因となりうる（表1）．ボールリリースからフォロースルーにかけての上腕骨の内旋や前腕の回内は，投球動作後半における体幹回旋などによる受動的な自然な動きである．しかしながら，肩甲胸郭関節の可動性が不十分な場合に誘発される加速期からボールリリースまでの間に起こる早期の過剰な肩甲上腕関節の内旋運動（結果的に上腕骨が内旋する）は障害のリスクとなる．同じ上腕骨内旋運動でも両者は異なり，何が肩関節にストレスになる

かを理解する必要がある．

肩甲胸郭関節機能不全と腱板機能不全

肩甲胸郭関節機能不全とは，肩甲骨が上記の投球動作に適応できずに正しく動けない状態になっていることをいう．通常，肩甲骨が動けなくなるときには胸郭，すなわち胸椎と肋骨の可動性が低下している（図6）．胸椎と肋骨の動きが低下し，図2のように位置異常などで肩甲骨がきちんと動けなくなっている状態が肩甲胸郭機能不全である．

腱板機能不全は肩甲骨と上腕骨を連結する腱板（肩甲下筋，棘上筋，棘下筋，小円筋）が機能低下をきたしている状態であり（図7），上腕骨頭が肩甲骨関節窩面との求心性を保つことが困難になる．ただし，実際は上腕骨頭との動きに対して，腱板筋群が収縮することで肩甲骨が関節窩面を上腕骨頭に合わせるように動くため[3]，まず肩甲骨が自由に動ける環境が必要となる．すなわち，肩甲胸郭機能不全のある状態で腱板機能不全を修正することは困難で，まず肩甲胸郭機能不全の修正を行い，肩甲骨が自由に動ける環境にあることが良好な腱板機能を得るための必要条件となる．外

来でよくみられるリハビリをやっているのに良くならない典型的なケースは，肩甲骨が動けない状態（肩甲胸郭機能不全）のまま腱板機能訓練を繰り返している場合で，治療効果はほとんど期待できない．

▶ 投球障害の病態

投球障害の局所的病態に関しては，第Ⅳ章の本項以降の項で詳細に述べられているが，本項でも大まかに述べておく．基本的な問題は，身体的要素がメインにせよ技術的要素がメインにせよ，胸郭・肩甲骨・腕の振りがスムーズに行われなくなり，上記の double plane になってしまうことにより起こる肩肘の局所的変化であるが，骨端線閉鎖前と骨端線閉鎖後では病状が異なる．骨端線閉鎖前は，骨軟骨損傷という形で，肩では上腕骨近位骨端線離開（リトルリーグショルダー）（図8），肘では野球肘（内側障害，小頭障害，後方障害）となる（図9）．一方，骨端線閉鎖後には，肩では関節唇損傷や腱板関節面断裂（特に棘下筋）などが問題となるが（図10），肘では内側障害としては MCL 損傷，肘頭障害（疲労骨折，インピンジメント）および変形性関節症などが問題となる（図11）．

1. 成長期の投球肘障害の問題点

野球肘では，骨年齢に応じて適切な処置を行っていく必要がある．治療者は，次項に詳述されている肘の骨化進行過程を十分に理解する必要がある．特に上腕骨小頭離断性骨軟骨炎は，手術のタイミングを逸すると重篤な後遺症が残る可能性がある一方，不必要な侵襲的手術も多く行われている現状もあるので，症状と病期だけでなく，骨年齢，病巣の広がり，肘関節可動域，および肩甲胸郭関節機能を詳細に吟味して治療方針を決めていく必要がある．内側障害や後方障害に関しては，内側上顆の裂離や骨端線閉鎖不全，肘頭骨端線閉鎖不全の治療法に関して，早期手術や外固定を推奨する治療者も少なくない．しかしながら，筆者の経験では，きちんとした理学療法ができれば，手術や固定を要することなく野球に復帰できることがほとんどである．成長期に不必要な侵襲的手術を避けるという意味でも，これは今後治療者

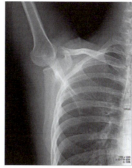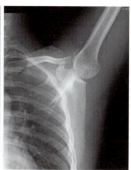

図6 ▶ 胸郭の可動性低下が著しい野球選手（16歳，高校2年男子）
両側バンザイの写真であるが，健側（左）に比べ患側（右）では肋骨の間隔が狭く，バンザイしているにもかかわらず全体的に右下がりになっており，胸郭の可動性が明らかに低下している．

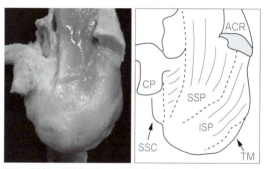

図7 ▶ 腱板の解剖写真．左肩を上方から見たところ
SSC：肩甲下筋，SSP：棘上筋，ISP：棘下筋，TM：小円筋，CP：烏口突起，ACR：肩峰（先端部切除）．

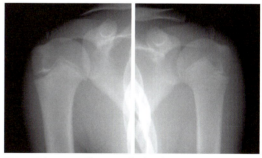

図8 ▶ リトルリーグショルダー（13歳，男子中学生）
上腕骨近位端骨端線離開が健側（右）に比べ患側（左）で明らかである．

間でコンセンサスを得ていくべき重要な課題である．

2. 成長期の投球肩障害の問題点

肩甲胸郭関節機能障害による肩甲上腕関節への

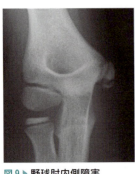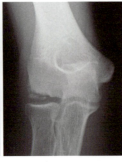

図9 ▶ 野球肘内側障害
左：内側上顆裂離（12歳，男子），右：上腕骨小頭離断性骨軟骨炎（13歳，男子）．

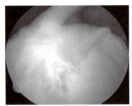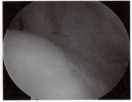

図10 ▶ 上方関節唇損傷と腱板関節面断裂
左：社会人野球投手（24歳）にみられたSLAP病変タイプⅡ．
右：プロ野球投手（29歳）にみられた深い腱板関節面断裂．

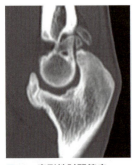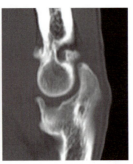

図11 ▶ 変形性肘関節症
プロ野球投手（27歳）にみられた変形性肘関節症．肘頭窩の遊離体，骨棘，鉤状突起の骨棘が著明である．

過剰な負荷が，成長期に組織学的に強靱な関節包や腱板組織にではなく，力学的に脆弱な上腕骨近位骨端線にかかるために起こるものでリトルリーグショルダーと呼ばれる．X線上は上腕骨近位骨端線離開が特徴的であるが，健側との比較が重要である．ただ，初期には画像上の変化を確認できないため，理学療法で肩甲胸郭関節機能の修正を図ることが重要であり，理学療法のみで後遺症な

く完治せしめることが可能である．

3. 成人期の投球肘障害の問題点

MCL損傷や尺骨神経障害などの内側障害に対する治療方針は治療者により異なることが多いのが現状である．近年，MCL再建の適応は肘内側の緩みというより変性した靱帯自体による疼痛であるとの意見もあり，MCL再建は緩みに対して行われているのではないとのことであるが，きわめてcontroversialであり，全くといって良いほどコンセンサスを得られていない．この問題には，投球動作における肘関節外反ストレスが関与しているのは間違いないが，多くの治療者が術前にこの外反ストレスを軽減させる理学療法ができているのかきわめて疑問である．外反動揺性はMCLだけでなく回内屈筋群によるdynamicな要素も大きく関与しているはずであるし，野球経験年数やレベルが上がると変形性関節症性変化も起こってくる．これらの影響はいかなるものなのか？肘外反動揺性の強い選手でも症状なく活躍できている選手も少なくないため，投球動作のパフォーマンススタイルとの関係も考慮する必要があると考えられる．今後は，局所的には解剖学やバイオメカニクス的研究の進歩およびMRIや超音波などの画像所見の進歩が不可欠であり，神経障害の治療や肘頭障害の治療と併せて，今後コンセンサスを得ていくべき重要なテーマと考えられる．

4. 成人期の投球障害肩の問題点

腱板関節面断裂と関節唇損傷に対する対処が問題となるが，肩に関しては比較的治療者間のコンセンサスが得られており，肘関節外科医に比べると肩はきちんと理学療法などの保存療法ができる治療者が多い．上方関節唇損傷に関しては，海外ではスーチャーアンカーでしっかりと固定する医師がほとんどであり，スポーツ復帰率も低い[8]．本邦では前上方のみ固定して後上方はクリアランスを確保する手術法が主流になりつつあり，結果も出てきている．ただし，腱板断裂に関しては手術適応もさることながら，術後の競技復帰率もきわめて低い．術式を含めて今後さらなる検討を要する項目である．次項を参照されたい．

5. その他の問題

投球側の外傷性脱臼など治療に難渋し術後復帰

も問題の多い課題も少なくないが，この問題も次項に譲る．

コンセンサスへの道と今後

近年，多くの若手医師やセラピストの野球障害の知識に対する貪欲な熱意の賜物で，セミナーや勉強会が多く開催されているし，野球肘検診も全国的な広がりを見せている．その甲斐あってか，投球障害肩や肘の機能的な問題や局所病態に関する理解に関しては，かなりコンセンサスが得られてきたと思う．しかしながら，こと治療に関してはどうであろうか？ 投球障害の原因は，肩甲胸郭関節機能障害であるとしても，いかにこの機能障害を理学療法で改善せしめるのか？ 肘内側が痛むMCL損傷と診断された野球選手はどう治療するのか？ 身体機能の改善か？ フォームチェックか？ フォームに対する意識改革か？ 手術か？ 肘頭疲労骨折は即手術か？ 現状では，これらの問題に関しては治療者間で全くコンセンサスが得られていない．その理由は何か？ ほとんどの治療者はまず保存療法として理学療法を優先すると思う．これは良いが，「理学療法を数ヵ月続けたが症状が取れないから手術」となってはいないか？ 理学療法をある一定期間やったからもう保存療法は終わりではなく，身体機能が改善されたか否かが問題のはずである．身体機能を改善させる技術を持たない理学療法士が何年治療しても治療効果は上がるはずもない．すなわち，身体機能を評価する医師の技術の問題と理学療法士の理学療法の技術の問題である．手術の技術を身につけるだけではなく，この問題を解決できるような治療者全体の底上げが急務といえる．一方で，冒頭に述べたように，医師や理学療法士の考え方と現場のコーチやトレーナーの考え方やアプローチ法には違いがある．治療が独善的にならないようにするためにも，医療従事者は常に現場の視点を考え現場の意見を取り入れながら治療を行う必要がある．そうすることで，結果が出れば現場からも信頼されるようになる．このように相互に信頼関係が築ければ現場もどんどん医療機関を頼るようになり，相互作用で治療レベルをさらに上げることができるようになる．これは，医療従事者と現場トレーナーの両者にとってもプラスであるし，そして何より，選手にとってこんなに有難いことはない．

おわりに

メジャーリーグの投手は日本人に比べて独創的なフォームをしている選手が多く，上記のsingle planeから外れた状態で活躍する選手も少なくない．これは圧倒的な上半身の強さなど，人種間の身体能力の違いが当然影響しているものと考えられる．米国では肩や肘は消耗品と捉えられており，投球数制限はしても日本のように機能修正して肩や肘に負担の少ないフォームへ近づけるというコンセプトはあまりないようである．国内で活躍した日本人選手とはいえ，体の構造や遺伝子の違いはいかんともし難いはずである．メジャーリーグへ行った日本人選手が，日本では大丈夫だったのに悪夢のように次から次へとMCL再建術を受けるのは，どう考えてもこのあたりに理由がある気がしてならない．今後は，日本全体の治療者の底上げを図るとともに，世界的に見てもレベルの高いわが国の理学療法技術やコンセプトを米国など海外に伝えていくことも急務と考えている．

文　献

1) Meister K : Injuries to the shoulder in the throwing athlete. Am J Sports Med 28 : 265-275, 2000
2) 前田　健：ピッチングメカニズムブック　理論編－ピッチングの仕組み，ベースボール・マガジン社，東京，2010
3) 山口光國ほか：上腕骨位置を基本とした，肩甲帯の運動許容範囲．肩関節 33 : 805-808, 2009
4) 菅谷啓之：上肢のスポーツ障害に対するリハビリテーション．関節外科 29(suppl 1) : 148-158, 2010
5) 菅谷啓之ほか：医学的診断・治療に有用なコンディショニング関連情報 上肢．臨スポーツ医 28(臨時増刊) : 21-27, 2011
6) 瀬戸口芳正：スローイングアスリートの運動連鎖と前方不安定性．臨スポーツ医 27 : 1359-1368, 2010
7) 瀬戸口芳正：投球フォームと肩・肘障害．臨スポーツ医 30 : 831-839, 2013
8) Sayde WM, et al : Return to play after Type II superior labral anterior-posterior lesion repairs in athletes : a systematic review. Clin Orthop Relat Res 470 : 1595-1600, 2012

Ⅳ 投球障害の治療に必要な基礎知識

投球肩肘障害の診断の注意点
―メディカルチェックで得られた知見―

星加昭太, 菅谷啓之

▶ はじめに

　全身運動である投球動作は下肢・体幹・上肢の複合関節による運動連鎖によって行われており，繰り返し動作によるオーバーユース，運動連鎖の破綻や不適切な投球フォームによって肩・肘関節に器質的あるいは機能的に破綻をきたし投球障害が惹起される．その結果骨端線閉鎖前の選手においては骨形態へ影響が生じ，肩では上腕骨近位骨端線離開（リトルリーグショルダー），肘では野球肘（内側上顆障害，小頭障害，後方障害）となる．一方骨端線閉鎖後では骨形態への影響ばかりでなく軟部組織の障害へと進展する．肩では関節唇損傷や腱板関節面断裂，肘では肘内側障害（内側側副靱帯（以下 UCL）損傷，尺骨神経障害，屈曲回内屈筋群損傷），後方障害（肘頭疲労骨折，後方インピンジメント障害）および変形性関節症などが問題となる．日本では，プロ野球選手の多くは小学生低学年から軟式や硬式野球のチームに所属し，投手，野手を問わず，長い間投球動作を繰り返すため継続的にストレスがかかる．それらは画像診断の進歩により，画像異常として解剖学的な損傷部位が解明されてきた．一方で画像異常が認められても，痛みなくプレーできているプロ・社会人野球の選手が多くいるのも事実である．当院では，シーズンオフにプロ野球選手を対象に肩，肘関節を中心とした画像評価，身体機能評価をメディカルチェック（medical checkup：MC）として実施している．本項では肘関節を中心として画像上問題となる特徴について当院でのプロ野球選手の MC の結果を交え解説する．

▶ 骨性評価

1. X 線

　投球障害に伴う肘 OA は繰り返す投球動作によるものであり，コッキング後期から加速期での valgus extension over load[1]や投球終末時の mechanical door stop action[2]により後内側のインピンジメントを生じ，その結果肘頭や肘頭窩の骨棘を形成する[3]．本邦において伊藤らは 79 名のプロ野球選手の投球側肘において，骨棘の形成は肘頭・鉤状突起先端に最も多く，肘頭窩，鉤状窩，肘頭，滑車内側縁にも多くみられたと報告している[4]．当院の MC では骨棘の発生は鉤状突起結節に最も多く，以下肘頭内側辺縁，鉤状窩，肘頭先端の順に多かった[5]．

　また繰り返す外反ストレスは内側上顆の骨形態にも影響を及ぼす．前述したように骨端線閉鎖前には内側上顆障害（骨端離開，分離・分節）をきたし，骨端線閉鎖後も骨棘，遺残裂離骨片となり外反動揺性[6]，痛み，パフォーマンスの低下につながり保存療法抵抗因子[7]になると報告されている．しかし当院の MC では内側上顆基部に裂離骨片を約 3 割に認めており[4]，プロ野球レベルでもコンディショニングの維持で競技は可能であると考えられた．

2. computed tomography (CT)

　後内側インピンジメントにおける骨棘形成の診断は，単純 X 線像でも可能であるが，後方骨棘の初期像は，肘頭先端後内側の比較的限局した部位に認め単純 X 線・側面像では過小評価される場合があり注意が必要である．CT は単純 X 線写真では検出困難な部位を描出できる．MPRCT（multi planner reconstructive computed tomography）により冠状断，矢状断を再構成することで断層ごとの

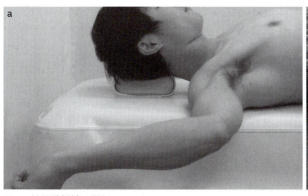
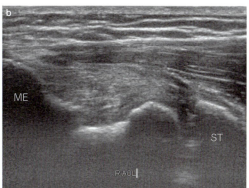

図1 ▶ 外反動揺性の評価：gravity stress test
a 検査方法および測定肢位（肩外転90°，肘90°屈曲位，前腕自重での外反負荷）
b US での定量的評価（内側関節裂隙の開大を評価）
ME：上腕骨内側上顆，ST：尺骨鉤状突起結節

詳細な描出が可能となる[8]．また三次元投影像（3D-CT）によって骨増殖性変化の三次元評価も可能である．特に，肘頭先端，肘頭窩の骨棘形成による後方インピンジメント障害あるいは肘頭疲労骨折，骨端線閉鎖不全などの後方投球障害の評価に有用である．笹沼らは CT による野球選手の骨棘の評価を行ったところ，後方の肘頭や肘頭窩の他に前方の鉤状突起や鉤状窩にも高率に骨棘を形成し[9]，MPRCT および 3D-CT は後方同様，前方の骨棘の評価にも有用であると報告している．また成長期の肘離断性骨軟骨炎（以下 OCD）遺残に伴う肘 OA は上腕骨小頭を中心とする骨棘や橈骨頭の肥大化・亜脱臼などの腕頭関節の破綻が特徴的であるが，当院の MC ではそれらの特徴を有する症例は1例もなかった．OCD の早期発見，早期治療がその後のパフォーマンスレベルに有効に作用することが示唆された．

▶ 軟部組織評価

1. 超音波（US）

近年超音波機器の進歩により，US が MRI に代わって軟部組織評価の第一選択となりつつある．US は靱帯の質的評価ばかりか，外反動揺性（不安定性）の計測やカラードップラー画像による血流評価も可能である．外反動揺性の測定方法は，肘関節90°屈曲位，前腕自重での外反負荷での内側関節裂隙の開大を左右超音波で計測し，late cocking 肢位での評価が可能となった[10]（図1）．佐々木らは大学生30名の投球側，非投球側を比較したところ，前腕自重の外反負荷で投球側は非投球側に比べ有位に内側関節裂隙が増大していたと報告している[10]．一般的には患健差2mm以上の外反動揺性を，MCL 機能不全とする場合が多い[11]が，山崎らの報告ではプロ野球選手50名での調査で，2mm上の左右差を認める症例が投手26名中8例31％に存在していた[12]．当院の MC では投手58名中12名20％に患健差2mm以上の外反動揺性を認めた．以上より投球側の外反動揺性はそれだけでは異常でなく，繰り返しの投球動作による外反ストレスに対する適合性であると考えられる．

2. magnetic resonance imaging（MRI）
a）撮影方法

投球障害における UCL 損傷に対して MRI による靱帯の質的評価はゴールドスタンダードとなっている．しかし施設によって MRI の撮影方法や解像度，診断精度も異なるのが現状である．当院では 1.5T 臨床用 MRI と小関節用マイクロコイル[13]を用いて肘関節の高分解能 MR 画像を撮像し UCL 損傷を評価している．撮像断面の決定について，冠状断は上腕骨遠位の軸位断像にて内側上顆と外側上顆を結ぶ線を設定し，その線に平行に設定すると靱帯が見やすい断面になる．しかし，

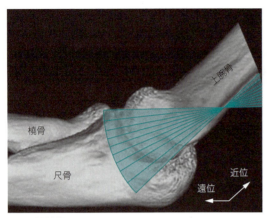

図2 ▶ 放射状 MRI
靱帯の付着部全体を覆うように2°間隔のスライスで放射状に
UCL を撮影した．

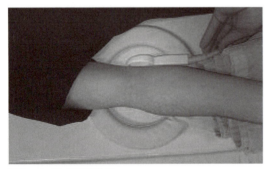

図3 ▶ コイルの設置位置
C1コイルを肘の下に，マイクロコイルを内側上顆を覆うよう
に設置した．

得られる画像は撮像者の技術に影響を受けやすいこと，UCLの付着部位の広がりなどを考慮し，当院では通常の冠状断の他に放射状撮影も用いて評価を行っている[14]（図2）．

b）コイルの選択

表面コイルは撮像対象範囲（撮像領域）に合わせて大きさを選ぶ．以前より肘関節では表面コイルであるC1フレックスコイルを用いていたが，詳細な評価を行うため肘内側に内側上顆を覆うようにマイクロコイルも用いて評価している．マイクロコイルのみでは極端に狭い撮影視野のためUCLと合併する頻度の高い肘頭疲労骨折などを見落としてしまう可能性があり，それを防ぐため2つのコイルを同時に用い撮影している（図3）．

c）評価方法

靱帯，腱の病変の正確な局在を知るために必要な解剖を描出するシークエンスには，プロトン密度強調画像（PDW）やグラジエントエコー法 $T2^*$ 強調画像（以下 $T2^*$）などが有用である．$T2^*$ では magic angle phenomenon（魔法化現象）などの影響で過剰評価の危険性があるので[15]，自施設ではUCLの評価にはPDWを用いて行っている．しかしPDWでも近位部は健常でも内部がやや高信号に描出されることが多いため注意が必要である．

d）靱帯評価

UCL損傷における靱帯評価は靱帯の輝度変化，肥厚，境界の不明瞭，T signの有無などで評価されている[16,17]．当院では高分解能MR画像を用いてUCLを4つのGradeに分けて評価している（図4）．当院でのMCでプロ野球投手58名に対して調査したところ Grade 1：26％（n＝15），Grade 2：48％（n＝28），Grade 3：19％（n＝11），Grade 4：7％（n＝4）であった（図4）．Hurdらは23名の症状のない高校野球投手の肘MRIを調査し87％に異常所見を認めたと報告している[18]．Kooimaらは16名のMLB選手の無症状の肘MRIを調査し44％に靱帯の部分断裂を認めたと報告している[19]．当院のMCでも症状のないプロ野球投手58名のうち43名（71％）にUCLの変性および断裂を認めており，診断の際にはこれらの画像所見を十分考慮することが重要である．Fordらは43名のMLB選手のUCLをMRI評価し，完全断裂を呈する投手は全例手術療法に移行したと報告している[17]．宇良田らはUCL損傷166例を調査し，保存療法抵抗因子として内側上顆裂離骨片の他にMRIにてUCL完全断裂損傷も挙げている[7]．今回のMCでGrade 4のプロ野球投手4例に対して，MRI施行後1年間の肘痛の有無について調査を行ったが，肘痛を呈したのは1名もいなかった．MRIにおけるUCL完全断裂が障害発生要因になりえるかについては今後さらなる調査が必要である．

e）T sign

UCL深層部が鉤状突起結節から剝離するように断裂すると，鉤状突起結節に沿って関節液が流れ込む．この流れ込んだ関節液がT字に見えるた

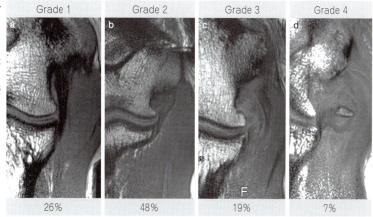

図4▶ 高分解MRIにおけるUCL grading およびその発生頻度
a Grade 1：正常靭帯
b Grade 2：靭帯の軽度輝度変化
c Grade 3：靭帯の高度輝度変化もしくは部分断裂
d Grade 4：靭帯の完全断裂もしくは靭帯成分の消失

め，T signと呼ばれている[19]．1994年にTimmermanらは投球時のUCL部分損傷7例の手術例について報告し，遠位部付着部の損傷は6例で，その損傷部位は全例で靭帯の深層部での断裂でT signを認めたと報告している[19]．またその関節包側部分断裂の評価には造影剤を用いた関節造影MRIが有用であると報告している[19]．しかし針を刺すことに対する侵襲の高さからプロ野球選手などのMCの評価には不向きである[20]．当院では関節包側部分断裂（T sign）の評価についてUCL遠位付着部の靭帯と鉤状結節との間の輝度変化の有無として評価している．その際鉤状結節部靭帯付着部の非石灰化線維軟骨層の肥厚（fibro cartilage line）を考慮してPDWだけではなく脂肪抑制PDWも用いて行っている[21]．当院のMCでは輝度変化なしが45％，輝度変化ありが55％であった（図5）．一方，野球経験のない健常ボランティアの肘MRIも同条件で撮像したところ輝度変化ありが10％であった．UCL関節包側部分断裂（T sign）に関してはUCLと関節包との関係，関節包の付着形態および付着幅についてなど更なる検討を要する．

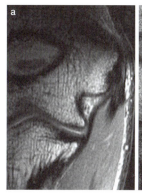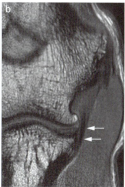

図5▶ 高分解MRIにおける関節包面断裂の有無
a 輝度変化なし
b 輝度変化あり（矢印）

MCによる画像検査や身体機能評価を行うことが重要であり，障害発生時には画像上の病変のある局所のみならず障害発生要因を総合的に評価することが重要である．

▶結 語

当院におけるプロ野球選手のMCの結果を中心にプロ野球選手の肘関節の画像所見について概説した．今回の結果よりMC時に多くの症例で画像上の異常所見を認めていた．症状のない時から

文 献

1) Wilson FD, et al：Valgus extension overload in the pitching elbow. Am J Sports Med 11：83-88, 1983
2) Slocum DB, et al：Classification of elbow injuries from baseball players. Tex Med 64：48-53, 1986
3) Andrews JR, et al：Outcome of elbow surgery in professional baseball players. Am J Sports Med 23：407-413, 1995
4) 伊藤恵康ほか：プロ野球選手の肘関節症．MB Orthop 10：25-36，1997
5) 星加昭太ほか：プロ野球選手肘関節のX線学的検討．日肘関節会誌21：237-239, 2014

6) 渡邉千聡ほか：野球選手の上腕骨内側上顆の骨形態と肘外反動揺性についての縦断的調査．日肘会誌 18：33-35, 2011
7) 宇良田大悟ほか：野球選手に対する肘内側側副靱帯損傷の保存療法と手術療法の比較．日肘会誌 19：108-111, 2012
8) 松浦哲也ほか：肘関節軟骨障害の病態診断における尺骨の再構成 CT の有用性．日整外スポーツ医会誌 22：204-209, 2002
9) 笹沼秀幸ほか：野球選手に生じた変形性肘関節症－上腕骨小頭 OCD の遺残変形に着目して－．日肘会誌 20：248-250, 2013
10) Sasaki J, et al：Ultrasonographic assessment of the ulnar collateral ligament and elbow laxity in college baseball players. J Bone Joint Surg Am 84：525-531, 2002
11) 伊藤恵康ほか：スポーツ障害としての肘関節尺側側副靱帯損傷－10 年間 163 例の治療経験．日整外スポーツ医会誌 22：210-216, 2002
12) 山崎哲也ほか：成人肘内側障害の診断と治療．MB Orthop 30：51-58, 2017
13) Yoshioka H, et al：High-resolution MR imaging of the elbow using a microscopy surface coil. Skeletal Radiol 33：265-271, 2004
14) Hoshika S, et al：Correlation between MRI findings of ulnar collateral ligament and ligament laxity in asymptomatic professional baseball pitchers. AAOS, 2017
15) 佐志隆士ほか：肩関節の MRI，メジカルビュー社，東京，70, 2013
16) Mirowitz SA, et al：Ulnar collateral ligament injury in baseball pitchers：MR imaging evaluation. Radiology 185：573-576, 1992
17) Ford GM, et al：Return-to-play outcomes in professional baseball players after medial ulnar collateral ligament injuries：Comparison of operative versus nonoperative treatment based on magnetic resonance imaging findings. Am J Sports Med 44：723-728, 2016
18) Hurd WJ, et al：Magnetic resonance imaging of the throwing elbow in the uninjured, high school-aged baseball pitcher. Am J Sports Med 39：722-728, 2011
19) Koomia CL, et al：Evidence of subclinical medial collateral ligament injury and posteromedial impingement in professional baseball players. Am J Sports Med 32：1602-1606, 2004
20) Nazarian LN：Dynamic US of the anterior band of the ulnar collateral ligament of the elbow in asymptomatic major league baseball pitchers. Radiology 227：149-154, 2003
21) 宮武和馬ほか：内側側副靱帯不全の病態に即した対応－遠位付着部の外傷・障害－．臨スポーツ医 32：660-665, 2015

Ⅳ 投球障害の治療に必要な基礎知識

野球肩の分類と部位別治療方針
－骨年齢と部位による違い－

高橋憲正

はじめに

　野球における最も頻度の高い障害部位は肩関節と肘関節であると報告されている[1]．投球動作は，下肢・体幹から伝えられた力を肩甲帯から上肢を通してボールに伝える動作であり，これらの一連の流れはkinetic chainと呼ばれている[2]．投球動作の過程において機能が低下した部位が存在すると，ボールへの力が減るか，その他の部位が補って一見パフォーマンスは維持される．しかし他の部位の機能障害の代償を主に肩関節・肘関節が過負荷となり繰り返すことによって器質的な障害へと進行していくと考えられる．投球動作に類似したテニスの打球において，体幹のエネルギーが20％減弱した場合，上肢の33％の加速または70％以上の上肢のパワー増強が必要となると報告されている[3]．また欧米の文献においても股関節や肩甲帯の可動性低下は，投手の肩障害やパフォーマンスの低下につながると述べられている[4,5]．したがって，これらの身体機能低下に加えて，過度な繰り返すストレスが投球側肩へ生じた場合，骨端線閉鎖前の選手においては骨形態への影響が生じ，骨端線閉鎖後では軟部組織の障害へと進展する（表1）．本稿では少年期と成人の投球障害肩を分けてその特徴と自験例の治療成績を紹介する．

投球障害肩の評価

1. 問診

　問診票に，所属チーム，学年，ポジションを記載してもらい，いつから・どのくらいの期間痛みが続いているのかを聴取する．また痛みが生じたきっかけがあるか，たとえば遠投後やこの1球と

表1 ▶ 年代による投球障害肩の障害部位

	機能障害	骨端線	解剖学的異常
小学生 中学生 高校生 大学生 社会人 プロ	⬇	開存	リトルリーグ肩
		閉鎖	関節唇病変 腱板関節面断裂

いった明らかな動作があったかも尋ねている．投球時痛で受診した選手で，ヘッドスライディングなどの接触プレーの後から投球時痛が出た選手も経験するため，外傷の有無も尋ねる必要がある．外傷による肩の不安定性によって投球時痛が生じた場合は，手術が必要となることが多いため，初診時に外傷の有無を明らかにする必要がある．学年や受診の時期などにより，治療方針に影響することがあるため選手の社会的な背景を知ることは非常に重要である．

2. 理学診断

　著者らは，投球障害肩の症例に対しては，まず立位時の姿勢と肩甲骨の位置を確認し，肩関節の可動域，下肢・体幹・肩甲帯の柔軟性の評価をルーチンで行っている．また，肩甲帯後方の柔軟性の指標となるcombined abduction test（CAT），horizontal flexion test（HFT）とJobeのrelocation testに準じた手技であるhyper external rotation test（HERT）（図1）[6]は投球障害肩に必須の理学検査と考えている[7,8]．ほとんどの症例で初診時CAT，HFTが陽性かつHERTでの疼痛を認めるが，理学療法を施行すると，CAT，HFTの陰性化とともにHERTの疼痛も軽減されることが多い．このような症例では，理学療法を継続することで投球復帰が期待できる．少年期の選手では，おおよそ1ヵ

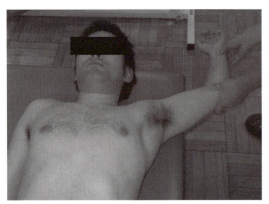

図1 ▶ hyper external rotation test (HERT)
（文献6より引用）

月の理学療法で理学所見がすべて陰性化し投球開始可能となる症例を多々経験する．しかし，遠投やホームへの投球など1球のエピソードによる疼痛の発症では，疼痛の消失までに時間を要する．一方成人では，CAT，HFTが改善された後も，HERTでの鋭い痛みを訴える症例が少数存在する．このような症例では，関節内病変の存在とその病的な意義が大きいと考えMR関節造影での精査をすすめる．

3. 画像診断

単純X線では，骨形態と肩甲上腕関節のアライメントに加えて肩甲骨の位置，鎖骨の回旋や胸郭（肋骨）の動きに注意を払う．したがって左右で比較することが重要である．我々は，内外旋正面像に加えて両肩の挙上（バンザイ）位を撮影している[9]．少年期の投球障害肩症例では，骨端線部の患健差に着目する．superior labrum anterior and posterior（以下SLAP）病変などの関節内病変が症状に強く関与していると判断した症例では，MR関節造影を行っている．単純MRIによるSLAP病変の診断率は51%であったと報告されているが，関節造影を加えたMRIではその診断率が上昇することが知られている[10,11]．著者らは，openタイプのMRIで関節造影し通常の斜位冠状断に加え，ABER位の軸位断，下垂位内旋軸位断を撮影している（図2）[12]．腱板関節面断裂に対しては，ABER位での撮影が有意にその診断能力を向上させると報告されている[13]．外転外旋位を取ることで，剥離した後上方の関節唇が上腕骨頭や腱板関節面と接触することを確認できる（図2c）．

▶ 少年期投球障害肩

1. 成長期における投球への適応

投球動作に伴い繰り返すストレスが投球肩に及ぼされた結果，骨が未成熟な若年者では骨形態に変化が生じる．8～15歳の野球選手において，肩痛の既往のある62%，無症状の55%に上腕骨の骨端線の開大を認めたと報告されている[14]．また投球肩の特徴として，外旋可動域の増大と内旋可動域の減少が多く報告されているが，これは成長期における骨性の適応として上腕骨の後捻が関与していると考えられている[15,16]．実際にメジャーリーグの投手において，投球側の上腕骨が平均17°の後捻角の増大を認めている[17]．肩甲上腕関節に加えて，肩甲胸郭関節も投球動作によって適合することが報告されている．投球側の肩甲骨は上方回旋と後傾の可動性が増大し，レイトコッキング期の肩甲上腕関節の外転外旋肢位を促進していると考えられている[18]．したがって肩甲骨のマルアライメントが投球障害の一因となると考えられており，これを矯正することが治療の主体となる．

2. リトルリーガーズショルダーの診断と治療

リトルリーガーズショルダー（little leaguer's shoulder）は1953年にDotterが12歳の野球少年に生じた上腕骨近位の骨端線の変化を骨折として報告し[19]，その後Adamsによって慢性の骨端線障害という概念で5例が報告された[20]．少年期の野球選手では，骨の成熟は個人差が大きいため必ず非投球側との比較が必要である．本邦においては，骨端線の離開の程度に基づいた兼松らのX線分類が用いられている[21]．2005～2011年に投球時肩痛を主訴に当院を受診した症例のうち，骨端線閉鎖前の野球選手179例を対象とした治療成績を紹介する[22]．初診時平均年齢は12.4歳（9～15歳）で，投手99例，捕手17例，内野手37例，外野手23例，不明が3例であった．初診時X線所見を兼松の分類に加え，上腕骨近位骨端線の左右差を認めないものをtype 0とすると，type 0は50

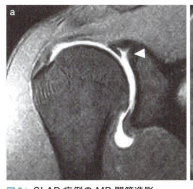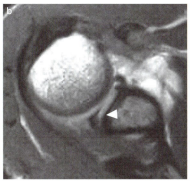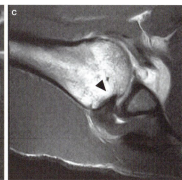

図2▶ SLAP症例のMR関節造影
a　斜位冠状断，b　軸位断，c　ABER位
（文献12より引用）

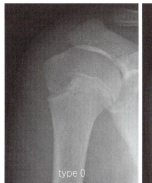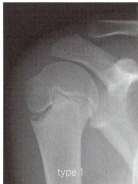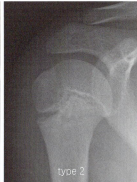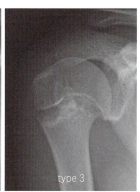

図3▶ 兼松分類（type 1～3）
type 0：非投球側と差がない，type 1：骨端線外側の部分的拡大，type 2：骨端線全体の拡大，type 3：ずれを伴ったもの
（文献22より引用）

例，type 1は84例，type 2は35例，type 3は10例であった（図3）．

リトルリーガーズショルダーの治療は，初期は外固定に加え骨端線が閉鎖するまで投球禁止とされていたが，現在では固定なしの安静で腱板筋群のトレーニングなどが推奨されている[23]．我々は，前述したように投球障害要因となる身体機能の低下を診断し，単に安静をとるのみでなく肩甲帯を含めた全身の機能改善にアプローチし，局所の痛みと身体機能が改善されたことを確認し投球を許可している[24]．骨端線部にX線上変化を認めるのは通常初診から3ヵ月程度経過したのちであるため，投球の再開は身体機能の改善を指標としている．兼松分類の各群において投球許可までに要した期間はそれぞれtype 0で平均0.49ヵ月，type 1は0.65ヵ月，type 2は0.73ヵ月，type 3は1.15ヵ月で，治療終了までの期間は順に平均2.21ヵ月，2.53ヵ月，2.97ヵ月，3.63ヵ月であった．統計学的な有意差は認めず，機能訓練を行うことで比較的早期投球復帰が可能であった．一方ですべりを伴うtype 3では，治療期間が長い傾向を認めた．

▶ 成人の投球障害肩

少年期の投球障害肩と同様に，来院時に機能障害を認める．ほとんどの選手で肩甲胸郭機能の障害を認め，それに伴って投球肩の可動域制限が生

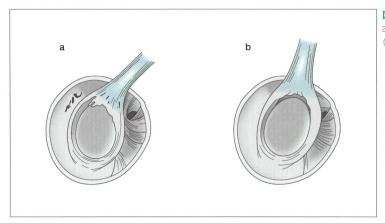

図4 ▶ SLAP 分類
a type 1, b type 2
(文献 12 より引用)

じる．長い期間に機能障害のあるままで投球を続けることで，関節内の組織の破綻へと進展すると考えられるが，成人期の投球障害肩であっても9割以上は機能を修正することで競技復帰可能となる．したがって多くの症例で理学療法を中心とした保存療法を第一選択としている．一方で，機能改善後も外転外旋時に痛みが残ったり，復帰後も機能障害を繰り返す症例もしばしば経験する．そういった症例では更なる精査・加療の対象となる．

鏡視下手術の発展により，上肢を投球肢位にすることで，右肩9時から11時までの関節窩が腱板関節面と接触することが確認され，投球障害肩の病態としてインターナルインピンジメントと名づけられた[25]．インターナルインピンジメントはレイトコッキング期に上肢が外旋および水平外転される際に生じる現象で，投球肩の関節内病変の要因と考えられている[26]．一方で無症状の大学生投手に造影 MRI を用いた評価では，投球側で全例インターナルインピンジメントと腱板関節面の40％，関節唇の30％に異常シグナルを認め，非投球側ではインターナルインピンジメントを認めたものの異常シグナルは認めず，インターナルインピンジメントは生理的な現象であるとの報告もある[27]．腱板関節面や関節唇の器質的な変化は繰り返される投球動作によるとされ，後上方の関節唇や腱板関節面に剝離や断裂が生じると同肢位での病的な症状につながると考えられている[28]．また肩甲帯の柔軟性の低下，後方関節包

の硬化，肩甲上腕関節の不安定などがインターナルインピンジメントを増長する因子と考えられている[26]．成人の投球障害肩の主病変である SLAP 病変と腱板関節面断裂について以下に述べていく．

1. SLAP 病変

1985年に Andrews らが上腕二頭筋長頭腱の関節窩付着部の関節唇損傷を，野球を含むスローイングアスリートの投球側の病変として報告した[29]．その後，Snyder により SLAP 病変と名づけられ，4タイプに分類され報告された[30]．関節唇の変性のみで剝離のない状態は type 1 に分類される．type 2 は，臨床上最も遭遇する機会の多い病変で，上方の関節唇が関節窩から剝離した状態を指す（図4）．Morgan らは，外傷群とオーバーヘッドスポーツ群での差に着目し，type 2 を3つの亜型に分類した[31]（図5）．外傷群では右肩の12時から2時に限局した anterior type，9時半から12時までに限局した posterior，それらが連続して存在する combined anterior and posterior の3型を分類し，オーバーヘッド競技者の利き手側では posterior type が多いと報告した．type 3 は，バケツ柄型の損傷で断裂した関節唇実質が転位し関節内に陥頓しうる状態で，type 4 は，type 3 と同様に関節唇実質のバケツ柄断裂に加え，損傷が長頭腱に及んでいる（図6）．オーバーヘッド動作に起因する病態の多くは type 2 で，診断や手術成績においても type 2 を対象とした報告が多い．

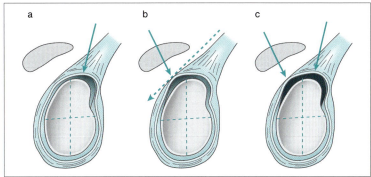

図5 ▶ SLAP type 2 のサブタイプ
a anterior, b posterior, c combined anterior and posterior
（文献12より引用）

2. 腱板関節面断裂

多くの投球障害肩では，SLAP病変に合併して腱板関節面の部分断裂を認める．後上方の棘下筋のフットプリントが障害され，表層へと進展する（図7）．SLAP病変と同様にその成因にインターナルインピンジメントが関与している．関節面断裂の深さが浅い場合は，SLAP病変と同様にレイトコッキング期の痛みの要因となるが，断裂が進展すると外旋筋力の低下など腱板機能障害を認める．

3. インターナルインピンジメントの理学所見

SLAP病変に対する理学検査は数々の手技が報告されているが，診断率における結果が幅広く一定の見解が得られていない．Morganらはspeed test（図8a）とO'Brien test（図8b）は前述したanterior type の type 2 SLAP に対し特異的で，Jobeのrelocation test（図8c）は posterior type のSLAP type 2 に特異的であると報告している[31]．著者らは，オーバーヘッド競技者に多く認めるposterior type 2 SLAPに対しては，Jobeのrelocation testに準じた手技（HERT）で疼痛や引っ掛かり感を確認している（図1）．

4. インターナルインピンジメントの鏡視診断

機器の向上に伴い，MR関節造影による診断力が高まっているが，依然として関節鏡による診断が不可欠である．ビーチチェア位での鏡視下手術においては患肢を外転外旋位にし，投球動作に類似した肢位の再現が可能である．投球時痛を訴える40名のプロ選手において，93％に腱板関節面のfraying，88％に後方関節唇のfrayingを認め，全例術中に外転外旋位での同部の接触が確認でき

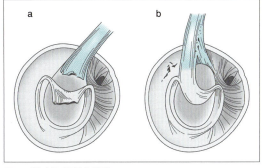

図6 ▶ SLAP 病変の分類
a type 3, b type 4
（文献12より引用）

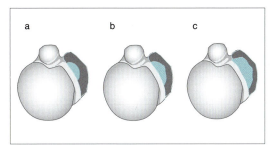

図7 ▶ 腱板関節面断裂の深達度
a 30％程度の断裂はデブリートメントにとどめる．
b 50％程度の断裂では，デブリートメントまたはPASTA修復を選択する．
c 75％以上の深い断裂では全層断裂として重層固定法で修復する．

たとの報告がある[32]．筆者らもビーチチェア位で鏡視下手術を行っており，後方鏡視で鏡視を上に向け最大の外転外旋位をとりインターナルインピンジメントを確認している（図9）．また腱板の

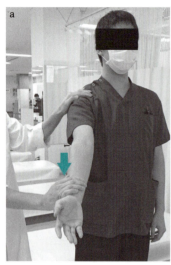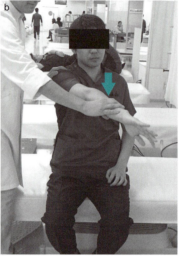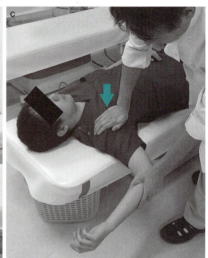

図8 ▶ speed test (a), O'Brien test (b), Jobe's relocation test (c)
a, b 上肢を10～15°内転し90°前方屈曲した状態で抵抗を加える.
c 肩関節90°外転外旋位で生じる後方の肩関節痛が前方からの圧迫により消失する.

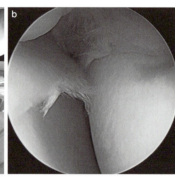

図9 ▶ 術中所見
a ビーチチェア位で患肢を外転外旋位にする.
b 関節唇と腱板関節面の接触を認める.
（文献33より引用）

関節面については，その剝離の深達度を判断する必要があり，デブリードメントまたは修復を決定する.

▶ 成人投球障害肩の治療

成人の投球障害肩に対しても保存療法が有効である. 前述したように体幹・股関節などの機能障害や肩甲帯の柔軟性の低下は，インターナルインピンジメントを増長するためこれらを矯正することが必要である. 具体的な手法については，運動療法の項を参照して欲しい.

1. 手術適応

スローイングアスリートに生じる肩関節痛の多くは慢性発症の形態をとり，明らかな原因が不明なことも少なくない. 慢性発症型の多くが保存療法に反応し，当院の経験では手術が必要とされる投球障害肩は約5％であり，大部分が理学療法を中心とした保存療法で競技復帰可能となる[33]. 原則として身体機能が改善した後も局所の痛みが残存する投球障害肩を，手術適応と考えている. 前述したように，CAT・HFTを肩甲胸郭機能改善の指標とし，これらが陰性となったのちもHERTで疼痛が生じる症例では，関節内インピンジメントの症状と考えており，SLAP病変や腱板関節面

断裂が存在する症例ではクリーニング手術を考慮する[12]）.

一方で，腱板関節面断裂が進展した症例では棘下筋の萎縮を認め，易疲労性などの症状を訴え疼痛以外にパフォーマンスの低下を主訴とすることもある．理学療法やトレーニングで機能改善が得られても投球によりその機能が容易に崩れ，維持ができないため投球間隔をあけざるを得ない状態となる．米国のプロ野球選手において，腱板の手術を要した選手は，他の手術を要した選手に比べ手術時の年齢が高く実績のある先発投手が多かったとの報告がある[34]）．また腱板の手術に至る前のシーズンに投球回数が多く防御率も低い傾向を認め，その翌年に成績が落ちて手術に至っている．当院で過去に行った腱板修復症例は9例で，いずれも大学生以上で投手が7名であった．そのうちプロの投手が3名含まれており，いずれも棘下筋のフットプリントが75％以上剝離を認め，全層性断裂として修復した．これらの3例も成績が落ちる前年に投球回数や登板試合数が増えていた（図10）[35]）．つまり過去最高に近い好成績を上げた翌年に故障を生じていた．腱板修復術では，試合に登板するまでに1シーズン以上を要するため，手術に至る症例はチームが待てる，いわゆる主力選手である．疼痛に加え前述した症状が手術適応となる腱板症状であると考えられるが，手術に至るか否かは選手の持つバックグラウンドとチームの事情などを含めたうえで決定される．

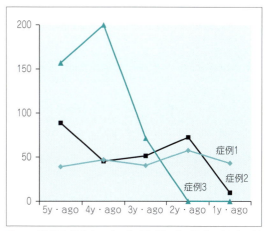

図10 ▶ 腱板修復を行ったプロ野球投手の術前の投球回数の推移
投球困難となる前年にピークを迎えている．
（文献35より引用）

文 献

1) Conte S, et al : Disability days in major league baseball. Am J Sports Med 29 : 431-436, 2001
2) Kibler BW : The role of the scapula in athletic shoulder function. Am J Sports Med 26 : 325-327, 1998
3) Kibler BW : Biomechanical analysis of the shoulder during tennis activities. Clin Sports Med 14 : 79-85, 1995
4) Robb AJ, et al : Passive ranges of motion of the hips and their relationship with pitching biomechanics and ball velocity in professional baseball pitchers. Am J Sports Med 38 : 2487-2493, 2010
5) Kibler WB, et al : Current concepts : Scapular dyskinesis. Br J Sport Med 44 : 300-305, 2010
6) 高橋憲正：肩関節インピンジメント症候群に対する手術－腱板手術－．臨スポーツ医 30：435-440, 2013
7) 菅谷啓之：トップレベルの野球選手における肩関節の外傷・障害．臨スポーツ医 24：643-652, 2007
8) 菅谷啓之：肩スポーツ障害に対する機能診断と鏡視下手術－投球障害を中心に－．骨・関節・靱帯 19：847-856, 2006
9) 永井宏和：肩とひじのスポーツ障害，菅谷啓之編，中外医学社，東京，2012
10) Reuss BL, et al : Magnetic resonance imaging accuracy for the diagnosis of superior labrum anterior-posterior lesions in the community setting : eighty-three arthroscopically confirmed cases. J Shoulder Elbow Surg 15 : 580-585, 2006
11) Jee WH, et al : Superior labral anterior posterior (SLAP) lesions of the glenoid labrum : reliability and accuracy of MR arthrography for diagnosis. Radiology 218 : 127-132, 2001
12) 高橋憲正：手術編 肩関節・肘関節 肩SLAP損傷に対する鏡視下手術．臨スポーツ医 30（臨時増刊）：38-41, 2013
13) Tirman PF, et al : MR arthrographic depiction of tears of the rotator cuff : benefit of abduction and external rotation of the arm. Radiology 192 : 851-856, 1994
14) Mair SD, et al : Physeal changes and range-of-motion differences in the dominant shoulders of skeletally immature baseball players. J Shoulder Elbow Surg 13 : 487-491, 2004
15) Meister K, et al : Rotational motion changes in the glenohumeral joint of the adolescent/little league baseball player. Am J Sports Med 33 : 693-698, 2005
16) Reagan KM, et al : Humeral retroversion and its relationship to glenohumeral rotation in the shoulder of college baseball players. Am J Sports Med 30 : 354-360, 2002

17) Crockett HC, et al : Osseous adaptation and range of motion at the glenohumeral joint in professional baseball pitchers. Am J Sports Med 30 : 20-26, 2002
18) Myers JB, et al : Scapular position and orientation in throwing athletes. Am J Sports Med 33 : 263-271, 2005
19) Dotter WE : Little leaguer's shoulder-Fracture of the proximal humeral epiphyseal cartilage due to baseball pitching. Guthrie Clin Bull 23 : 68-72, 1953
20) Adams JE : Little league shoulder : Osteochondrosis of the proximal humeral epiphysis in boy baseball pitchers. Calif Med 105 : 22-25, 1966
21) 兼松義二：少年野球における上腕骨近位骨端線障害．整スポ会誌 24：40-43，2004
22) 河合伸昭：リトルリーグショルダーの病態と治療法．肩と肘のスポーツ障害，菅谷啓之編，中外医学社，東京，175-180, 2012
23) Axe MJ : Recommendations for protecting youth baseball pitchers. Sports Med Arthrosc Rev 9 : 147-153, 2001
24) 鈴木　智ほか：上肢　野球による肩障害　関節可動域制限に対するアプローチ．臨スポーツ医 31 (臨時増刊)：87-94，2014
25) Walch G, et al : Impingement of the deep surface of the supraspinatus tendon on the posterosuperior glenoid rim : an arthroscopic study. J Shoulder Elbow Surg 1 : 238-245, 1992
26) Limpisvasti O, et al : Understanding shoulder and elbow injuries in baseball. J Am Acad Orthop Surg 15 : 139-147, 2007
27) Halbrecht JL, et al : Internal impingement of the shoulder : comparison of findings between the throwing and nonthrowing shoulders of college baseball players. Arthroscopy 15 : 253-258, 1999
28) Braun S, et al : Shoulder injuries in the throwing athletes. J Bone Joint Surg Am 91 : 966-978, 2009
29) Andrews JR, et al : Glenoid labrum tears related to the long head of the biceps. Am J Sports Med 13 : 337-341, 1985
30) Snyder SJ, et al : SLAP lesions of the shoulder. Arthroscopy 6 : 274-279, 1990
31) Morgan CD, et al : Type II SLAP lesions : Three subtypes and their relationships to superior instability and rotator cuff tears. Arthroscopy 14 : 553-565, 1998
32) Paley KJ, et al : Arthroscopic findings in the overhand throwing athlete : evidence for posterior internal impingement of the rotator cuff. Arthroscopy 16 : 35-40, 2000
33) 菅谷啓之：トップレベルの野球選手における肩関節の外傷・障害．臨スポーツ医 24：643-652，2007
34) Surena N, et al : Performance after rotator cuff tear and operative treatment : a case-control study of major league baseball pitchers. J Athletic Training 46 : 296-302, 2011
35) 高橋憲正ほか：投球障害における腱板関節面断裂の診断と治療．臨スポーツ医 30：873-878，2013

Ⅳ 投球障害の治療に必要な基礎知識

野球肘を知るために
―さまざまな視点からみた野球肘―

柏口新二

▶ はじめに

「野球肘」という言葉は野球や医学関係者だけでなく一般社会にまで広く浸透し，普通に使われている．しかし人によって微妙にニュアンスが違い，その実体は曖昧である．たとえば内側側副靱帯損傷を強くイメージしたり，離断性骨軟骨炎を思い浮かべたりと，人それぞれである．野球肘とは何かを考え，病態を正しく理解するための見方や考え方を提示したい．

▶ 野球肘は成長痛か

スポーツで起こった子どもの四肢関節痛を成長痛と説明する医療関係者がいる．それは医師であったり，柔道整復師，整体師，鍼灸師，トレーナーや理学療法士であったりする．「成長軟骨の外傷・障害によって生じた痛み」を省略して成長痛と言っているのかもしれないが，必ずしもそうではないようである．世間では成長痛は予後の良いもので，放置しても心配いらないと認識されているので，一般の人が聞くと誤解を招くことがある．

成長痛（growing pain）という用語が初めて用いられたのは1823年のことで，Duchampの書いた論文であるといわれている．その後にさまざまな原因や病態が提唱されてきたが，1923年にHglundは著書に「成長軟骨帯の刺激症状」あるいは「機能不全の兆候」と述べ，その考えが長く医学界の定説とされていた．1930年代にはリウマチが医学界のトピックであったため，成長痛と小児リウマチとの関連について調査されたが，直接の繋がりは実証されなかった．成長痛に本格的な科学的検証が入ったのは1950年代で，各国で学童の実態調査が行われ，統計学的分析が行われた．その結果，腫れや熱感などの炎症症状を伴わない，X線検査などの画像検査でも血液生化学検査でも異常がない，夜間の限られた時間だけに痛むという特徴が明らかになった．また白血病や骨腫瘍，骨髄炎との鑑別が必要であるが，予後は良好で薬物による治療は不要とされた．1970年代後半になり，成長軟骨帯の刺激症状という考え方は否定され，「正常な成長過程には激しい痛みを伴う成長は存在しない」[1,2]という結論に行き着いた．そして「成長痛は器質（肉体）の異常ではなく，心因性のものである」[3,4]という意見が大勢を占めるようになった．1987年に廣島は「関節の不定愁訴 成長痛」という論文の中で「成長痛は生活・人間関係との関わり合いの中から生じる」と述べた[5]．現時点では「成長痛は社会心理的な背景を伴った子どもに起こる原因不明の下肢痛で，精神発達過程で生じる身体表現障害の一つである」という解釈に落ち着いている．

一方同じ子どもの四肢関節痛でも，野球少年の肘にみられる上腕骨内側上顆障害やサッカー選手の膝に生じるOsgood病などはX線やCT，MRIなどの画像検査でも理学検査（診察所見）でも異常を確認することができる．他覚的な器質異常が認められ，成長痛とは明確に区別されるべきである．

▶ 野球肘は診断名か

野球肘という言葉は日常会話でも当たり前に使われているが，そもそも野球肘とは何を指すのか．医学的に正確な表現をすれば投球肘傷害（elbow injuries of throwing athletes）となる．野球の本場アメリカでは1941年にBennettがプロ野球選手の肩と肘の障害と特徴を報告したのが投球肘傷害

の最初といわれている．そして 1960 年にアメリカの Brogdon[6]が放射線科の雑誌に「少年野球選手の上腕骨内側上顆に分離・分節像や骨端線の開大像がみられる」ことを報告し，これを"リトルリーグエルボー（Little leaguer's elbow）"と名づけた．その後にさまざまな投球による肘の外傷・障害が報告されたが，いつしか成長期の投球肘傷害をリトルリーグエルボーというようになった．その経緯を Jobe 博士の教科書"Operative techniques in upper extremity sports injury"では「Brogdon introduced the term "Little leaguer's elbow" in 1960 as …．Little leaguer's elbow now is a generic term for a whole host of elbow injuries. These include medial epicondylar fragmentation, avulsion, … 」と記載されている[7]．すなわち「今やリトルリーグエルボーは成長期の投球肘傷害の総称名（generic term）で，その中に内側上顆の分離・分節や裂離骨折などさまざまな病態が含まれている」と述べている．

我が国で野球肘という言葉がいつ頃，誰が最初に使ったかは定かではない．野球肘を文字通りに英訳すると"Baseball elbow"になるが，こういった用語は英文の文献やテキストでは見当たらない．"Little leaguer's elbow"を日本語に訳した際に野球肘としたのかもしれない．我が国においての投球肘傷害の最初の報告はアメリカより古く，1932 年に荒武が日本整形外科雑誌に「野球選手の肘関節尺骨側に見る骨増殖について」[8]という論文を記述している．また 1962 年には前田が日本整形外科学会雑誌に「中学野球選手の肘関節障害について」[9]という論文を記述している．1970 年代に入って野球選手の肘障害が注目され，数多くの実態調査がなされた[10〜12]．1983 年に刊行された「整形外科 MOOK 第 27 巻」の中に「少年野球肘の実態と内側骨軟骨障害」という論文がある．著者の岩瀬は「いわゆる野球肘は，野球の投球による肘関節部の軟部および，骨軟骨の組織障害の総称であり，…」と記載している[13]．ここでも野球肘は総称名であると述べている．

このように野球肘は学会や医学雑誌のテーマとして使う用語で，日常の臨床で診断名として使うには不適当である．お腹が急に痛くなって受診した患者に腹痛ですと診断するのと同じである．腹痛の中にも，便秘や食中毒，胃潰瘍や癌，胆結石や腸閉塞など多くの疾患が含まれている．検査をして責任病巣を特定し，さらに病状の進行具合を評価して，適切な治療を開始する必要がある．同じように投球肘傷害で保護者や指導者に病状を説明する場合にも，まずケガ（急性の外傷）なのか故障（慢性の障害）なのか，そしてどの部位のケガや故障なのか，程度はどうか，そして対応方法について最低限説明する必要がある．

若い研修医時代に指導医から「スポーツドクターと標榜するからには野球肘で済ませてはいけない」，「病態がわからない時はわからないと正直に伝えること．初診時にわからなくても検査を追加し，経過をみることで診断がつくことも多い．決してごまかしたり，お茶を濁したりするようなことはしてはいけない」と厳しく教えられた．若い頃ならともかく中堅になると「わからない」，「知らない」というのは勇気が要ることであるが，いつまでも初心を忘れず謙虚に医療に向き合いたいものである．

成長とともに変わる野球肘

1. 骨化進行過程を知る

「子どもは大人のミニチュアではない」といわれるが，これはスポーツ障害においても当てはまる．子どもが大人と違う点は「成長途上にあり，骨が伸びている」ということである．子どもと大人の野球肘の違いを理解するためには，まず子どもの骨の構造を知る必要がある．図1に成長期の子どもの長管骨の模式図を示した．中央が骨幹と呼ばれて筒状になり，両端に骨端がある．骨端と骨幹の間には成長軟骨板があり，ここで新しく骨が作られる．幼少期の骨端は軟骨が多く，中央部分に骨端核と呼ばれる骨が見られる．例えるとゼリー（軟骨）の中にサクランボ（骨端核）が入っているような状態である．

何となく骨は全体が大きく伸びて膨らむようなイメージをもたれているようであるが，そうではない．実際は大腿骨や上腕骨では，骨の両端にある骨端で長軸方向に伸び，横軸方向には骨を包んでいる骨膜が作用して太くなっていく（図2）．

次に骨化進行過程を知る必要がある．図3は長管骨の成長過程を4段階に分けて模式図で示したものである．

新生児で生まれた時は骨端全体が成長軟骨層で，軟骨期と呼ばれ，しばらくすると成長軟骨層の中に果物の種のように二次骨化中心が現れる．骨化中心は風船が膨らむように大きくなり，骨端の骨化が進む（骨化中心拡大期）．やがて成長軟骨層は骨端と骨幹の間の骨端線（成長軟骨帯）のみとなり，固有の形態となる（固有形期）．さらに年齢が進み，性ホルモンが盛んに分泌されるようになると骨端線も閉鎖して骨化が完了する（骨化完了期）．骨端はこういった過程を経て大人の骨になる．

肘には図4に示したように6ヵ所に骨端があり，それぞれの骨化中心の出現時期と骨化完了時期がある[14]．

それぞれの骨端で出現時期と完了時期が異なっている．たとえば小頭などは生後5ヵ月頃から出現し，10年以上かけてゆっくりと骨化が進行し12～14歳で骨化が完了する．一方，滑車や肘頭は骨化中心の出現が10～12歳と遅く，2～3年の短期間で骨化が進行，そして完了する．骨化過程のどの時期に障害が起きるかによって病態や予後が異なる．成長期の障害を診断するには正常の骨化進行過程を知っておく必要がある．

2. 年齢と易障害部位の関係

理解のための準備ができたところで本題の「子どもと大人の野球肘はどう違うか」を解説する．物体が外部から力が加わって壊れる時は最も弱い所から壊れるという建築や材料工学の原則がある．この最も弱い所を専門用語では weakest linkage（最脆弱部）と呼ぶ．この破壊の原則は人の身体に起こる外傷や障害にも当てはまるが，身体の最脆弱部は年齢によって変化する．筋骨格系における最脆弱部は，骨化が完了するまでは骨端の成長軟骨である．一方，骨の成熟後は筋肉や腱そして靱帯といった軟部組織が最脆弱部になる．アキレス腱断裂や肉離れが学童期にみられないのはこのためである．したがって野球肘といっても成長期，特に12歳までの学童期では骨端の外傷や障害が中心となる．骨化が完了して成熟した大人，

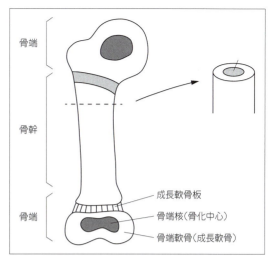

図1▶成長期の子どもの長管骨
長管骨は両端に骨端，中央に骨幹がある．両者の境に成長軟骨板があり，骨端の中央には骨化中心がある．

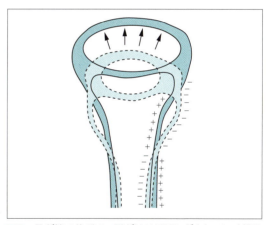

図2▶骨が端で伸びて，形がリモデリングされていく様子

暦の年齢ではだいたい17歳前後からは軟部組織である筋・腱・靱帯・神経の障害が増える．加齢とともに筋力の増加やオーバーユース，さらには加齢変性が加わり骨や軟骨といった硬組織の新たな障害が追加されるようになる．成人では軟部組織と硬組織の傷害発生頻度が相半ばするようになる．

▶ 視点を変えて野球肘をみる

物事を分類整理するときは基準となる視点や尺

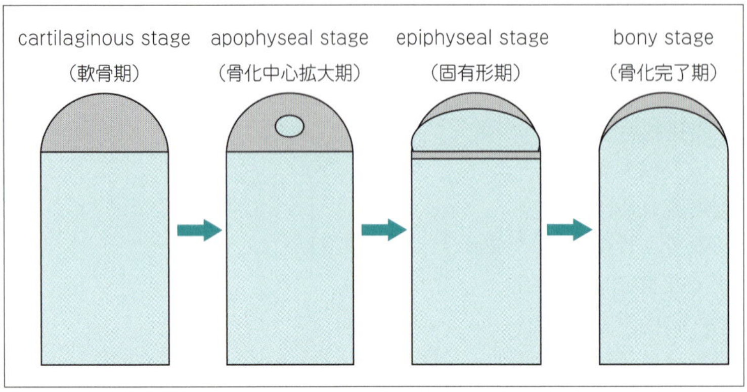

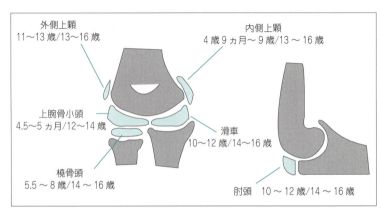

図3 ▶ 骨端の内軟骨性骨化の進行過程
灰色の部分が軟骨，青い部分が骨である．長管骨は軟骨期，骨化中心拡大期，固有形期，骨化完了期を経て成人の骨になる．

図4 ▶ 骨化中心の出現から閉鎖まで
肘関節には6つの骨端があり，それぞれの骨化中心の発現時期と骨化完了時期を示した．
（文献14より引用）

表1 ▶ Slocumの分類

A. Medial tension overload injuries
　　（内側の牽引力による外傷・障害）
　　1) Musculotendinous involvement
　　2) Bony involvement
　　3) Ligamentous and capsular involvement
B. Lateral compression injuries
　　（外側の圧迫・剪断力による外傷・障害）
C. Extension overload injuries
　　（後方の圧迫・剪断力による外傷・障害）
D. Posterolateral rotatory instability
　　（後外側の不安定性による外傷・障害）

内側の牽引力による外傷・障害，外側の圧迫・剪断力による外傷・障害，後方の圧迫・剪断力による外傷・障害に分け，それぞれをさらに筋腱，骨，靱帯・関節包の外傷・障害に細分した．その後，後外側の不安定性による外傷・障害が追加された．
（文献15より引用改変）

度（物差し）が重要となる．視点を間違うと物事の本質が見えず，選択する物差しが不適当であったりすれば科学的な議論や評価はできない．また議論や評価の対象が変われば，基準となる尺度や視点を変える必要がある．たとえば「投球における肘の外傷・障害の発生メカニズム」という観点（視点）から論じるのであれば，関節の部位や位置，そして外部から加わる力（力学的ストレス）の種類や大きさ，方向を評価の尺度とする．1968年にSlocumが発表した分類はこの観点から作られたものである[15]．どうすれば外傷・障害が起こるのかという発生機序を理解するのに有用である．現在では修正・加筆されたものが広く使われている（表1）．

しかしこの優れたSlocumの分類にも一つだけ欠点がある．物体を観察する際に正面から見ると後方が見えないし，横から見ると反対側の側面が見えない．このように分類はどの視点に立っても必ず盲点になる部分ができるので，何を見たいかで立ち位置（視点）を決めたり，追加したりする必要がある．

それでは治療という観点から野球肘を見る際に

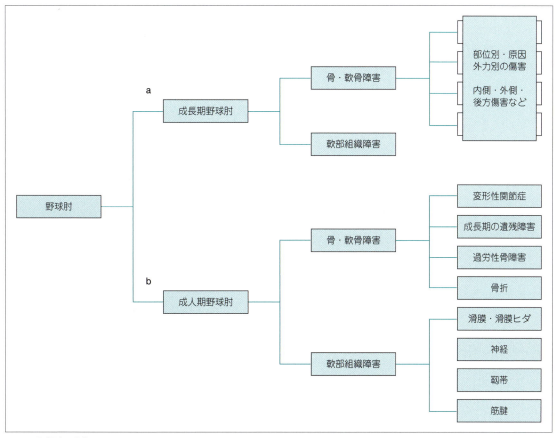

図5 ▶ 野球肘の分類

a 成長期の野球肘も軟部組織障害と骨軟骨障害に分けることができる．成長期の軟部組織にも力学的ストレスは加わっているが，障害が顕在化することは稀である．骨軟骨障害は内側，外側，前方，後方障害と部位別に細分したり，内側上顆の牽引性骨端障害や肘頭のvulgus extension overload syndromeなどとメカニズムに基づいて細分したりすることもできる．

b 成人期の野球肘も軟部組織障害と骨軟骨障害に分けることができる．さらに軟部組織は筋腱，靱帯，神経，滑膜ヒダなどに細分され，骨軟骨障害は骨折などの外傷，過労性骨障害（疲労骨折），成長期の遺残障害，変形性関節症に細分できる．

Slocumの分類に欠けているものとは何か．成長期と成人期の障害を分けずに同次元で扱っているため，病態と治療という観点からみる際には混乱をきたす．骨の成長過程を視点として追加する必要がある．骨の成長過程は具体的には骨年齢のことで，10歳や12歳といった暦年齢ではない．同じ暦年齢でも骨の成長過程が著しく違っていることは珍しくない．特に11〜12歳では成長の早い子どもと遅い子どもでは4年くらいの開きがある．骨年齢は厳密には先に述べたように軟骨期，骨化中心拡大期，固有形期，骨化完了期の4段階に分かれるが，大きくは骨化未熟期と骨化完了期の二つに分けて見ると病態が理解しやすい．Slo-cumの分類も組織によって外傷・障害を項目分けしている．骨や軟骨といった硬組織と筋，腱，靱帯，神経といった軟部組織で分けて外傷・障害を見ることは重要である．先に述べたように成長途上なのか成熟した大人なのかで壊れやすい部分は変わる．軟骨期や骨化中心拡大期では成長軟骨が傷つきやすく，固有形期では骨端線（成長軟骨帯）が壊れやすくなる．骨化が完了すると筋，腱，靱帯の骨への付着部や軟部組織そのものが傷ついたり壊れたりしやすくなる．こういった視点で外傷・障害をみていくと「いつ頃どこが傷つき，壊れやすいか」という特徴がみえて，適切な診断や治療を行いやすくなる．また先回りしてこういっ

た外傷・障害を予防することもできる．図5は，1) 肘関節の位置や部位，2) 原因となる外力やメカニズム，3) 骨年齢や経過という時間，4) 障害される組織という4つの項目から整理した分類である．臨床での診断や治療の参考として頂きたい．

▶ まとめ

野球肘は成長痛ではない．そして診断名でもない．野球肘にはさまざまな障害や外傷が含まれている．野球肘の病態を理解し適切な治療を行うためには，1) 関節の部位や位置，2) 原因となる外力(メカニカルストレス)，3) 成長や経過といった時間，4) 外傷・障害を受ける組織の4つが重要な要素となる．

文　献

1) Schrrard WJW : Pediatric Orthopedics and Fractures, 2nd ed, Blackwell Scientific Publication, 9, 1979
2) 村上宝久：成長期におこる特有な四肢痛．小児内科 15：59, 1983
3) Brenning PB : Growing pains. Acta Soc Med Upsal 65：185, 1960
4) Φster J : Growing pain : A symptom and its significans : a review. Dan Med Bull 19：72, 1972
5) 廣島和夫：成長痛．関節外科 6(4)：13, 1983
6) Brogdon RG : Little leaguer's elbow. Am J Roentgenol 83：671, 1960
7) Gryzlo SM : Chapter 21 Operave Techniques in Upper Extremity Sports Injuries, Mosby, 504, 1995
8) 荒武不二男：野球選手の肘関節尺側側に見る骨増殖について．日整会誌 7：505, 1932
9) 前田利治：中学野球選手の肘関節障害について．日整会誌 36：645, 1962
10) 高槻先歩：中学野球部員における肘関節障害について．臨整外 11：649, 1976
11) 中島寛之ほか：野球選手の肘関節レ線像の検討．災害医学 21：569, 1978
12) 柏木大治：野球における肘関節障害について．整形外科 30：611, 1979
13) 岩瀬毅信ほか：少年野球肘の実態と内側骨軟骨障害．整形外科MOOK 27 スポーツ障害，金原出版，東京，61-82, 1983
14) 南　正夫：肘関節形成各骨骨端核の発現期並びに化骨期に就てのレ線的検索．日本整形外科雑誌 3：74, 1926
15) Slocum DB : Classification of elbow injuries from base ball pitching. Tex Med 64：48, 1968

Ⅳ 投球障害の治療に必要な基礎知識

肘の骨化進行過程

柏口新二

▶ はじめに

野球肘と一言でいっても骨化進行過程の成長期の野球肘と骨化が完了した成人期の野球肘では病態も対応も大きく異なる．ことに骨化進行中の子どもの肘はX線写真を撮っても，骨端軟骨が写らないことからベテラン医師でも正常か異常かの判断に迷うことがある．正常な肘の骨端軟骨の骨化進行過程を知っておくことは，成長期の野球肘の病態を理解するうえで大切である．

▶ 骨端部の成長：総論

1. 骨端の骨化進行過程

大腿骨や上腕骨のような四肢の長い骨を長管骨といい，長管骨の両端を骨端，中央部分を骨幹と呼ぶ．成長期には骨幹と骨端の間に骨端線（成長軟骨板）があり，ここで長軸方向に成長する．

図1は出生後の骨端の内軟骨性骨化の進行過程を模式図にしたものである．出生時は骨端全体が成長軟骨で，軟骨期と呼ぶことができる．その後，成長軟骨層の中に果物の種のように二次骨化中心が現れる．やがて骨化中心は風船が膨らむように大きくなり，軟骨は骨に置き換わっていく（骨化中心拡大期）．骨化中心は1つのこともあれば，2つ，3つに分かれて出現することもある．複数の骨端核は最終的に1つにまとまる．骨化中心が骨幹と同じくらいの幅にまで成長し，骨端と骨幹の間に成長軟骨層（骨端線）が残るようになる．この時期になるとX線写真で本来の骨の形態（固有形）を有するようになるので固有形期と呼ぶ．さらに年齢が進むと骨端線も骨化して閉鎖し，縦軸方向の成長も止まり，骨化が完了する．骨化が完了すると軟骨は関節面だけが残る．

2. 骨端軟骨の骨化異常の見方

肘には6ヵ所の骨端がある．図2はそれぞれの骨端の位置と骨化中心の出現時期と骨化完了（閉鎖）時期を示したものである[1]．骨化過程のどの時期に障害が起きるかによって病態や予後が異なってくるので，骨化過程を知っておくことは重要である．最も早く骨化中心が出現するのが上腕骨小頭で，出生後5ヵ月前後で骨化中心が現れ，12～14歳までゆっくりと骨化中心は成長し，上腕骨外側上顆と一体となり，骨端線が閉鎖する．滑車は骨化中心が現れるのが，10～12歳と最も遅く，2年くらいのうちに一気に骨化が完了する．南が調査した1928年とは現在は栄養状態や生活環境も変わり，骨化完了が1～2年早い傾向がみられる．また当時はCTやMRIがなかったことより観察に制限があり，複数の骨端核の立体的な位置関係や骨化進行過程は不明で，論文にいくつかの問題点がある．例えば滑車の骨化進行過程は単純X線写真では滑車切痕や小頭との重なりのために観察に限界がある．また肘頭の骨端核は時期を前後して2つの骨化中心が現れて，やがて1つに融合して固有形となるが，これも当時としては観察困難であった．ましてや内側上顆と滑車の骨端が連続して内側骨端複合体を形成し，外側上顆と上腕骨小頭の骨端も連続して外側骨端複合体を形成していることを確認する画像検査はなかった．

骨化進行を評価する際はまず一般的な骨化進行過程から逸脱していないかをみる．次いで自らの左右の肘で比較する．骨端線が本来であれば閉鎖する時期になっても投球側の骨端線が残っている場合は閉鎖遅延や閉鎖不全と診断することができる．また同じ肘の内側と外側の骨化進行過程を比較することも忘れてはならない．小頭の離断性骨

IV 投球障害の治療に必要な基礎知識

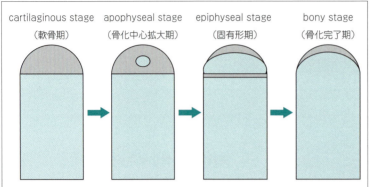

図1 ▶ 骨端の内軟骨性骨化の進行過程
長管骨はcartilaginous stage, apophyseal stage, epiphyseal stage, bony stageの4段階を経て骨化成熟する.

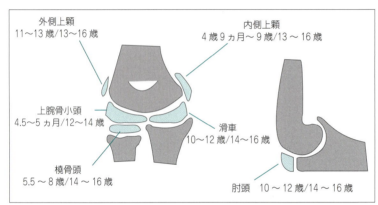

図2 ▶ 骨化中心の出現から閉鎖まで
南の調査に基づき，それぞれの骨化中心の出現時期と骨化完了時期を示した.
（文献1より引用）

軟骨炎の症例で内側の滑車や内側上顆の骨化は進んでいるにも関わらず，外側上顆の骨端核が現れていないことがある．これは外側の骨内血流環境に問題があり小頭だけでなく，外側上顆の骨化も遅れていると判断できる．予後や治癒までの期間を推測するのに役立つ．

▶ 各部の骨化進行と問題点

1. 内側上顆の骨化進行過程

a）内側上顆の正常の骨化過程

　内側上顆は6～9歳で骨化中心が現れ，徐々に骨端軟骨の中で大きくなり，骨端線が形成されて，最後に骨端線が閉鎖して骨化が完了する．村本は内側上顆の骨化進行過程を8段階に分け，⓪骨端核未出現，①点状陰影出現，②輪郭が明瞭な円形となるが，これに対応する骨幹の上顆部より幅が狭い，③大きな円形となり，対応する骨幹の上顆部と同じ幅となる，④固有形で骨梁が明瞭となり骨端軟骨面には濃厚陰影を生ずる，⑤癒合中ではあるが，なお関節側には軟骨部を認める，⑥癒合はほぼ完成するが，まだ骨端軟骨部が線として認められる．⑦癒合が全く完成し，成熟完了と説明している．実際に記載のように骨化が進行する[2]．この8段階に先述の骨化進行過程を当てはめたものが図3である．ちなみに⑤の説明文にある「関節側には軟骨部を認める」は滑車の骨端軟骨との連結部のことであるが，この当時は滑車と繋がっていることが知られていなかった．

　少年野球をする10～12歳の年齢は内側上顆の骨化がめまぐるしく進行する時期である．この年齢の肘の障害を診断するためには，正常の骨化進行過程を知っておく必要がある．

b）内側上顆の分離・分節像の解釈

　図4は典型的な野球少年の内側上顆を経時的に観察したものである．投球時の痛みを訴えて受診

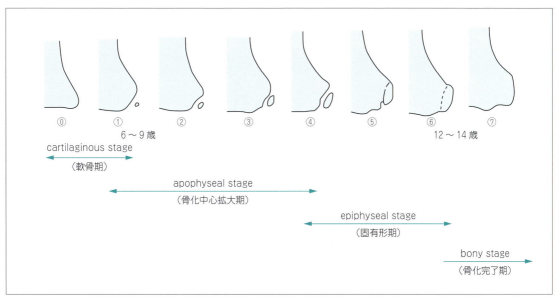

図3 ▶ 内側上顆の骨化進行過程
村本の示した8段階の骨化進行過程と4段階の骨化進行過程を対比した
（文献2より引用）

図4 ▶ 典型的な野球少年の内側上顆
10歳の投手．1年7ヵ月の観察期間中に時々肘の内側部痛を訴えたが，痛みは1週間ほどで治まった．

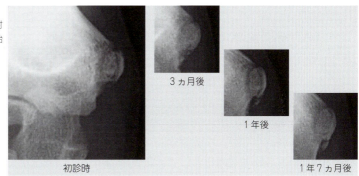

した時は内側上顆下端に刷毛で掃いたような線状の骨陰影と透亮域を認めた．2ヵ月の投球中止で痛みはなくなり野球に復帰した．3ヵ月後のX線像では透亮域が少し拡大したように見える．その後は痛みもなく野球を続けているが，1年後に経過観察を希望して来院した．透亮域は縮小し，再び線状の骨陰影が見える．さらに1年7ヵ月後の受診時は線状の骨陰影はさらに太くなり近位の主な骨端核および遠位の滑車との連結部に繋がりそうになっている．このような内側上顆の変化は一定レベル以上で野球をしている子のほとんどすべてに観察される．病的と言えないこともないが，

図4のような分離・分節はむしろ「牽引ストレスに対する合目的反応として靱帯の付着部近くの骨端が周囲より早く骨化した」と解釈するほうが自然ではないだろうか．投球側の上腕骨の骨皮質が厚くなるのと同じ反応と考えれば理解しやすい．またスポーツ経験のない場合でも内側上顆の骨端核が2分することがあるという報告があるが[3]，筆者はまだ経験したことがない．

2. 滑車の骨化進行過程

a）滑車単独の骨化進行過程

村本は滑車の骨化進行過程を5段階に表している（図5）．⓪骨端核未出現，①点状陰影が1ない

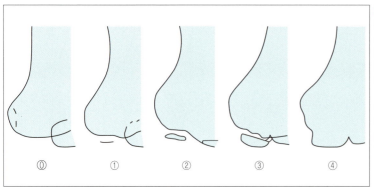

図5 ▶ 滑車の骨化進行過程
5段階の過程を示しているが，他の部位のように詳細な記述はない．滑車の骨化進行過程が5段階あることを示した．⓪骨端核未出現，①滑車の中心部から5〜6個以上の核で出現，②それぞれの核が成長・融合しながら大きな核として成長，③内側縁にも多核で出現し，それぞれが成長・癒合しながら，内側縁に骨棘様の壁を形成，④内側縁が中心部の大きな核と融合し骨化が完了する．
(文献2より引用)

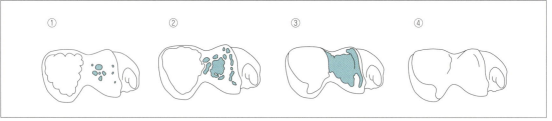

図6 ▶ 上腕骨滑車骨端核の骨化進行過程
①中心部から5〜6個以上の核で出現し，それぞれの核が成長・融合しながら1つの大きな核として成長していく．②その後は内側縁にも複数の骨化核が出現し，それぞれが成長・癒合しながら，内側縁に骨棘のような壁を形成し，③やがて中心部の大きな核と融合していく．④最終的に上腕骨小頭との間にも骨化が起こり癒合して一体となるパターンがある．
(文献4より引用)

し2個現れる，②細長の陰影となるが，なお骨端軟骨部は明瞭，③固有の形となり癒合中，④癒合が完成して成熟完了，というふうに他の部位の骨化進行過程に比べて記載が少ない．そして「急速に発育し成熟癒合する」，「①ないし②の段階では多様性がある」と付け加えている．さらに「側面像では上腕骨小頭と重なるために観察困難で，正面像でも肘頭と重なるために入念に観察する必要がある」と書き添えている[2]．単純X線像では滑車の骨化進行過程を観察することは困難であったためであろう．

2013年に加納らは3D-CTを用いて上腕骨滑車骨端核の出現状況と骨化進行過程を評価・検討して上腕骨滑車骨端核の骨化過程の1つのパターンを示した[4]と報告している(図6)．ただし滑車の骨化パターンは1つではなく，他にもバリエーションがあるようである．

b) 内側骨端複合体

内側上顆の骨端核は5〜9歳くらいで現れ，13〜16歳までに骨化が完了する．一方，滑車の骨端核は出現が遅く，11歳前後から現れて14〜16歳までに骨化が完了する．内側上顆と滑車の骨化進行速度が異なるため，両者が一体になっていることはあまり知られていない．実際は図7のように内側上顆と滑車は連結部があり，繋がっている．この連結部の太さには個体差がある．

3. 外側上顆の骨化進行過程

村本は外側上顆の骨化進行過程を5段階に表している(図8)．⓪骨端核未出現，①点状陰影として認められる，②鎌状または長楕円で骨幹との間には明瞭な間隙が存在する，③癒合中で上方に裂隙ないし横線を認める，④癒合が完成して成熟完了，としている．外側上顆の骨端核の出現は遅く，男子12歳，女子10歳頃であり，きわめて急速に発育して癒合を完成すると記述している[2]．

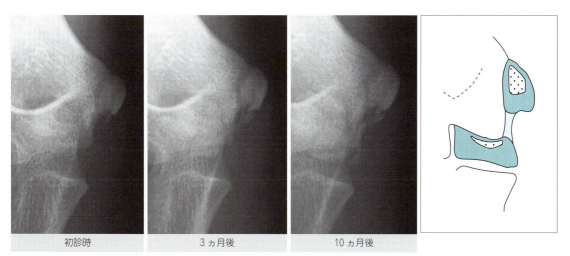

図7 ▶ 内側骨端複合体
左の3つのX線写真は12歳11ヵ月の少年の内側上顆と滑車の骨化を示したものである．経過とともに内側上顆の下端と滑車の内縁が連続していくのがわかる．右は内側上顆と滑車の関係を模式図にしたものである．

図8 ▶ 外側上顆の骨化進行過程
村本は5段階の骨化進行過程を示した．
（文献2より引用）

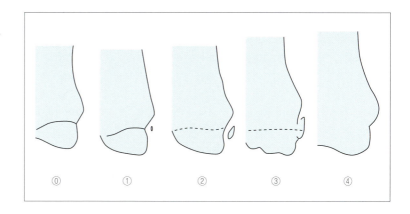

外側上顆は小頭と外側骨端複合体を形成して，その骨化進行は離断性骨軟骨炎（以下OCD）の修復に影響する．

4. 上腕骨小頭の骨化進行過程

上腕骨小頭の骨端核は出生後5ヵ月前後から現れ，ゆっくりと時間をかけて成長し12歳ごろに骨化が完了する．最も長い経過をたどる．この過程を村本は10段階に分けて表している（図9）．⓪骨端核未出現，①点状陰影として正面，側面像に出現する．②正面，側面像ともに明瞭な小円形状となる．正面像においては骨端核陰影は骨幹端と重ならない．③正面像にて骨端核陰影は骨幹端と重なり始め側面像では半円形状を呈するが，辺縁はなお不明瞭で骨端軟骨部は広い．④正面像は楕円形となる．側面像では半円形状となり骨端軟骨面には濃厚陰影が現れるが，その後方はなお広い骨端軟骨を残す．⑤正面像では④と同様であるが，側面像において骨端軟骨面に凹凸を生じ，骨端核の後部は上方に向かって突出する．骨端軟骨部後方は前方に比べてなお広い．⑥骨端核は固有形となり，正面像でも丸みがなくなり，側面像では骨幹端とほぼ同じ幅となり，狭い帯状の骨端軟骨部を残す．⑦癒合中で側面像では骨端軟骨後方になお狭い裂隙を認める．⑧癒合はほぼ完成するが，なお1本の横線を認める．⑨癒合は完成し骨化完了，というふうに細かく記述している[2]．

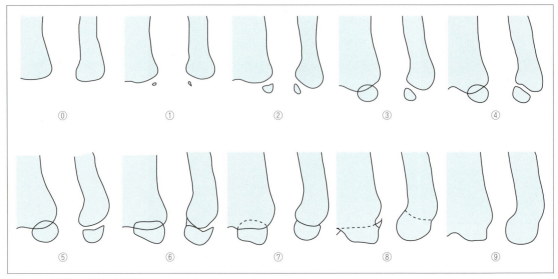

図9 ▶ 上腕小頭の骨化進行過程
10段階に細かく分類しているが，骨化は正面では外側中央寄りから内外側へと進み，側面では前方から後方に進む．
（文献2より引用）

　小頭が上腕骨軸に対して45°前後傾いていることを無視しての正面像での観察であったのが残念で，タンゼンシャル像での観察であればさらに正確であったと思われる．正面からみると中央よりやや外側寄りに骨端核が出現してゆっくりと時間をかけて大きくなり，骨化完了前に内側では滑車と外側では外側上顆と癒合する．側面像では前方寄りに骨端核が出現し，徐々に後方に向かって成長している．外側上顆との癒合は小頭のOCDの予後判定に，滑車との癒合は滑車のOCDの発生と関係している．

5. 外側上顆・小頭の骨化進行と小頭OCDの修復

　小頭OCDの修復過程をみると，病巣の修復と上腕骨外側上顆の骨化進行とが連動しているように見える．この連動する骨化進行過程は7段階に分けることができる（図10）．外側上顆の骨化状況と病巣の状態をみると，保存的治癒の可能性を予測することができる．骨化があまり進んでいないstage 0からstage Ⅲの場合は保存的対応での治癒が期待できるが，すでに発見時にstage Ⅳやstage Ⅴの段階で広範な病変を持つ場合は保存的対応での治癒の可能性が低く，手術治療を考える必要がある．保存的対応の適応となる条件として，まず病期が初期（骨吸収期）あるいは進行期（分離期）であること，そして骨年齢においては外側上顆の骨端が開いていてstage 0〜Ⅳであることが必要である．

　通常は肘の内側部と外側部の骨化進行はほぼ平行しているが，時に外側上顆の骨端核の出現が遅れることがある．滑車と内側上顆の骨化が進行しているにもかかわらず，外側上顆の骨端核が未出現のことがある．こういった例では外側部の骨内血流環境が悪く，骨化が遅れているのではないかと推測している．こういった症例では安静を徹底して守っているにもかかわらず，小頭の病巣も全く改善傾向を示さない．しかし外側上顆の骨化が進み始めると病巣も外側から修復機転が始まる傾向がある．骨内血流をみる画像検査方法がない現状では，外側上顆の骨化進行は肘の外側部の骨内血流の指標となる．

6. 橈骨頭の骨化進行過程

　村本は橈骨頭の骨化過程を10段階に表記している（図11）．⓪骨端核未出現，①点状の陰影として出現，②明瞭な輪郭をもった円形状，③骨端核は扁平となるが，なおその幅は骨幹端幅の2/3以下，④③よりさらに横径が増大し，ほぼ骨幹端と同じ幅となる，⑤骨端核の骨幹に対する辺縁

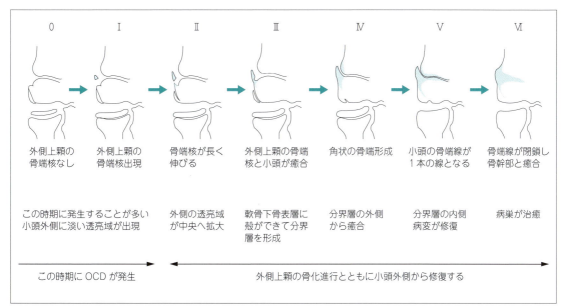

図10 ▶ 外側上顆・小頭の骨化進行と修復との関係
外側上顆の骨化過程を7段階に分けて，小頭OCDの修復過程と合わせて模式図にした．

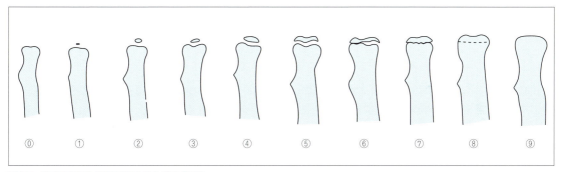

図11 ▶ 10段階に及ぶ橈骨頭の骨化進行過程
（文献2より引用）

が垂れ下がり，いわゆるcappingがみられる，⑥骨端軟骨部が狭くなり，癒合が始まる時期，⑦骨端軟骨部は漸次不明瞭となり癒合が進む，⑧癒合はほとんど完成するも，なお明瞭な連続した横線を認める，⑨横線が消えて骨化が完了する．実に詳細な観察であるが，骨化は先に述べた4段階で進むと理解してよい．橈骨頭の骨化で特徴的なことはcappingである[2]．

腕橈関節は上腕骨小頭が凸面で橈骨頭が凹面の臼状関節である（図12）．骨化進行過程で橈骨頭の関節面は相対する小頭の関節面の形状に合わせて形成されることとなる．小頭の関節面がOCDのために平坦化したり陥凹したりすると，それに相対する橈骨頭は曲率を合わせるように関節面を広げてくる．橈骨頭の横径が小頭のOCDの病期が進むにつれて大きくなるのはこのためである．橈骨頭の肥大は単なる変形性関節症変化ではなく，成長期特有の旺盛な骨造成と適応変化の結果と考えるべきではないだろうか[5]．

7. 肘頭の骨化進行過程

肘頭の骨端核は10歳前後で出現し，2ないし3つの核が融合して，骨端線を形成する．骨端

Ⅳ 投球障害の治療に必要な基礎知識

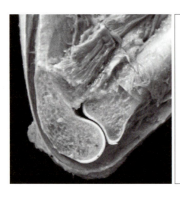
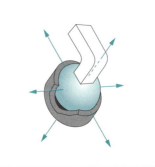

図12 ▶ 腕橈関節の構造
小頭の凸面上を橈骨頭の凹面が滑りながら動く構造をしている．
（模式図は Rohen JW, et al：Color Atlas of Anatomy, 医学書院, 1988 より引用）

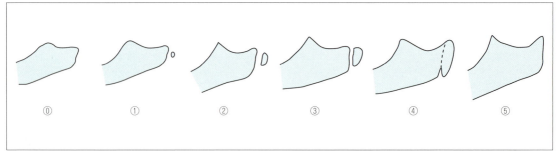

図13 ▶ 単純X線側面像による6段階の骨化進行過程
（文献2より引用）

　線は関節面側から閉鎖が始まり，15歳前後で閉鎖して骨化が完了する．村本は骨化の過程を6段階に表記している（図13）．⓪骨端核未出現，①点状の陰影として出現，②円形状で2分ないし3分する，③固有形となり，骨端軟骨面に凹凸を生じ，一部に癒合が始まる．④癒合が進むが，骨端軟骨部は線状に残り，一部にはなお明瞭な軟骨部を認める．⑤癒合は完全となり，骨化が完了する．正常の発育段階でも②や③の段階では骨端核が2分ないし3分したり，辺縁が不規則化したり濃淡濃度が不均一であったりと多様な様相を呈すると記載している[2]．
　村本は単純X線の側面像で観察したもので，正面像では滑車と重なるために骨端核の立体的な位置関係は把握できなかった．CTの3Dイメージや MPRイメージで観察すると②の段階では側面像でいうと下方，CTの3Dイメージでみると後方内側寄りに骨端核が現れる．次いで側面像でいうと上方，CTの3Dイメージでいうと前方外側寄りに

別の骨端核が現れてくる．図14はその過程を模式図で示したものである．この後から現れる骨端核はさらに2分することもある[6]．Ⅱ)の段階に進むと下方の骨端核は上方外側寄りに成長し，上方の骨端核は下方内側寄りに成長し，先に現れた下方の骨端核が後から現れた上方の骨端核を覆うように融合し始める．融合した骨端核は固有形となり骨端線が形成され，やがて骨端線は関節面側から閉鎖し始める．また特殊な骨端線の閉鎖様式として，上方と下方の骨端核の融合より早く上方の骨端線が閉鎖し，下方の骨端核の骨端軟骨（骨端線）が最後まで残るタイプもある．
　こういった骨化進行過程を知っていることは肘頭に生じる骨軟骨障害を理解するのに大いに役立つ．例えば dissecans type の大きな骨軟骨片を生じるのは骨端核が成長，融合する時期で，骨棘骨折のような tip fracture type の小さな骨軟骨片を生じるのは骨端線が閉鎖進行以後である（図15）．骨端線の閉鎖進行中に起こった障害が骨端線障害

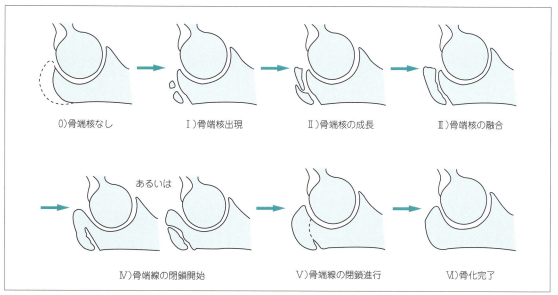

図14 ▶ 単純X線像に3D-CT画像による観察結果を反映させた通常の骨化進行過程

図15 ▶ 典型的なdissecans typeの肘頭尖端骨軟骨障害
22歳，投手．中学生から加速期から減速期に後方の痛みを自覚していた．可動域は−25/120

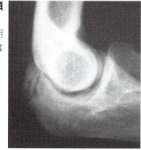
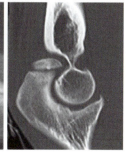
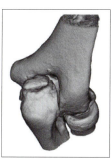

（閉鎖遅延や閉鎖不全，骨端線離開）である．骨化完了後に生じる疲労骨折と骨端線の閉鎖途上の障害である骨端線障害とは原因こそ共通するが，発生する年齢層と障害の主座が異なり，別の疾患として区別すべきであると考える．

文　献

1) 南　正夫：肘関節を形成する各骨々端核の発現期ならびに化骨期についてのレ線的検索．日整会誌3：361-367, 1928
2) 村本健一：肘関節部骨年令評価法．日整会誌 38：939-950, 1965
3) Silberstein MJ, et al : Some vagaries of the medial epicondyle. J Bone Joint Surg Am 63 : 524-528, 1981
4) 加納健司ほか：上腕骨滑車骨端の骨化進行過程の観察および評価．日臨スポーツ医会誌 21：384-387, 2013
5) 柏口新二ほか：上腕骨小頭障害における橈骨頭の変化について．日肘関節研会誌 3：21, 1991
6) Silberstein MJ, et al : Some vagaries of the olecranon. J Bone Joint Surg Am 63 : 722-725, 1981

投球肩・肘障害に対する超音波ガイド下 intervention
――一般的な整形外科注射から Hydrorelease まで――

宮武和馬

▶ はじめに

近年，超音波診療の普及とともに，整形外科における診療レベルの進化は著しい．今までMRIでしか詳細に見えなかった軟部組織をいとも簡単に見ることができる．また，静止画だけでなく，動的に観察もできる．そのため，動きの中での診断や，超音波ガイドでの注射や手術なども可能になっている．超音診断装置（以下エコー）は"診断"のためだけでなく，"治療"に対しての側面が大きくなっている．今までわからなかった痛みや治せなかった痛みを解決する糸口になっており，その最たるものは超音波ガイド下注射であろう．

また，後半に記す Hydrorelease は最新治療であること，Study Design が組みにくいことから，エビデンスの確立としてはまだ乏しい．ただ，今後スポーツ選手にとっての治療として普及することは間違いない．そのため，エビデンスが乏しい中でこのような企画の依頼を頂いた．早急にメカニズムなどの解明を行う必要があり，我々もその研究を今もなお行っている．このことを十分理解した上で，読んでいただきたい．また，Hydrorelease はターゲットが多く，すべてを書くことができないことも了承していただきたい．

▶ 関節内・滑液包内　超音波ガイド下 intervention

熟練した医師は，超音波を併用しなくても的確に注射ができるかもしれない．ただ，多くの文献でその精度は疑問視されてきている[1,2]．特に超音波ガイド下注射を用いた研修医とブラインド注射の指導医での比較は印象的で，熟練しなくても正確な注射が可能で，むしろ熟練された指導医の注射よりも精度が高い[3]．現在はまだあまり知られていないが，この事実は徐々に浸透してくるであろう．

以下に整形外科の基本的な肩肘関節の注射を，どのように超音波ガイド下で行うかを示す．

1. 肩甲上腕関節（glenohumeral joint：GH）（動画1）

a）適応疾患（症状）
SLAP 損傷（superior labrum anterior and posterior lesion），internal impingement など．

b）推奨される薬剤
ステロイド，ヒアルロン酸など．

c）注射方法と超音波解剖
肩関節内注射は後方から行う（図1a）．肩甲棘下にプローブを当て，三角筋，棘下筋，関節裂隙と関節唇を描出する（図1b）．関節唇に刺入しないように，関節裂隙のやや外側で骨頭に目がけて針を刺入する．交差法，平行法のどちらでも構わないが，交差法の方が距離も短く容易である．ただ関節唇を損傷しないように注意をする必要がある．また，関節は深部に存在するため，針はカテラン針を用いる方が確実である．薬液が正しく注入されると，薬液が一部関節内で膨らむことが見えるが，関節内へ浸透しその場での薬液の広がりがあまり見られないことが多い．

d）注意点，合併症など
関節内への注射であるため，感染には注意を払う．消毒はポピドンヨードで行う．著者は滅菌手袋・滅菌ゼリーなどは使用せずに多くの注射を行ってきているが，幸いにも未だ感染の経験はない．ただ，感染が未だにないのは，偶然の産物の可能性もある．関節内への感染は最悪の合併症の一つのため，自身で行う際にはできる限りの感染対策を行うべきである．

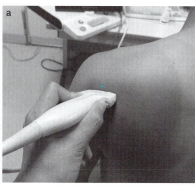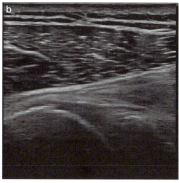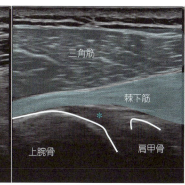

図1 ▶ GH後方アプローチ（交差法）(a)とGH後方走査(b)
a 座位．肩関節下垂位で後方からプローベを当てる．上方から消毒を行い，交差法で注射する．
b 三角筋，棘下筋を描出し，上腕骨，肩甲骨関節窩の間に関節面（joint）が見える．交差法で関節内（*）に針先を誘導する．関節内に薬剤が入ると抵抗感がなくなる．関節唇を損傷しないように注意を払う．

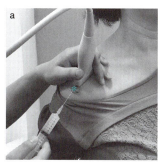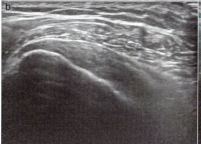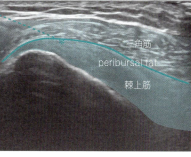

図2 ▶ SAB前方アプローチ（平行法）(a)とSAB前方走査(b)
a 座位．肩関節30°伸展位で前方からプローベを当てる．外側から消毒を行い，平行法で注射する．
b 三角筋，棘上筋を描出し，両者の間にperibursal fatが見える．平行法でperibursal fat下方（*）に針先を誘導する．peribursal fat内に薬剤が入ると抵抗感がなくなる．腱板を損傷しないように注意を払う．

また，頻回なステロイドや局所麻酔薬の注射は逆に軟骨に悪影響なことがあるため[4,5]，最初からヒアルロン酸を使用するか，早めに切り替えることも念頭におく必要がある．

2. 肩峰下滑液包（sub acromial bursa：SAB）（動画2）

a）適応疾患（症状）
肩峰下滑液包炎，腱板断裂（身体所見の例：3rd 内旋制限）など．

b）推奨される薬剤
ステロイド，局所麻酔薬，ヒアルロン酸，生理食塩水/ビカネートなど．

c）注射方法と超音波解剖
肩関節20°伸展位，上腕骨前外側にプローブを当てる（図2a）．三角筋，棘上筋，大結節を描出する（図2b）．三角筋と棘上筋の間にはperibursal fat（線状高輝度領域）が存在する．peribursal fatと棘上筋の間に平行法で針を刺入し，薬液を注入する．薬液が正しく注入されると，滑液包内へ浸透しその場での薬液の広がりがあまり見られないことが多く，前後の滑液包内に広がっていくことが観察できる．またperibursal fat周辺が厚く高輝度に見えるケースが存在し，そのようなケースでは注入圧が高く，癒着を剝がすように注入する．このようなケースではloss of resistanceで注入すると，確実にSAB外に注入することになる．

d）注意点，合併症など
滑液包内への注射であるため，感染には注意を

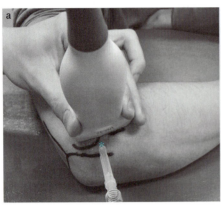
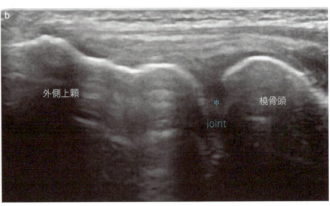

図3 ▶ 肘関節外側アプローチ（交差法）(a) と肘関節外側走査(b)
a 肘関節100°程度屈曲位で外側からプローベを当てる．下方から消毒を行い，交差法で注射する．
b 外側上顆と橈骨頭を描出すると，間に関節面(joint)が見える．交差法で関節内（＊）に針先を誘導する．関節内に薬剤が入ると抵抗感がなくなる．

払う．消毒はポピドンヨードで行う．
　腱板断裂が見られるケースでは，断裂部分に直接注入する方が容易である．超音波ガイド下注射の基本となる注射であり，平行法での注入はSAB注射で練習すると良い．

3. 肘関節内（動画3）

a）適応疾患（症状）
　変形性肘関節症，内側側副靱帯損傷，肘頭骨軟骨障害，滑膜ヒダ障害．

b）推奨される薬剤
　ヒアルロン酸，ステロイド．

c）注射方法と超音波解剖
　一般的には（ブラインドでは）上腕骨小頭，橈骨頭，肘頭の三角形で囲まれるsoft spotから注射を行うが，熟練を要する．しかしこのような注射も，エコーガイド下であれば容易である．エコーガイドの場合の方法は大きく分けて2通りある[6]．

(1) 外側アプローチ
　肘関節を100°程度の屈曲位で手台にのせる（図3a）．
　プローベを肘関節外側に当て，外側上顆，小頭，橈骨頭を長軸で描出する（図3b）．橈側手根伸筋（ECRB）と総指伸筋（EDC）が共同腱を形成しながら外側上顆に付着する．さらに後方からでも（soft spot周辺）注射も可能であるが，より下から注射器を刺入することになるため，手技としては煩雑になる．プローベの下方から（図3a），交差法で小頭-橈骨間に針先を誘導し注入する．関節内に入っている場合は抵抗を感じない．

(2) 後方アプローチ
　肘関節90°屈曲位で手をベッドにのせる．あるいは手台に上腕を乗せ，肘関節90°屈曲位で前腕を垂らす（図4a）．
　プローベを肘関節後方に当て，長軸あるいは短軸で肘頭窩を描出する．肘頭窩に針先を誘導する（図4b）．どちらの場合でも，可能であれば三頭筋外側から三頭筋を傷つけないように針を刺入すると良い．例えば長軸での場合は，交差法が望ましい．＊に針先がくるよう誘導する．ただ，三頭筋を貫いても問題にはならないので，交差法に慣れない場合は三頭筋を貫きながら点線の軌道のように平行法で行う（図4b）．関節内に入っている場合は抵抗感が消失する．

d）注意点，合併症など
　後方アプローチの場合，三頭筋の内側には尺骨神経が走行するため，必ず三頭筋の中央〜外側から刺入する．外側アプローチの場合はプローベの上から交差法で行うこともできるが，橈骨神経があるため，プローベの下から交差法で行う方が安全である．
　関節内への注射であるため，肩関節内同様に感染には注意を払う．
　また，頻回なステロイドや局所麻酔薬の注射は

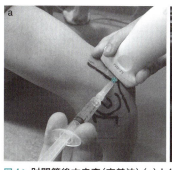
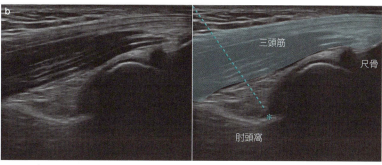

図4 ▶ 肘関節後方走査(交差法)(a)と後方アプローチ(長軸)(b)
a 肘関節90〜100°屈曲位程度で手をベッドにのせる．このように交差法で打つ場合は，内側には尺骨神経が存在するため，必ず外側から刺入する．
b 三頭筋・尺骨・肘頭窩を描出する．三頭筋を避けるように，交差法で外側から＊に針先が見えるように刺入する．骨に当てるイメージで，平行法の場合は点線の軌跡で刺入する．

避け，ヒアルロン酸への早めの切り替えも念頭におく必要がある．

変形性関節症は関節内の疼痛に見えるが，肘部管症候群など関節外の疼痛も合併していることが多く，注意深く診察してからの治療が重要である．

▶ 超音波ガイド下 Hydrorelease

超音波ガイド下に薬液を的確に注入することで，今まで治せなかった疼痛や可動域の改善が見られることがある．疼痛が取れる例では，超音波画像で組織間が薬液により release（剝離）されるところがリアルタイムに見ることができる．海外でも同様に神経周囲に対して超音波ガイド下で薬液を注入することを"hydrodissection"と定義しており，この手技は徐々に広がり始めている[7]．文献にはそのメカニズムを「局所麻酔薬やステロイドなどの薬理学的な効果ではなく，物理的な効果により組織の虚血を改善させている可能性がある」と記載しており，局所麻酔薬を必ずしも使用しなくてもよいことがここからも読み取れる．

そのため，我々はこの注射を生理食塩水で行っており，生理食塩水単独でも即座に疼痛が改善するケースをしばしば経験する．また，神経周囲だけでなく，筋間のfascia，血管周囲，靱帯などさまざまな部位で同様の注射を行っている．そこ

で，このreleaseという言葉と，神経だけがターゲットではないこと（正確に言うと，血管周囲や筋間のfasciaの間にある見えない神経をターゲットにしているのであると考えている），生理食塩水単独で注射することから，我々はこの注射を"Hydrorelease"と定義した．ブロック注射，筋膜リリースなどと区別して使用する言葉である．Hydroreleaseは前述した通り，メカニズムが不明な点も多いため，まだ確立された手技ではない．ただ，今後間違いなく普及する技術である．

また，保険の観点から生理食塩水単独で注射を行うと保険適応外になってしまうため，局所麻酔薬の濃度を薄めて行うこともある（例：0.1％キシロカインなど）．さらには重炭酸リンゲル液（ビカネート輸液®）などを使用すると注射時の疼痛が少ないことも知られており[8]，治験レベルであるが使用している．

これらの点を理解していただき，以下の注射を安全に行っていただければと思う．

1. 烏口上腕靱帯（coracohumeral ligament：CHL）（動画4）

a) 適応疾患（症状）
肩関節鏡術後，RI周辺の炎症後など．
身体所見の例：1st外旋制限，結帯制限など．

b) 推奨される薬剤
ステロイド，生理食塩水など．

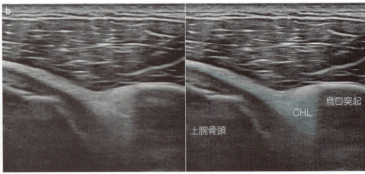

図5 ▶ CHL(交差法)(a)と CHL 前方走査(b)
a 座位．肩関節最大外旋位(1st)で前方からプローベを当てる．上方から消毒を行い，交差法で注射する．
b 烏口突起，上腕骨を描出し，烏口突起と上腕骨の間に CHL が見える．交差法で CHL に針先を誘導する．上腕骨側，烏口突起側，CHL の深い部位に注射を行う．

c) 注射方法と超音波解剖

臥位，あるいは座位で，烏口突起を触れ，烏口突起と上腕骨を描出する．肩関節痛を有する症例は CHL が 3mm を超えるとの報告[9]も存在するが，CHL の厚さだけで診断を行うのはやや難しい．そこで烏口突起と上腕骨骨頭を描出し，上腕骨の 1st 内外旋を行う．外旋位で CHL の緊張の左右差を動的に確認する(動画 5a, b)．また肩甲下筋の動きも確認し，動きが悪い場合は肩甲下筋と大胸筋の間を Hydro-Release する．注射の際は肩関節最大 1st 外旋位で行う．交差法で行い，CHL 内部，CHL と腱板の間，CHL と大胸筋の間を release していく(図5)．

d) 注意点，合併症

烏口突起側，上腕骨側のどちらも Hydrorelease すること，可能であれば超音波で見えている CHL 内部に注射を行う．CHL の肥厚が強い場合は，ケナコルトの副作用(組織の壊死)を期待し，ケナコルト 5〜10mg を使用することもある．

注射後は再度上腕骨の 1st 内外旋を行い，動きが改善したか確認を行う．効果がある場合は，CHL の伸張性が改善する(動画5c)．即時的に 1st 外旋制限，結帯制限の改善なども見られる．

2. 前斜角筋/中斜角筋(C5/6)(動画 6)

a) 適応疾患(症状)

胸郭出口症候群など．
身体所見の例：2nd 外旋制限など．

b) 推奨される薬剤

生理食塩水，ステロイドなど．

c) 注射方法と超音波解剖

側臥位で頚部にプローブを当てる(図 6a)．第 5，6 頚椎の前結節と後結節を確認し，そこから出てくる頚椎の神経根を描出する．第 7 頚椎には前結節が存在せず，後結節のみである．第 7 頚椎から出てくる C7 神経根とその前方に存在する椎骨動脈を確認する．C5〜7 が直線上に並び，その前後に前斜角筋，中斜角筋が描出される(図 6b)．

前斜角筋の前方には拍動する血管と横走する横隔神経が確認できる．

d) 注意点，合併症など

胸郭出口症候群による肩の痛み，肘内側部(尺骨神経領域)の疼痛に有効である．

C5，C6 の周囲に薬液を注入するため，局所麻酔薬を用いると C5，C6 麻痺が起こる．一時的であるので問題はないが，注射前に十分説明しておく必要がある．また，局所麻酔薬を用いると横隔神経麻痺も必発であり，呼吸機能に障害がある場合は注意する．そのため，著者は局所麻酔薬を一切使用せず(混ぜるとしても 0.1ml 局所麻酔薬を加える程度)，生理食塩水などでこの注射を行っている．

3. C8(後斜角筋)(動画 7)

a) 適応疾患(症状)

胸郭出口症候群など．
身体所見の例：2nd 外旋制限など．

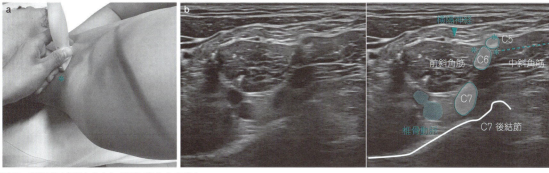

図6 ▶ C5/6(平行法)(a)とC5/6前方走査(b)
a 側臥位で頸部にプローベを当てる．側方から消毒を行い，平行法で注射する．
b 前斜角筋，中斜角筋の間にC5，C6，C7が縦に並ぶ．それぞれの神経を同定する際には，C7の骨性ランドマークを参考にする．C7には前結節がない．C7の奥には椎骨動脈が存在するため，深く刺しすぎないように注意を払う．また，前斜角筋の表層には横隔神経が存在するため，局所麻酔薬を用いる場合は横隔神経麻痺は必発である．

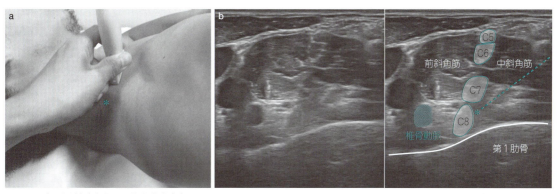

図7 ▶ C8(平行法)(a)とC8前方走査(b)
a 側臥位で頸部にプローベを当てる．側方から消毒を行い，平行法で注射する．
b 前斜角筋，中斜角筋の間にC5，C6，C7，C8が縦に並ぶ．C8の下には第1肋骨が存在する．C8の奥には椎骨動脈が存在するため，深く刺しすぎないように注意を払う．第1肋骨の上には星状神経節が存在するため，局所麻酔薬を用いる場合は，Horner徴候は必発である．

b) 推奨される薬剤

生理食塩水，ステロイドなど．

c) 注射方法と超音波解剖

描出方法はC5/C6と同様のため容易である．C7からより遠位にプローベを移動させ，第1肋骨の上に存在するC8を描出する(図7a)．ただ，C8は深い部位なので，描出困難な例も存在する．

d) 注意点，合併症など

胸郭出口症候群による肩の痛み，肘内側部(尺骨神経領域)の疼痛に有効である．

ただし第1肋骨周囲には星状神経節が存在するため，局所麻酔薬を混ぜるとHorner徴候は必発である．そのため，C5/C6と同様に，局所麻酔薬を一切使用せず(混ぜるとしても0.1ml局所麻酔薬を加える程度)，生理食塩水などでこの注射を行っている．

また，C7，C8の周囲への注射の際には，椎骨動脈がエコー画面に見えてくるため，必ずDopplerにて確認した後に注射を行う(図7b)．椎骨動脈の穿刺は危険であるため，ある程度エコーに慣れた上級者の注射である．

また針の角度が大きくなると，針の描出が困難になる．そのため，針の角度が付きすぎないようにプローベから離して穿刺すると良い．

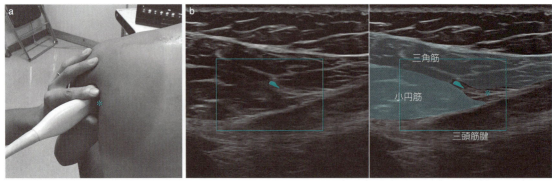

図8 ▶ QLS後方アプローチ（交差法）(a) とQLS後方走査(b)
a 座位．肩関節90°屈曲位で後方からプローベを当てる．側方から消毒を行い，交差法で注射する．
b 三頭筋，小円筋，大円筋を描出し，その間に拍動する血管が見える．交差法で脂肪内（＊）に針先を誘導する．薬液を血管内に注入しないように注意を払う．

4. 四辺形間隙（quad lateral space：QLS）（動画8）

a）適応疾患（症状）
四辺形間隙症候群（quad latelal space syndrome：QLSS）など．
身体所見の例：水平内転制限など．

b）推奨される薬剤
生理食塩水，局所麻酔薬，ステロイドなど．

c）注射方法と超音波解剖
肩関節下垂位で，プローベを肩後方から当てる（図8a）．小円筋，上腕三頭筋長頭，三角筋を描出し，小円筋，上腕三頭筋長頭に囲まれた脂肪組織を描出する．Doppler modeでは，脂肪内に動脈の拍動を確認できる（図8b）．動脈と並走するように腋窩神経が走行するため，この脂肪組織に注射を行うと，同時に腋窩神経に注射することになる．大円筋に囲まれたQLSを描出するのは，簡便でないため，この方法を行っている．

d）注意点，合併症など
局所麻酔薬を使用する場合は血管内に注入しないように注意が必要である．慣れないうちはこまめにDopplerを確認し，神経と並走する血管を目印にすると良い．注射は交差法で行うことが多い．

QLSに効果があるのか，小円筋に効果があるのか不明な点も多い．小円筋や上腕三頭筋長頭のHydro-Releaseを行う際にも参考になるので，覚えておくと良い．

5. 肩甲挙筋-僧帽筋（動画9）

a）適応疾患（症状）
肩の重さ，肩甲胸郭機能不全など．

b）推奨される薬剤
生理食塩水，局所麻酔薬など．

c）注射方法と超音波解剖
座位で後方からプローベを当てる（図9a）．肩甲挙筋と僧帽筋を描出する．肩甲挙筋と僧帽筋の間には拍動する血管が存在する（図9b）．血管の周囲のfasciaに対して薬液を注入していく．

d）注意点，合併症など
肩凝りで一般的な注射である[10]．Hydroreleaseの手技を獲得するのに，最も安全な注射である．

前方にプローベを移動させると，前鋸筋で構成された似たような画像が出てくる．この状態で注射を行うと，当然前鋸筋のHydroreleaseになってしまうので注意が必要である．ただ，肩甲胸郭機能の改善に前鋸筋のHydroreleaseが有効なことも多いので，覚えておくと良い．

局所麻酔薬を使用する場合は血管内に注入しないように注意が必要である．

6. 棘下筋（動画10）

a）適応疾患（症状）
肩甲上神経障害，obligate translationなど．
身体所見の例：水平内転制限など．

b）推奨される薬剤
生理食塩水，局所麻酔薬など．

（1）棘下筋下脂肪体（肩甲上神経）

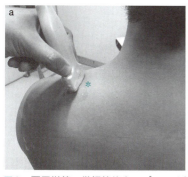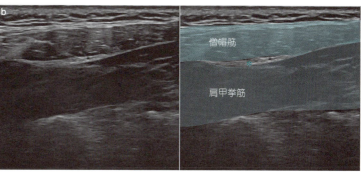

図9 ▶ 肩甲挙筋・僧帽筋後方アプローチ(交差法)(a)と肩甲挙筋・僧帽筋後方走査(b)
a 座位．肩関節下垂位で上方からプローベを当てる．上方から消毒を行い，交差法で注射する．
b 僧帽筋と肩甲挙筋を描出し，その間に通る血管を描出する．血管の周囲の fascia をターゲットに薬液を注入する．

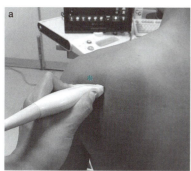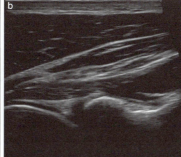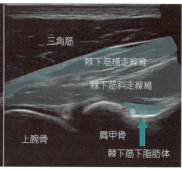

図10 ▶ 棘下筋後方アプローチ(交差法)(a)と棘下筋後方走査(b)
a 座位．肩関節下垂位で後方からプローベを当てる．上方から消毒を行い，交差法で注射する．
b 三角筋，棘下筋を描出し，上腕骨，肩甲骨関節窩の間に関節面(joint)が見える．肩甲骨側にプローベを移動すると，肩甲頚に脂肪と拍動する血管が確認できる．交差法で脂肪内(＊)に針先を誘導し，針を抜きながら棘下筋と三角筋の間も Hydrorelease を行う．

(2) 棘下筋-三角筋

c) 注射方法と超音波解剖

座位にて肩後方にプローベを当て，三角筋，棘下筋，肩甲骨，上腕骨を描出する(図10a)．肩甲頚のスペースを埋めるように，棘下筋下脂肪体が存在する(図10b)．棘下筋下脂肪体の内部には肩甲上神経，動静脈が存在し，Doppler にて血管が存在することが確認できる．肩甲頚に針を当て，棘下筋下脂肪体との間を剥離するように注入すると交差法でも容易である．棘下筋-三角筋の間も同様に＊に針先がくるよう誘導する．注入すると fascia に沿って薬液が広がる．

d) 注意点，合併症など

棘下筋下脂肪体の滑走を評価する方法など報告されているが，現時点では棘下筋のどの部分が悪いかを判断する有用な手段はないように思える．そのため，著者は(1)→(2)の注射を同時に行っている．脂肪体に注射をまず行い，そのまま引きながら三角筋-棘下筋を注射している．どちらが有効かどうかは今後の検討課題である．

脂肪体内には血管が存在するため，局所麻酔薬を使用する場合は血管内に注入しないように注意が必要である．

7. 尺骨神経

a) 適応疾患(症状)

肘部管症候群，その他の尺骨神経障害(尺骨神経脱臼も含む)．

b) 推奨される薬剤

ステロイド，局所麻酔薬，生理食塩水など．

c) 注射方法と超音波解剖

(1) 肘部管(動画11a)

臥位になり，肩関節90°外転位，肘関節90°屈

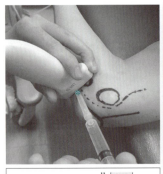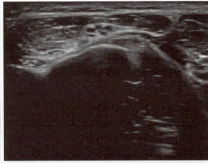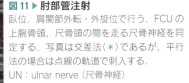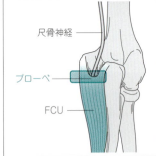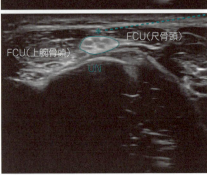

図11 ▶ 肘部管注射
臥位．肩関節外転・外旋位で行う．FCUの上腕骨頭，尺骨頭の間を走る尺骨神経を同定する．写真は交差法(*)であるが，平行法の場合は点線の軌道で刺入する．
UN：ulnar nerve（尺骨神経）

曲位で行う(図11)．まず尺骨神経に絞扼がないかを長軸で確認する．肘部管での圧迫がある場合や，Tinnel徴候が陽性の場合，注射を検討する．FCU (尺骨手根屈筋)の上腕骨頭と尺骨頭を描出し，その間を走行する尺骨神経を同定する(図11)．

注射は交差法あるいは平行法で行う．著者は交差法での注射を好む．その理由は，そのままプローブを平行移動していくことで，尺骨神経に沿って近位〜遠位まで注射が可能であるからである．

(2) 内側上顆周辺(動画11b)

肘部管から近位に移動していくと，滑車上肘帯が描出できる．そこからさらに近位で内側上顆と尺骨神経が接する位置を探す．内側上顆に沿って，平行法で尺骨神経の下方に注射する(図12)．

d) 注意点，合併症など

尺骨神経障害においては，どこが問題か診断することが最も重要である．まず鎖骨上や斜角筋の圧痛などを確認し，胸郭出口症候群(以下TOS)を除外する．さらに圧痛・Tinnel徴候でどの部位で障害されているかを把握した後，超音波検査を行い絞扼や腫脹の有無を確認していく．必ず絞扼や腫脹を伴うわけではない．神経が腫れている場合はparaneural sheathの中にステロイドを注入することもある．paraneural sheath内に薬液が入ると，神経のまわりに薬剤が広がるdonuts sign (ドーナツサイン)が見られる(図13)．paraneural sheath内に注入するために高画質な超音波機器が求められる．

また，尺骨神経障害に対するhydrodissectionの有用性も報告されてきている[1]．そのため，著者は腫脹を伴わない神経障害に対しては，生理食塩水を用いた肘部管注射や，尺骨神経脱臼に対しては内側上顆周辺で生理食塩水，ヒアルロン酸を用いた注射も行っている．

尺骨動脈の横には伴走する尺骨動脈がある．動脈内に薬剤を入れないように注意を払う．わずかに拍動が確認できるが，わからない場合は必ずDoppler modeで確認を行う．

▶ おわりに

野球選手の神経性，筋膜性の疼痛改善に対する需要は高い．また，トップアスリートになるほど，わずかな痛みやタイトネスがパフォーマンス

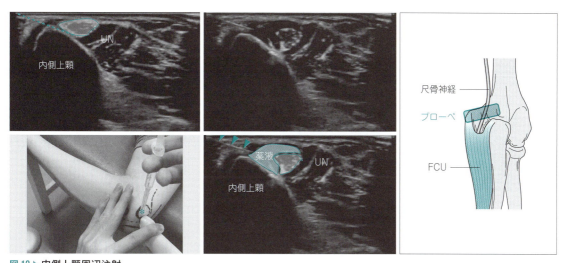

図12 ▶ 内側上顆周辺注射
臥位．肩関節外転・外旋位で行う．内側上顆の後方を走る尺骨神経を同定する．平行法で尺骨神経の下に針先を誘導する．脱臼例，亜脱臼例に有効である．

に大きく影響する．超音波ガイド下であれば比較的安全に治療が可能であり，今後さらに広がっていくことが予想される．多くの先生方が経験される外来で困った痛みや，多くのコメディカルやパラメディカルが経験する取りきれないタイトネスなど，さまざまな状況でこの技術は活きてくる．

エビデンスはさておき，まずは一度経験していただき，屈託のないご批判をいただければと思う．その後エビデンスを積み重ね，選手の役に立つ手技に改良していければと思う．

また，この手技を普及させるにあたって，"Hydrorelease"という言葉を我々は作成した．この言葉は氾濫している"筋膜リリース"という言葉と一線を画すために作成された．筋膜リリースという言葉は社会現象になり，一部の場所ではお金儲けの道具となっているように思える．筋膜とは何か，筋膜をリリースとはどのような現象なのかが不明のまま一人歩きしている．"Hydrorelease"という言葉は，超音波で見えている現象をそのまま言葉にした．治療や研究が進むとともに変わっていくかもしれないが，現時点で最も良い言葉と考えている．Hydroreleaseが選手を救う一つの手段として普及するために，効果だけでなくメカニズムも追求していきたい．

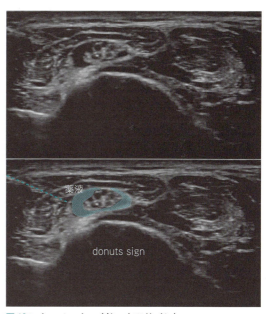

図13 ▶ donuts sign（ドーナツサイン）
paraneural sheath内に薬液が入ると，神経の周囲を包み込むように薬液が広がる．

謝　辞

最後に，この言葉を提唱してくださり，筆者の超音波診療のご指導をいただいている城東整形外科の皆川洋至先生には改めて感謝を述べたい．

動画 1 ▶
http://www.bunkodo.co.jp/movie/baseball/m10010.html

動画 2 ▶
http://www.bunkodo.co.jp/movie/baseball/m10020.html

動画 3 ▶
http://www.bunkodo.co.jp/movie/baseball/m10030.html

動画 4 ▶
http://www.bunkodo.co.jp/movie/baseball/m10040.html

動画 5a ▶
http://www.bunkodo.co.jp/movie/baseball/m1005a.html

動画 5b ▶
http://www.bunkodo.co.jp/movie/baseball/m1005b.html

動画 5c ▶
http://www.bunkodo.co.jp/movie/baseball/m1005c.html

動画 6 ▶
http://www.bunkodo.co.jp/movie/baseball/m10060.html

動画 7 ▶
http://www.bunkodo.co.jp/movie/baseball/m10070.html

動画 8 ▶
http://www.bunkodo.co.jp/movie/baseball/m10080.html

動画 9 ▶
http://www.bunkodo.co.jp/movie/baseball/m10090.html

動画 10 ▶
http://www.bunkodo.co.jp/movie/baseball/m10100.html

動画 11a ▶
http://www.bunkodo.co.jp/movie/baseball/m1011a.html

動画 11b ▶
http://www.bunkodo.co.jp/movie/baseball/m1011b.html

文　献

1) Wu T, et al：Ultrasound-guided versus blind subacromial-subdeltoid bursa injection in adults with shoulder pain：A systematic review and meta-analysis. Semin Arthritis Rheum 45：374-378, 2015
2) Yun JS, et al：Accuracy of needle placement in cadavers：Non-guided versus ultrasound-guided. Ann Rehabil Med 39：163-169, 2015
3) Cunnington J, et al：A randomized double-blind, controlled study of ultrasound-guided corticosteroid injection into the joint of patients with inflammatory arthritis. Arthritis Rheum 62：1862-1869, 2010
4) Farkas B, et al：Increased chondrocyte death after steroid and local anesthetic combination. Clin Orthop Relat Res 468：3112-3120, 2010
5) Nakazawa F, et al：Corticosteroid treatment induces chondrocyte apoptosis in an experimental arthritis model and in chondrocyte cultures. Clin Exp Rheumatol 20：773-781, 2002
6) Louis LS：Musculoskeletal ultrasound intervention：principles and advances. Ultrasound Clin 4：217-236, 2009
7) Cass SP：Ultrasound-guided nerve hydrodissection：What is it? A review of the literature. Curr Sports Med Rep 15：20-22, 2016
8) 小林　只ほか：Effects of interfascial injection of bicarbonated Ringer's solution, physiological saline and local anesthetic under ultrasonography for myofascial pain syndrome －Two prospective, randomized, double-blinded trials－. 金沢大学十全医学会雑誌 125(2)：40-49, 2016
9) Wu CH, et al：Elasticity of the coracohumeral ligament in patients with adhesive capsulitis of the shoulder. Radiology 278：458-464, 2016
10) Domingo T, et al：Is interfascial block with ultrasound-guided puncture useful in treatment of myofascial pain of the trapezius muscle? Clin J Pain 27：297-303, 2011

V

投球障害の病態と治療方針

V 投球障害の病態と治療方針

成長期の投球肩障害
−上腕骨近位骨端線障害(リトルリーグ・ショルダー)−

柏口新二

はじめに

上腕骨近位骨端線障害は1953年にDotterが"Little Leaguer's Shoulder"[1]として報告したのが最初である．我が国では，「上腕骨近位骨端線離開」という用語で報告されていることが多い．我が国では1980〜1990年代に発表や報告が多くみられたが，ほとんどが症例報告や治療経験であった[2〜4]．

病態と発生頻度，時期

投球により上腕骨近位骨端線が障害されて骨端線の幅が広くなった状態である．以前は離解とも離開とも表現されているが，1回の急激な外力で生じる骨端線損傷とは区別されている．Dotterは当時，骨端軟骨の骨折と考えていたようである．この障害を報告するときにすべての人がこの論文を引用するため，外傷という概念から抜けきれなかったのではなかろうか．1966年にAdamsが上腕骨近位骨端のosteochondrosisであると報告しているが，こちらの論文はあまり引用されない[5]．著者らは微小な繰り返し外力が引き金となって生じた肥大細胞層の骨化障害ではないかと考えている．予備石灰化層や石灰化層での石灰沈着が起こらなくなったために成長軟骨板が幅広くなり，あたかも離解(離開)したようにみえるが，実際は開いているわけではなく，上腕骨の長さも変化していない[6,7]．骨化障害が生じるメカニズムについては，直達外力による微小損傷なのか，あるいは骨端線の栄養血管の血流障害によるものなのか，あるいはそのほかに要因があるかはわかっていない．

骨化障害と考えるようになったのは診断時や治療過程のX線像の変化からである(図1)．透亮域は骨端線の遠位，すなわち骨幹端に不規則に現れる．

修復する時は逆に骨幹端から白く骨陰影が現れてくる．骨の透亮域が外側だけに限局する例もあれば，内側まで全体に拡がる例もある．なかには外側に大きな透亮域を形成することもあり，骨折や軟骨損傷ではみられない骨吸収像である(図2)．

初診時に投球時の肩痛を訴えてX線検査をしても，骨端線の幅に左右差はみられないが，1ヵ月後では骨端線の外側に透亮変化が現れていることがある．また修復する際には骨幹端側から綿菓子のようにぼんやりと骨化し，やがて骨端線の幅が正常化する．倫理的に障害部の生検をするわけにはいかないので，病理学的に確認されたわけではないが，臨床像からは石灰化の障害すなわち骨化障害と考えるのが妥当と思われる．

症例報告がほとんどでまとまった数の報告は少なく，発生頻度については不明である．筆者らが小学生，約1,800人を対象に毎年行っている検診での発生頻度は約1%である．しかし外来で診察をしていると見逃されている症例が少なからずあり，自然治癒例などもかなり存在することが予想され，数%(2〜5%)の発生率ではないかと推測される．発症年齢は10〜14歳くらいまでで，特に12歳前後に多い傾向がある．

診　断

症状は投球時，特に加速期からフォロースルー期での肩痛である．最初は投球中だけであるが，放置して投げ続けると投球後にも痛みが残るようになる．時に骨端線に沿った圧痛をみることもあ

図1 ▶ 12歳の投手

投球時に右肩から上腕に痛みが出るようになった．我慢して1ヵ月ほど投げていたが，痛みが増強して受診した．上腕骨近位の骨端線は外側から内側まで全体にわたり幅が拡がっている．1ヵ月投球を中止すると骨幹端側から淡い骨陰影が現れて，2ヵ月後には中央から内側にかけては骨端線の幅は正常化した．

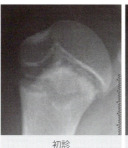
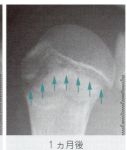
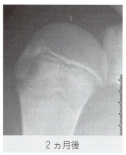

初診　　1ヵ月後　　2ヵ月後

る．特徴的な症状は肩関節90°外転，外旋位での痛みである．

　診断および治療に欠かせない検査は単純X線で，この時に大切なことは左右を撮影しての比較である．臨床所見から骨端線障害が疑われるが初診時に左右差が見られないときは，1ヵ月後に再診させて確認する必要がある．骨化障害がハッキリと顕れるまでに時間差があることを忘れてはならない．1ヵ月待てない場合はMRIを撮るとハッキリする．

　骨端線の障害は単純X線正面像で3段階に分けることができる[4,6,7]（図3）．

　stage Ⅰは外側部分だけが障害されて，この部分の骨化が障害されて透亮部となり，外側の骨端線が開大したように見える．stage Ⅱは骨端線の障害が全体に及び，透亮部が骨端全体に及んでいる．stage Ⅲは骨化障害が起こった肥大軟骨層でメカニカルな破綻が生じて，骨端が内下方に辷っているものである．stage Ⅰとstage Ⅱは細胞レベルでの障害，すなわち骨化障害と考えられる．stage Ⅰとstage Ⅱは可逆的状態であるが，stage Ⅲは組織が傷ついた構造上の破綻である．

　CTやMRIは分解能が高いために，X線検査よりは早期に病変を発見することができ，3次元で骨端線の障害を捉えられ，臨床研究面での成果が期待できるが，医療経済を考慮すると濫用すべきではない．その他に超音波検査でも左右の骨端線の幅を比較することができるが，骨端線全体を捉えることができないので治療経過をみるには限界がある．

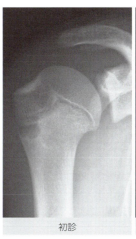
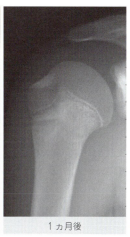

初診　　1ヵ月後

図2 ▶ 12歳投手

投球時に生じる右肩から上腕の痛みで受診した．上腕骨頭外側の骨幹端部に限局する大きな骨透亮像を認める．骨腫瘍を思わせる像であるが，1ヵ月の投球中止で改善し，2ヵ月で復帰できた．

▶ 治　療

　治療は投球中止だけで十分で，投薬や湿布なども不要である．stage Ⅲで骨端が辷っても結局は安静だけで癒合し，手術を行うことはない．通常，投球を中止して1ヵ月ほどで自発痛も圧痛も外旋時の疼痛もなくなる．ただし障害を繰り返している場合や，痛みをこらえて投げ続けていた場合は3ヵ月以上持続することもある．投球中止はX線写真で骨端線の幅に左右差がなくなるまで続けるべきで，痛みがないからといって見切り発車してはならない．この障害は平均3ヵ月ほどで治癒するが，再発することも多い．野球に復帰後も1ヵ月後，3ヵ月後までは経過を追うくらいの慎重さが

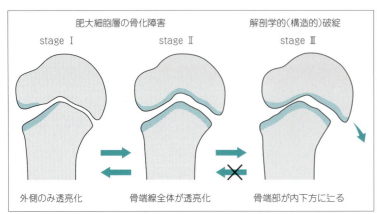

図3 ▶ 単純X線正面像による病期分類

骨端線は骨幹端側の外側から透亮化が現れる(stage Ⅰ). ついで中央, 内側にまで透亮化が進む(stage Ⅱ). stage Ⅰ と stage Ⅱ は軟骨細胞の骨化障害で, 可逆的で投球中止により改善する. stage Ⅲ は骨端線の軟骨細胞が傷つき, 構造的な破綻をきたして上腕骨頭が内下方に辷ったものである. ここまで破壊が進むと, 不可逆的で成長は停止する.

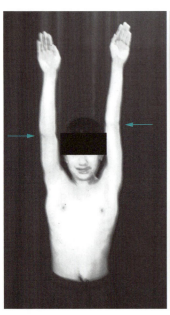
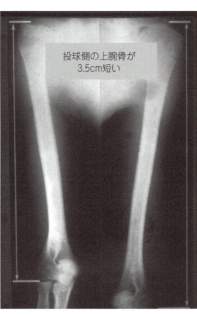

図4 ▶ 15歳の中学生

11歳頃から右肩の痛みを繰り返していた. 休むと痛みが治まるので医療機関にもかからずに, 野球を続けていた. 肘痛で外来受診した際に上腕骨が短いことから精査すると, 左の上腕骨近位骨端線は開存しているが, 右はすでに閉鎖している. 骨端線障害による早期閉鎖と考えられる.

必要である. 障害を繰り返しているうちに骨端線の早期閉鎖を起こすことがある. そうなると上腕骨の縦軸方向の成長が停止し, 太く短い骨になってしまう[4,5]. 特に stage Ⅲ の骨端が辷った症例では成長障害と骨頭の変形は必発する(図4).

文献

1) Dotter WE : Little leaguer's shoulder : a fracture of the proximal epiphysial cartilage of the humerus due to baseball pitching. Guthrie Clin Bull 23 : 68-72, 1953
2) 林 正樹ほか:少年野球による上腕骨近位骨端線離開の2症例の検討. 整・災外 22:361-365, 1979
3) 箱崎 啓ほか:上腕骨骨頭辷り症を呈した野球肩の1例. 東日スポーツ医研会誌 5:122-127, 1983
4) 兼松義二ほか:少年野球における上腕骨近位骨端線障害. 中部整災誌 32:1810-1812, 1989
5) Adams JE : Little league shoulder : osteochondrosis of the proximal humeral epiphysis in boy baseball pitchers. Calif Med 105 : 22-25, 1966
6) 柏口新二ほか:投球動作の上腕骨の成長におよぼす影響について. 日小児整外会誌 4:71-77, 1994
7) 柏口新二ほか:投球動作の上腕骨の成長に及ぼす影響について(第二報)上腕骨近位骨端線障害との関連. 日小児整外会誌 6:5-11, 1996

V 投球障害の病態と治療方針

成長期の野球肘内側部の外傷・障害

宮武和馬，柏口新二

はじめに

野球選手における肘関節の障害は内側部に多い．しかし，成長期と成人期では同じ内側部でも構造が異なるため障害の様相も異なってくる．成長期は骨端線が開存あるいは閉鎖途上であり，骨端を中心とした外傷や障害が主となる．ここでは成長期肘内側障害として，内側上顆骨端障害や同部の裂離損傷，内側上顆の骨端線障害，そして内側骨端複合体の障害について述べる．

肘内側部の解剖

肘関節内側部の外傷や障害の発生のメカニズムを理解するためには，まずは解剖を理解する必要がある．肘関節には関節を安定化させる支持機構が存在する．内側部では内側側副靱帯がその役割を担っている．内側側副靱帯は前斜走線維，後斜走線維，横走線維から成り立っているが，外反ストレスに対して最も安定化させる役割は前斜走線維（以下 AOL）が担っている．この強靱な AOL により成長期は最脆弱部である内側上顆下端の骨端に強い牽引ストレスがかかり障害が起こる[1]．また内側上顆近位前方には前腕回内屈筋群が付着している．前腕回内屈筋群とは，尺側手根屈筋（flexor carpi ulnaris：FCU），浅指屈筋（flexor digitorum superficialis：FDS），長掌筋（palmaris longus：PL），橈側手根屈筋（flexor carpi radialis：FCR），円回内筋（pronator teres：PT）から成り立ち[2]，それぞれの付着形態には個人差がある（図1）．この前腕回内屈筋群の牽引ストレスも内側上顆の骨端線の障害や外傷の原因になりうる．

内側部の骨化進展過程

成長期は筋骨格系が未発達であり，成人期と見方を変えなければならない（図2）．先に述べたように成長期の最脆弱部は骨端の成長軟骨である．骨端線が開存している時期にはこの骨端の成長軟骨に障害が起こる．そのため成長期肘内側障害を理解するために，正常の骨化進展過程を把握する必要がある．1965年に村本は肘関節の骨化進展過程を報告している．内側上顆は6～9歳に骨化中心が現れ，徐々に骨端線が形成される．10～12歳で内側上顆の骨化が進行し，13～16歳で骨化が完成する（図3a）．一方で滑車の骨端核は10～12歳に骨端核が出現し，13～16歳に骨化が完了する（図3b）[3]．内側上顆と滑車は骨端核の出現時期，骨化進展過程が異なるため，両者が一体となっていると気づき難いが，MRIをみると両者はつながっている（図4）．このため内側上顆と滑車の骨端核を合わせて，内側骨端複合体と呼んでいる[4]．この複合体ごと離開する症例も存在する．

また投球側は非投球側より骨端線の閉鎖が早い傾向にある．投球側の骨端線の閉鎖が非投球側と比べて遅いときは，骨端線の閉鎖不全や閉鎖遅延を疑う．

内側部の外傷・障害の病態と治療

1. 内側上顆骨端障害

成長期における内側障害の多くはこの障害である．特に投球における加速期では外反強制により強い牽引ストレスが内側支持機構にかかる．そのため骨化進展過程では，最脆弱部位である内側上顆は繰り返されるストレスにより組織や構造の破綻が起き，下端に骨軟骨障害が生じる．この障害

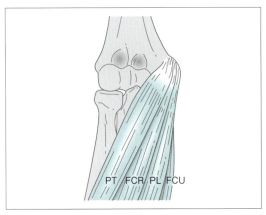

図1▶内側上顆に付着する筋群
FCU, FDS, PL, FCR, PTが内側上顆近位に付着している．
FDSはさらに深い位置に付着している．

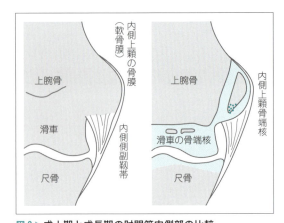

図2▶成人期と成長期の肘関節内側部の比較
成長期は内側上顆と滑車の骨端核が存在している．骨端の成長軟骨は脆弱であり，障害を起こしやすい部位となる．

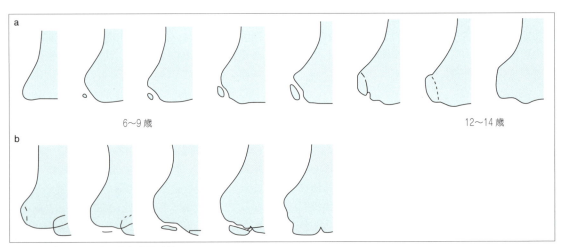

図3▶内側上顆と滑車の骨化進展過程
a 内側上顆の骨化進展過程，b 滑車の骨化進展過程
内側上顆と滑車の骨化が連動しており，内側骨端複合体を呈していることは当時はまだ記載されていない．
（文献3より引用）

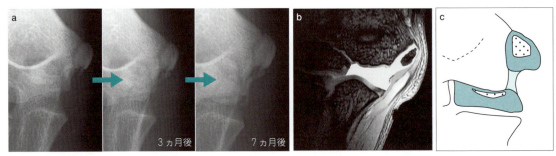

図4▶内側骨端核複合体の骨化進展過程（12歳男性，投手）
a 単純X線を経時的(10ヵ月間)に観察．初診の時点では内側上顆に分節像を認める．滑車の骨端核は出現していない．3ヵ月後，滑車の骨端核は大きくなり，滑車の内側に骨端核が出現．さらに7ヵ月後には透亮像は消え，滑車の内側とつながっている．
b MRIで見ても内側上顆と滑車の骨端核はつながっている．両者は一体となり複合体を形成しているのがわかる．模式図で示すとcのようになる．

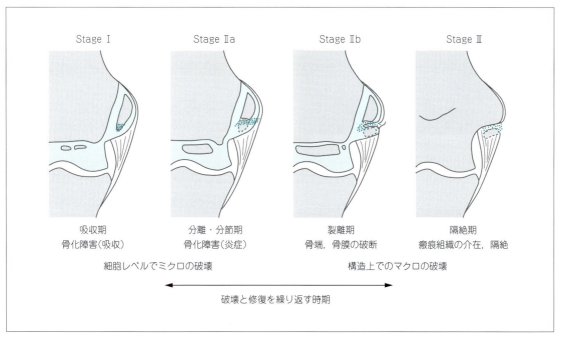

図5 ▶ 内側上顆下端骨軟骨障害の悪化・進行過程（Stage）
内側上顆下端骨軟骨障害は吸収期，分離・分節期，裂離期，隔絶期に概念上分類することができる．分離・分節期と裂離期は破壊と修復を繰り返す時期である．吸収期，分離・分節期は細胞レベルでの破壊であり，裂離期は構造上のマクロの破壊である．

を多くの文献で内側上顆障害と呼んでいる．しかし内側上顆骨端線の障害などと区別するために，本項では内側上顆骨端障害と定義する．

a) 病期

単純X線や，高分解能MRIによる，内側上顆の変化と年齢により，内側上顆骨端障害の悪化・進行過程を，大きく4つに分類することができる（図5）．吸収期（Stage I）は，繰り返される牽引ストレスにより骨化進行が妨げられ，単純X線で骨陰影が淡く透亮化する時期である．内側部は疼痛に敏感であり発生初期から痛みを有することが多い．しかし痛みがあったとしても投球後数時間程度であり本人も周囲の大人も気づきにくい．そこからさらに牽引ストレスが加わり続けると骨軟骨に細胞レベルでの損傷が生じ，分離・分節期（Stage IIa）へと移行する．分離・分節期になると破壊と修復を繰り返すようになり，単純X線像も多彩となる（図6）．痛みは2〜3日続くようになり，肘の屈曲伸展最終域での疼痛や，圧痛や外反ストレス痛がみられるようになる．ここからさらに微小損傷の蓄積や大きな外力が加わることで，

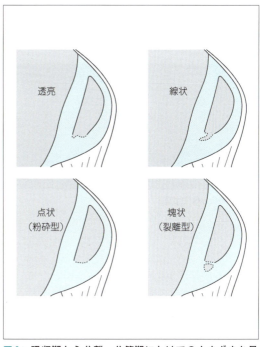

図6 ▶ 吸収期から分離・分節期にかけてのさまざまな骨化異常
吸収期から分離・分節期にかけては，透亮，線状，点状，塊状など骨端核は多彩である．

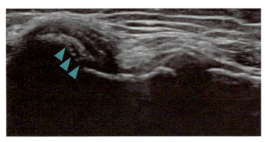

図7 ▶ 内側上顆の UCL 付着部の不整像
13歳投手．内側上顆下端が不整である．初期の内側上顆障害の画像である．

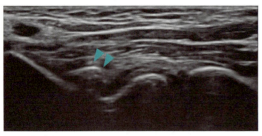

図8 ▶ 無症候の ossicle
40歳男性．成長期に野球経験があるが，現在は野球を行っていない．UCL内部に高エコー像を認める（矢頭）．高エコー像の下方は acoustic shadow（アコースティックシャドー）を引いており，骨片であることがわかる．野球を行っていた頃も肘に痛みはなく，現在も痛みはない．成長期の分離・分節像も同様のエコー画像を呈する．

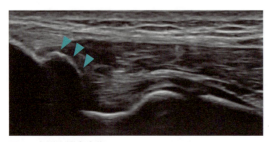

図9 ▶ 内側上顆突出像
13歳投手．内側上顆下端が凸に突出している．内側上顆障害の変形癒合の所見である．

構造的な破綻が生じ裂離期（Stage Ⅱb）となる．単純X線では分離・分節期と区別ができないが，高分解MRIでこの状態を観察すると，内上顆の骨端軟骨と軟骨膜の断裂が生じており，構築学的な破綻が起こっている．この状態では疼痛はさらに強くなり，可動域制限も出てくることがある．そして最後に隔絶期（Stage Ⅲ）となり，ossicle を形成し内側上顆との間が瘢痕組織で隔絶された偽関節状態となる[4]．

b) 診　断

診断は主に理学所見，単純X線，超音波検査で行う．

理学所見では内側上顆下端の圧痛，外反ストレス痛を認める．疼痛が強ければ可動域制限を認めることもある．単純X線撮影は，伸展位正面像よりも45°屈曲位正面像の方が病変部を正確に捉えることができる[5]．

超音波検査は簡便かつ有用である．特に初期の変化はX線では読影し難く，超音波検査では容易に診断できる．内側上顆下端の不整像（図7），同部位の分離分節像（図8），そして変形癒合した突出像（図9）などが見られる[6]．

また，先に述べたように分離・分節期と裂離期を見分けるには高分解能 MRI が有用である．

c) 治　療

基本的に手術の適応はなく，保存的治療で十分である．隔絶期で ossicle が形成されていても痛みがなく，投球可能な場合が少なくない．しかし頑固な痛みが続く場合は手術に至るケースもある．

保存的対応や治療は肘関節の安静が第一であり，まずは原則投球中止である．投球中止の期間は一律にマニュアル化するのではなく，疼痛の程度に応じて変える．したがって，1週の場合もあれば3ヵ月を要することもある．日常生活で内側上顆下端に強いストレスがかかることはないため，原則固定は必要ないが可動域制限を伴う強い痛みを訴える急性期は固定を検討しても良い．肘を安静にしている間でも練習の参加は許可する．痛みの誘発がなければランニング，バッティング，ノックの捕球などへの参加を許可する．圧痛，肘屈曲伸展時痛が治まったところで徐々に投球を開始する．外反ストレス痛が完全に消失するまで待つ必要は必ずしもない．

また内側障害の多くは患部外の身体機能に問題があることが多い．投球時の内側部への負担が軽減するよう，患部外の身体機能の改善を行う．具体的には「体幹・骨盤の立位アライメントの修正」と「肩甲胸郭機能の改善」を行う．成長期は体幹，

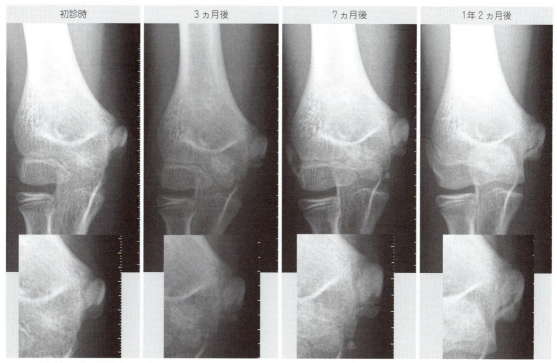

図10 ▶ 内側上顆典型的治癒過程（11歳7ヵ月男性，投手）
右肘内側の痛みで受診．初診時内側上顆下端に透亮像を認め，吸収期である．滑車の骨端核はまだ出現していない．投球中止を指示し，2ヵ月で疼痛軽快したため投球再開した．初診から3ヵ月の時点ではX線で分節像を認め，反応期である．滑車の内側に骨化中心が見られる．初診から7ヵ月の時点では分節化した部分が母床と癒合してきている．初診から1年2ヵ月の時点では，内側上顆に肥大を認めるも分節や離断像はなく癒合している．滑車も骨化が完了している．

特に腹筋を中心とした筋力が弱く，立位姿勢が悪いことが多い[7]．また，下肢の柔軟性の低下のためしゃがむことができない子供も少なくない．加えて，投球機会の多い子供は肩甲胸郭の柔軟性が低下しており，肩甲骨の支持性も低下している．これらの改善により投球時の内側部への負担が減る．それでも疼痛が軽減しない場合は，チームの環境も見ながらではあるが，型にはめずに投球動作指導も考慮する必要がある．これらの詳細なリハビリテーションの方法は82頁に譲る．

以下に典型的な内側上顆下端骨軟骨障害の治癒過程を提示する（図10）．

2. 内側上顆骨端裂離損傷

内側上顆骨端障害と内側上顆裂離損傷を単純X線像だけで明確に区別することはできないが，治療という観点では区別する必要がある．どちらも投球によるAOLの牽引ストレスが原因ではあるが，裂離損傷は「この一球」というエピソードを持つことが多く，障害というより外傷に分類される．そのためシャーレなどの外固定や手術での内固定が必要なことがある．診断は問診と理学所見，単純X線で行う．さらにMRIでは内側上顆下端と骨軟骨片に血腫が確認できる（図11）．この病態を内側上顆剝離骨折，裂離骨折と定義している文献もある．確かに骨端線が閉じた後に生じた場合は剝離骨折，裂離骨折といえる．しかしこの時期は骨化が完了しておらず，骨端核の状態である．そのため我々は本病態を内側上顆骨端裂離損傷と呼ぶ．

a) 治療

繰り返すが，内側上顆裂離損傷は障害ではなく外傷である．骨軟骨片の転位が小さい場合は骨癒合が期待できるため，ギプス固定やシーネ固定を1〜3週程度行う．この骨軟骨片にはAOLが付着

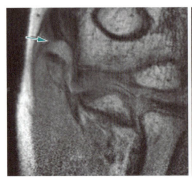
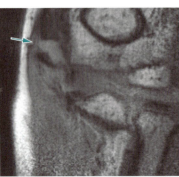

図11 ▶ 内側上顆裂離損傷のMRI（10歳男性，投手）
投球時にバキッという音が鳴り，その後から肘の可動域制限が出現したため来院．内側上顆骨端と骨片の間に血腫（→）が介在し，軟骨膜が破断している．裂離骨片と母床との位置がずれて，連続性がない状態である．

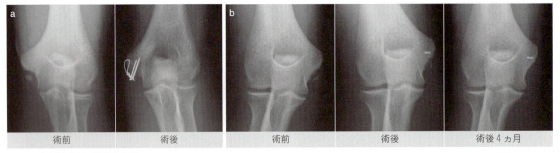

図12 ▶ 内側上顆下端手術症例
a　tension band wiring（14歳11ヵ月男性，投手）．内側の痛みを繰り返していたが，連投をしてから今までにない強い痛みが出現した．骨片やや大きく，tension band wiringにて固定した．
b　anchorにて固定（16歳0ヵ月男性，捕手）．内側の痛みを繰り返していたが，紅白戦で投げている時に急に強い痛みが出現した．骨片が小さくanchor（MitekG2）にて固定．術後4ヵ月のX線で骨癒合を確認した．

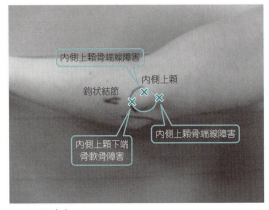

図13 ▶ 圧痛点
内側上顆下端骨軟骨障害と骨端線障害では圧痛点が異なる．

しているため，偽関節になると投球時に疼痛を残すことがある．そのため転位が大きい場合は手術で修復を行うこともある[7]．手術の方法は，tension band wiringや骨片が小さすぎる場合はanchorを用いて固定する（図12）．陳旧例の場合は骨片と母床の間に海綿骨を移植する必要がある．手術の適応や結果は転位の距離に必ずしも比例しない．急性期に手術が本当に必要であるかは，さらなる検討の必要がある．

3. 内側上顆骨端線閉鎖遅延と閉鎖不全

内側上顆近位前方には回内屈筋群が付着している．内側上顆骨端線閉鎖不全や遅延はこの回内屈筋群による牽引力で生じる．

a）診　断

診断は理学所見と単純X線で容易に診断できる．圧痛は内側上顆近位後方から始まり，内側上顆前方にかけて骨端線全体に生じてくる（図13）．単純X線では，一般的に投球側は非投球側より早く骨端線が閉じる．しかしながら非投球側の骨端線が閉じているにもかかわらず，投球側の骨端線が閉じていなければ容易に診断がつく（図14）．

b）治　療

遅延と不全の違いは，骨端線が今後閉じるかどうかである．遅延の場合は投球中止後3ヵ月程度で閉鎖することが多い．しかし不全の場合はすでに偽関節状態となっているため，骨端線の閉鎖は望めない．そのため保存療法（内側上顆骨端障害で述べた機能改善）で対応が困難な場合は手術が必要となる．手術は偽関節部をドリリングして骨螺子などで圧着する．

4．内側上顆骨端線離開

内側上顆の骨端線離開は閉鎖が始まる13～16歳で起こることが多い．内側上顆骨端裂離損傷と同様に「この一球」というエピソードがあり，障害ではなく外傷である．発症時にはバキッという音を感じることもある．骨端線閉鎖不全と同様に回内・屈筋群の牽引により離開すると考えられている．そのため近位後方から離開し，圧痛点もこの部位に強く感じる．骨端線閉鎖不全や閉鎖遅延が基盤にあったところで離開する場合が多い．

a）治　療

骨端線閉鎖前に離開した場合は転位が少なければ保存療法の適応とされている．現時点では手術の適応を転位の距離で一律に規定することはできない．ギプス固定でも癒合するといわれてはいるが，偽関節になることも少なくない．そのため骨端線が閉鎖する前でも，骨端線閉鎖不全後の離開であっても，K-wireや骨螺子で観血的に固定することが確実である（図15）．

5．内側骨端核複合体の離開

内側上顆と滑車の骨端は連結しており，内側骨端複合体を形成している．両者の連結部の太さには個体差があり，連結部の太い例に離開が生じる．2つの骨端が一緒に骨端線の部位で地滑りのように離開することがある．この障害はAOLや回内屈筋群の牽引力ではなく，減速期の内反ストレスによると考えられている．

a）診　断

理学所見は，内側上顆から前肘窩にかけての圧痛や強い痛みが特徴である．内側骨端複合体の離開は1回の単純X線撮影で診断するのは難しい．内側上顆と滑車の連結部が太く，内側骨端核複合体が全体的に内側遠位に転位する．内側遠位に転

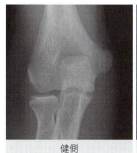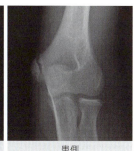

図14▶骨端線閉鎖不全（16歳9ヵ月男性，投手）
左肘内側の疼痛を自覚し，近医を受診した．野球肘と内側側副靱帯損傷の診断で当院紹介受診．バッティングでも疼痛があり，日常生活でも支障が出ていた．伸展制限15°あり．単純X線で投球側の骨端線が非投球側に比べて閉鎖が遅れている．

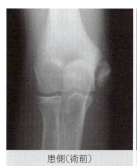

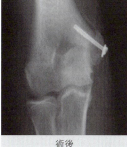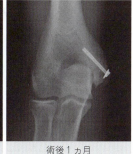

図15▶内側上顆骨端線閉鎖離開（14歳1ヵ月男性，外野手）
練習中にバックホームに遠投した瞬間に疼痛が出現した．単純X線にて内側上顆の骨端線が離開しており，1ヵ月後当院に紹介受診した．一部仮骨が見えているが，新鮮例であり，離開が3.6mmと大きいため手術を施行した．術後骨癒合は良好である．

位することから，小頭と滑車の骨端核の距離が離れていることで診断がつく（図16）．単純X線で1～2ヵ月経過を見るか，MRIを追加することで確定できる．

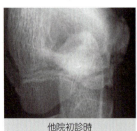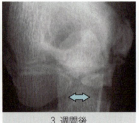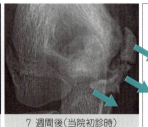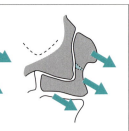

他院初診時　　　　　3週間後　　　　　7週間後(当院初診時)

図16 ▶ 内側骨端核複合体骨端線離開(11歳男性,サード)
内側部の痛みで紹介受診.他院初診時にはX線上変化はないが,3週頃から小頭と滑車の距離が開大している.当院初診の時点では地滑りのように内側骨端核複合体が離開している.

段階		距離	投球数	段階		距離	投球数
ボールを使わない	1	シャドウピッチング		キャッチボール(7割の強さ)	22	塁間の半分	30球
	2				23		30球
	3				24	お休み	
山なりのキャッチボール	4	塁間の半分	20球		25	塁間の半分	50球
	5		20球		26		50球
	6	お休み			27	お休み	
	7	塁間の半分	30球		28	塁間	20球
	8		30球		29		20球
	9	お休み			30	お休み	
軽いキャッチボール	10	塁間の半分	20球	全力投球	31	塁間	20球
	11		20球		32		20球
	12	お休み			33	お休み	
	13	塁間の半分	30球		34	塁間	30球
	14		30球		35		30球
	15	お休み			36	お休み	
	16	塁間	20球		37	塁間の1.5倍	20球
	17		20球		38		20球
	18	お休み			39	お休み	
	19	塁間	30球		40	塁間の1.5倍	30球
	20		30球		41		30球
	21	お休み			42	明日から復帰　おめでとう!!	

※ウォーミングアップは,投球数に含まない.
※痛みが出たら,勇気を持って痛みが消えるまで休みましょう.
　再度投げ始めるときは一つ前の段階に戻りましょう(例:17で痛みが出たら休み,痛みが消えたら13から始める).

図17 ▶ 投球復帰プログラム
当院での投球復帰プログラムの1例である.復帰の早さは障害により異なるが,投球中止1ヵ月以上空いている場合はこのように段階的に復帰する.1,2日に1回は投球を休む日を作る.

b) 治　療

　保存療法で十分対応可能である.手術を要することはなく,一般に予後が良い.内反ストレスが大きくなるような投球動作が影響しているため,投球動作への介入や,身体機能の改善を要する.

内側障害の投球復帰プログラム

　内側障害は圧痛，外反ストレス痛，屈曲伸展での疼痛が消えたところから投球練習を再開する．保存療法の場合で投球中止期間が1ヵ月以上空いている場合は段階的な投球復帰が再発防止につながる．また手術を施行した場合は骨癒合を確認してから投球を始めるため，2～3ヵ月程度は投球ができない．症状が消失し，骨癒合が確認できても，すぐにチームのキャッチボールには参加させない．そのため投球はシャドーピッチングから始め，塁間半分，塁間，塁間の1.5倍と段階的に距離をのばす．投球数も20，30，50球と増やし，強度も山なりのキャッチボールから始め，軽いキャッチボール，キャッチボール，全力投球と上げていく．クラブチームの場合は週末練習だけのことが多いが，平日にも自主練習をしてもらう．練習頻度は2日投げて1日休むか，隔日で投げるかが勧められる．当院での投球復帰プログラムの例を示す(図17)．復帰プログラムの途中で疼痛が出現しても，子供の場合は忘れてしまうことも多いので，日記を付けてもらうようにしている．

文　献

1) 松浦哲也：成長期野球肘内側障害の病態と治療法．肩と肘のスポーツ障害－診断と治療のテクニック，菅谷啓之編，中外医学社，東京，225-230，2012
2) 伊藤恵康：肘関節外科の実際，南江堂，東京，13，2011
3) 村本健一：肘関節部骨年齢評価法．日整会誌 38：939-950，1965
4) 柏口新二ほか：成長期内側部障害の診断と治療．臨スポーツ医 30：885-893，2013
5) 柏口新二ほか：野球肘診療ハンドブック，全日本病院出版会，東京，28-29，2014
6) 渡辺千聡：野球肘の超音波診断．関節外科 31(4)：49-56，2012
7) 辻野昭人ほか：内側型野球肘牽引障害の病態と治療．骨・関節・靱帯 18：975-983，2005

V　投球障害の病態と治療方針

上腕骨小頭障害の病態と治療

松浦哲也

▶ はじめに

　上腕骨小頭障害は成長期の野球肘を代表する疾患のひとつである．発生初期には症状が乏しく，疼痛などの症状が出現した時点では進行していることが多い．初期での検出の難しさが病態解明の障壁となっていたが，超音波検査で無症候性の初期例を検出できるようになり，病態解明への糸口が見えてきた．治療の実際においては保存療法と手術のどちらを選択するのか，さらに保存療法ではどの程度の投球中止にするのか，手術ではどの手術法を選択するのかが問題となる．各症例の病態を考察し今後の経過を予測するとともに，選手の置かれた状況や今後の希望も含めて治療方針を決定することが求められる．ここでは，本障害の病態と病態に即した対応（治療）の基本的な考え方について述べる．各種治療法の詳細については他の文献を参照していただきたい．

▶ 障害発生について

　徳島県における10～12歳の小学生選手1,040名を対象とした調査では，発生頻度は2.1％であった[1]．小頭障害は初期・進行期・終末期の3期に分けられるが[2]，初期が90.9％と大半を占め，進行期が9.1％で終末期はなかった．京都府での12～18歳の中学・高校生選手2,433名を対象とした調査では3.4％に障害がみられ，初期は14.7％に過ぎず，進行期が38.2％と最も多く，終末期が13.2％で，障害が遺残しているのが13.2％，すでに手術を受けているのが23.5％であった[3]．以上の結果から，本障害の大半は小学生期に発生することがわかる．

　障害の発生要因について，徳島県で6～11歳の

表1 ▶ 肘離断性骨軟骨炎の発生

年齢	10～11歳が関連あり
ポジション	関連なし
野球開始年齢	関連なし
経験年数	関連なし
週間練習時間	関連なし
肘関節痛の既往	関連なし

　小学生野球選手1,275名を対象に前向き調査を行った．検討項目は年齢，ポジション，野球開始年齢，経験年数，週間練習時間と肘関節痛の既往であり，10～11歳の年齢のみが有意に障害発生と関連していた（表1）．したがって障害は小学4～6年生頃に年齢特異的に発生し，ポジション，経験年数や週間練習時間といったオーバーユースの関与は少ないことが示唆される[4]．以上の結果から，一般的な野球肘予防策として講じられる投球数制限で障害発生を予防することはできない．さらに，親子例，兄弟例や両側例も少なからず存在し，障害発生には選手個々の持つ内的な要因の関与が示唆される．

▶ 発生初期の病態と対応

　本障害の初期におけるX線の特徴は透亮像であり，その病態は軟骨下骨の局所的な壊死である．超音波画像では軟骨下骨に不整がみられるが軟骨面の損傷はなく（図1），軟骨面が保たれていることが症状の乏しい要因と考えられる．

　最近，全国各地で行われている超音波検査による検診で発見される症例の多くは無症候性であり，徳島県の検診で発見される障害の90％近く

図1 ▶ 肘離断性骨軟骨炎初期の画像所見
X線では軟骨下骨の透亮像（→）がみられ，超音波では軟骨下骨の不整がみられるが，軟骨の損傷はみられない（○）.

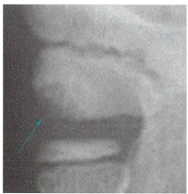
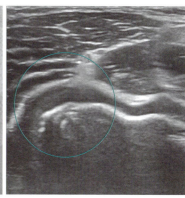

図2 ▶ 検診で発見された無症候性の肘離断性骨軟骨炎
超音波検査で小頭軟骨下骨の不整（→）がみられ，X線で同部の透亮像（→）が確認された．内側上顆障害（○）による内側痛はあるが，小頭周辺には自他覚症状がみられない．

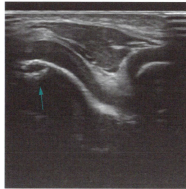
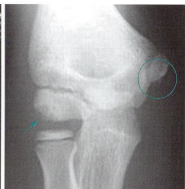

は小頭周囲に自覚症状や他覚症状がみられない（図2）．こうした無症候例にどう対応するのか，具体的には投球中止すべきかどうかが問題となる．筆者らは無症候例にも，投球のみならず打撃，腕立て伏せや重量物保持の禁止を指示している[2]．制限の強い対応なので応じてくれない症例もあり，応じてくれた症例も含めて予後について調査した．無症候例33名のうち投球中止に応じた（中止群）のが48.5%，ポジションや投球側を変更した（変更群）のが36.4%，投球を継続した（継続群）のが15.1%であった．2年後のX線における修復状況は完全修復，不完全修復，非修復に分かれ，中止群では完全修復93.7%，不完全修復6.3%で非修復はなかった．変更群では完全修復が41.7%にとどまり，不完全修復が25%で非修復が33.3%であった．継続群では完全修復が20%にすぎず，不完全修復はなく，非修復が80%にみられた（図3）．さらに非修復に至った症

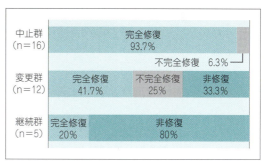

図3 ▶ 無症候例の2年後の修復状況

例の87.5%に疼痛やひっかかり感といった症状がみられ，そのうちの71.4%に手術を要していた．以上の結果から，無症候性の症例に対しても投球中止を主体とした保存療法が望ましいと考える[5]．

一方，内側上顆障害による内側部痛に伴って，外来で偶然発見される例もある．こうした症例では症状があるので無症候例に比べると投球中止に応じてくれやすい．

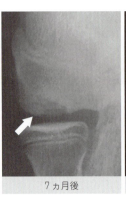
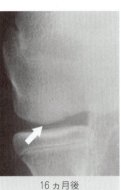

図4 ▶ 肘離断性骨軟骨炎の修復過程
修復は外側から内側に向けて進み（→）小頭や外側上顆骨端核の成長とともに進む傾向がある.
（文献7より引用）

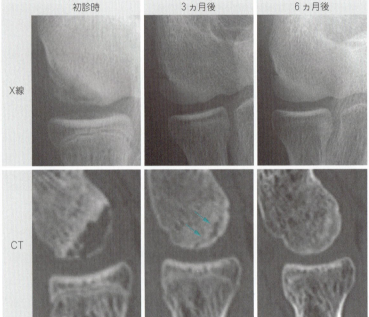

図5 ▶ CTによる修復状況の確認
3ヵ月後のX線で修復したように思われるが，CTでは十分な修復がみられず（→）投球中止を継続した．6ヵ月後のCTで修復が確認でき投球復帰を許可した．
（文献8より引用）

▶ 障害の経過と対応

　上述のごとく，本障害は初期で発見され投球中止を主体とした保存療法により大半が修復する．その修復過程を観察すると，透亮像の中に島状の骨陰影が出現し，その骨陰影が徐々にボリュームを増しながら，まず外側の母床と癒合し，そして修復が外側から内側に向けて進んでいく．この修復過程は壊死性病変の修復過程に矛盾なく，局所の血行動態が関与していると推測される．またこの修復過程は小頭や外側上顆骨端核の成長ととも

に進む傾向がある（図4）[6,7]．完全修復までには平均1年以上を要するので[6]，選手，保護者や指導者には精神的ストレスが大きい．当初，疼痛を有していた内側上顆障害合併例でも，症状がなくなる1～2ヵ月以降は対応が難しくなる．したがって精神的なケアも含めた経過観察が必要で，1～2ヵ月に1回は病院受診を促し，修復状況の確認と局所安静の必要性について説明することが求められる．修復状況の確認には一般的にX線が用いられるが，最終確認にはCTが勧められる（図5）．CTで骨梁構造が確認できるまでプレー

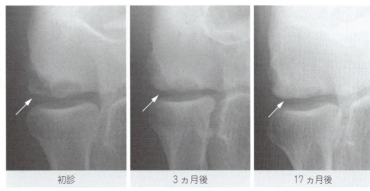

図6 ▶ 疼痛を伴い進行した状態で発見されたが，最終的には修復した症例
中学2年生で骨端線が閉鎖し，病巣範囲も広い症例であったが(→)，3ヵ月の投球中止で病巣修復が進んだ(→)．3ヵ月の時点で復帰し，17ヵ月後には修復したことが確認できた(→)．

初診　　3ヵ月後　　17ヵ月後

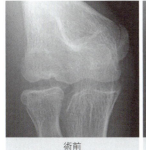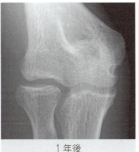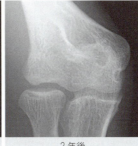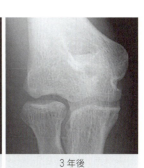

術前　　1年後　　2年後　　3年後

図7 ▶ 鏡視下クリーニング手術後の経過
術前からOA変化がみられたがクリーニング手術のみを行った．術後，経年的にOA変化の進行はなかった．

復帰は控えるべきである[8]．

一方，障害発生から遊離体形成に至る自然経過を詳細に追跡することは難しい．しかしながら自験例で検診にて10～12歳で早期発見されたにもかかわらず手術に至った症例を検討すると，平均30.5ヵ月(17～48ヵ月)で疼痛を主体とした症状が出現し，平均32.8ヵ月(18～49ヵ月)で手術に至っていた[9]．すなわち障害発生から2～3年経過して症状が出現し，症状出現後は比較的早期に手術を要していた．手術を要する症状はロッキングやキャッチングが最も多く，絶対的な手術適応もこれらの症状がみられた場合のみである．ロッキングやキャッチングは遊離体による症状で，遊離体を形成する最大の要因は前述のごとく投球の継続である[5]．一方，疼痛を有するがロッキングやキャッチングがない場合には，小頭病巣部の修復が今後どの程度見込まれるのかを十分に考察して，手術するか否かを決定すべきである．中学2年生くらいで疼痛を訴え受診した場合，非修復となる症例が多いが，なかには修復する場合もあり，3ヵ月程度は経過観察するほうが望ましい(図6)．また終末期に至る症例でも一方的に破壊が進行することは少なく，投球制限や中止で病巣範囲の縮小は期待できる．病巣修復が停止した時点を見極めることは難しいが，骨端線の閉鎖，母床部の硬化像などが参考となる[6]．

手術の実際では，これまでに各種手術法が報告されているが，野球選手に限れば遊離体摘出を主体としたクリーニング手術を第一に考えるべきである．現在盛んに行われている骨軟骨柱移植術は関節面再建術として良い手術法であるが[10]，肘関節は非荷重関節なので野球を引退すればクリーニング手術のみでもOA変化が進行する例は少ない(図7)[11]．病巣範囲が広い場合には骨軟骨移植術の適応を考えるが，高校までで一線を退く選手や野手でプレーを継続する選手ではクリーニング

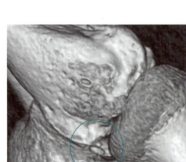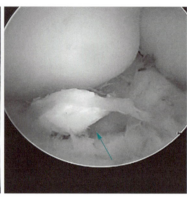

図8 ▶ 術前CTの有用性
腕尺関節内の遊離体の検出にはCTが有用で（○）、術中も同部に遊離体が確認できた（→）．

手術で良い場合も多い．したがって野球選手の中で骨軟骨柱移植術の良い適応は，高いレベルでの野球継続を目指す意思と能力のある選手といえる．クリーニング手術が敬遠される主たる理由は長期成績への懸念である．しかしながら関節鏡視下に遊離体を取り残すことなく行い，復帰までに十分な期間を確保すれば比較的安定した成績が得られる[11]．遊離体の取り残しをなくすには術前CTでの評価が必須であり（図8），鏡視下で確実に行える技量の研鑽に努めるべきである．また術後復帰までの期間も病巣部に操作を加えた場合には2～3ヵ月は確保すべきであり，短期間での安易な復帰は遊離体再発の要因となる．

▶ まとめ

肘離断性骨軟骨炎は10歳代前半に年齢特異的に発生し，内的要因の関与が示唆される．投球過多は障害発生に関与しないので，投球数制限で予防することはできない．発生した障害の運命を左右するのは投球外力であり，たとえ無症候性であっても投球中止を中心とした保存療法が望ましい．障害の修復には1年以上要することが多いが，修復せずに手術に至る経過はさらに長く2～3年である．手術を行う場合には，画像所見のみならず選手の技量や今後の活躍期間も考慮して，手術法を選択すべきである．野球選手では鏡視下クリーニング手術で対応できる場合が多く，遊離体を取り残さず復帰までに十分な期間を確保することが成功の鍵である．

文　献

1) Matsuura T, et al : Prevalence of osteochondritis dissecans of the capitellum in young baseball players : Results based on ultrasonographic findings. Orthop J Sports Med 2 : 2325967114545298, 2014
2) 岩瀬毅信ほか：整形外科MOOK No.54, 肘関節の外傷と疾患, 金原出版, 東京, 26-44, 1988
3) Kida Y, et al : Prevalence and clinical characteristics of osteochondritis dissecans of the humeral capitellum among adolescent baseball players. Am J Sports Med 42 : 1963-1971, 2014
4) 松浦哲也：成長期スポーツ外傷・障害予防への取り組み　野球　小学生野球選手の障害予防．臨スポーツ医 33：1074-1077, 2016
5) 松浦哲也ほか：検診にて発見された無症候性肘離断性骨軟骨炎の経過．日肘会誌 23(1)：S23, 2016
6) Matsuura T, et al : Conservative treatment for osteochondrosis of the humeral capitellum. Am J Sports Med 36 : 868-872, 2008
7) 松浦哲也：肘離断性骨軟骨炎の治療と予防．臨スポーツ医 32：366-370, 2015
8) 松浦哲也：肘関節：スポーツ外傷・障害の画像評価．臨スポーツ医 31：334-339, 2014
9) 松浦哲也ほか：検診で早期発見されたのちに手術に至った肘離断性骨軟骨炎の検討．日肘会誌 24(1)：S17, 2017
10) Iwasaki N, et al : Autologous osteochondral mosaicplasty for osteochondritis dissecans of the elbow in teenage athletes. J Bone Joint Surg Am 91 : 2359-2366, 2009
11) 松浦哲也：離断性骨軟骨炎の鏡視下郭清術－術後長期経過例の予後－．整形外科最小侵襲手術ジャーナル 56：29-34, 2010

Ⅴ 投球障害の病態と治療方針

成長期野球検診の意義と実際

松浦哲也

はじめに

野球は日本の国民的スポーツのひとつであり，競技人口は約500万～600万人と推定されている．レベルはアマチュアからプロに至るまでさまざまであるが，大半の選手が小学生期に競技を開始する点が我が国の特徴である．成長段階でスポーツに打ち込むことは心身ともに良い効果をもたらすが，過度になると故障を招く．特に成長段階では肘の障害が多く，なかには小・中学生ですでにOA変化をきたし，日常生活にも支障が及んでいる選手もいる．重症例をなくすには障害の早期発見・早期治療が必要であり，検診が最も有効な手段である．ここでは成長期野球検診の意義とその実際について述べる．

検診とは(メディカルチェックとの違い)

最近では，全国各地で検診，あるいはメディカルチェックが行われている．両者の目的は異なり，検診では特定疾患の早期発見，メディカルチェックでは身体機能や特性を調査することである[1]．いずれも選手をサポートするうえでは重要な活動であり，対象とする集団や目的に応じて使い分けるべきと思われる．

検診の対象に適した疾患

上述のごとく検診の目的は特定疾患の早期発見にあるので，検診に適した疾患と適さない疾患がある．それでは検診に適しているのはどのような疾患であろうか？ 少なくとも以下の3つの要件を満たすべきと思われる．

①早期に発見して治療すれば予後が良好である．
②発見が遅ければ予後が不良である．
③検出方法が確立している．

成長期の野球による障害で，以上の要件を満たしているもののひとつに肘離断性骨軟骨炎とも呼ばれる上腕骨小頭骨軟骨障害(以下小頭障害)がある．

小頭障害に対する検診の意義

小頭障害は単純X線像にて初期，進行期，終末期の3期に分けることができる[2]．このうち初期では投球中止を主体とした保存療法により90％以上が修復するが，進行期になれば50％程度にとどまり，終末期では大半の症例で手術を要するようになる[2]．すなわち病期によって治療成績が大きく異なるので(上述した要件の①，②)，早期発見する意義は大きい．また本障害は症状が乏しいことに特徴があり，特に初期例では無症状であることが多い．症状に乏しい初期例をいかにして検出するかがポイントとなるが，近年整形外科領域で汎用されるようになった超音波検査，ことにポータブルエコーを現場に導入することによってX線被曝の心配なく確実に検出できるようになった(上述した要件の③)[3] (図1)．小頭障害の検出を目的とするならば，超音波検査を行わなければ意義が乏しくなる．

小頭障害に対する検診の実際

以下に著者らが徳島で行っている検診の実際について述べる．

1. 対象とする年齢

自験例で小頭障害の病期と年齢の関係をみてみ

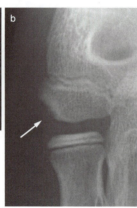

図1▶ 症状が全くなかったが,超音波検査(a)で小頭軟骨下骨に不整を認め,X線検査(b)で小頭障害が確認された症例
(文献4より引用)

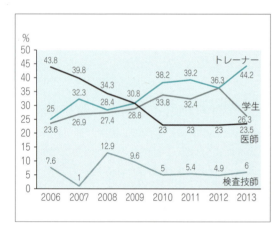

図2▶ 検診スタッフの経年的変化
(文献6より引用)

ると,初期では11歳,進行期では13歳,終末期では14歳にそれぞれピークがある[5]．初期で発見するならば11歳前後,すなわち小学校高学年を対象とすべきであり,われわれは小学生野球選手を対象とした検診を行っている．ただし成長には個人差があり,中学1年生ごろに発生する可能性もあるので,もれなく検出するには中学生も対象とすべきと思われる．

2. 実施時期と場所

毎年7月に行われる県大会時に,試合会場まで出向いて3日間で検診を行っている．県下すべてのチームが出場する大会は限られており,スタッフの動員や後援する団体の協力も得やすい理由から,30年以上継続して同じ大会で実施している．

3. スタッフ

現在は3日間で延べ200名程度のスタッフで約1,800名程度の選手に対応している．当初は医師の占める割合が高かったが,最近ではトレーナー(理学療法士を含む)や学生の占める割合が高くなっている(図2)．学生の大半は理学療法士や作業療法士の卵であり,将来的にはトレーナーになることを目指している．実際,数年前より学生アルバイト出身のトレーナーが,毎年数人検診スタッフとして加わっている．また超音波検査の導入により検査技師の割合も徐々に増えてきている．

4. 検診の内容

アンケート調査,現場での一次検診,病院での二次検診の3段階で行っている(図3).

a) アンケート調査

アンケート調査は大会開幕の2週間前に開かれる抽選会の時に配布する．抽選会には指導者,保護者や選手代表が出席しており,検診の趣旨について説明している(図4)．アンケートの内容は年齢,ポジション,疼痛の有無などで,大会が始まるまでに郵送で回収する．

b) 一次検診

一次検診には超音波検査と身体所見が含まれる(図5)．対象は異なり,超音波検査は全選手,身体所見はアンケート調査で疼痛の既往があった選手と投手,捕手としている．

超音波検査は小頭障害のみを対象としており,基本的には内側上顆障害の診断は行っていない．具体的には両肘に対して前方,後方走査の順に行

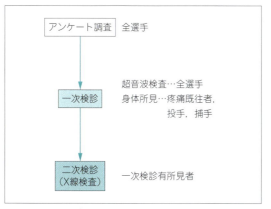

図3▶検診のながれ

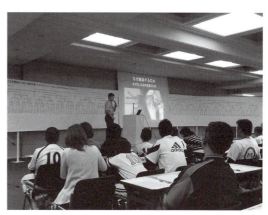

図4▶抽選会における検診の趣旨説明

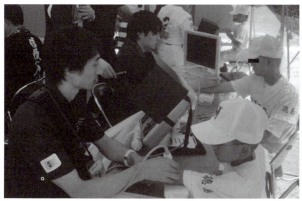
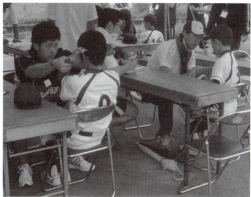

図5▶一次検診の実際
左：超音波検査，右：身体所見

う．まず肘関節伸展位で上肢を台の上に載せる．プローブを前面から当て小頭の短軸像，長軸像を観察する．次いで肘関節を最大屈曲させて後方からプローブを当てる．ここでも長軸像，短軸像を観察する[7]（図6）．小頭軟骨下骨の不整像がみられた症例には病院でのX線検査を勧めている．最近では，選手と保護者に対して直接超音波画像を示しながら病状を説明し病院受診を勧めることにより（図7），ほぼすべての症例が病院受診している．

身体所見では疼痛既往のあった部位（肘以外の部位も含めて）の可動域，圧痛やストレステストなどを行っている．また投手，捕手については疼痛既往の有無にかかわらず肘関節のチェックを行っている．所見を有する選手には病院でX線検査を勧めている．

c）二次検診

病院での二次検診では一次検診で所見を有した部位のX線検査を行っている．肘関節では両側の45°屈曲位正面像と側面像を撮っているが，小頭障害が疑われる症例には伸展位正面像と30°外旋斜位像も加えている．障害か否かを判定しにくければCTやMRIも加えて判断すれば良い．

d）検診後の対応

二次検診で異常が指摘された症例はただちに治療を開始する．なかでも小頭障害は診断・治療に難渋する疾患であり，専門医による定期的な受診を勧めている．また，検診結果をチーム指導者に報告することも重要である．治療や定期的なフォローアップは指導者の理解があってこそ成り立つものであり，各選手の状況について報告している．さらに二次検診を受診していない選手がいれ

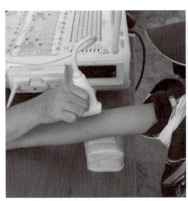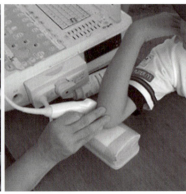

図6 ▶ 超音波検査の実際
左：前方走査，右：後方走査

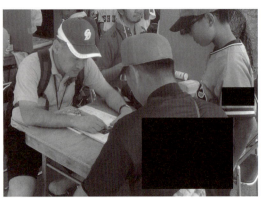

図7 ▶ 超音波検査結果の説明

ば受診を促すように依頼している．

▶ おわりに

　徳島で始まった検診も30年以上を経過し，いまや全国的な広がりをみせている．これから始めようとする地域もあるが，最も重要なことは目的を明確にして継続することである．検診の実際は各地の実情に応じたスタイルを追求していくべきと思われる．

文　献

1) 柏口新二ほか：どうして少年の野球肘検診が必要なのか．日整外スポーツ医会誌33：3-6, 2013
2) 岩瀬毅信：上腕骨小頭骨軟骨障害．整外MOOK 54：26-44, 1988
3) Matsuura T, et al：Prevalence of osteochondritis dissecans of the capitellum in young baseball players：Results based on ultrasonographic findings. Orthop J Sports Med 2：no. 8, 2014
4) 松浦哲也ほか：肘関節：スポーツ外傷・障害の画像評価．臨スポーツ医31：335, 2014
5) 松浦哲也ほか：上腕骨小頭骨軟骨障害の病態と保存療法．OS NOW Instruction No.11肩・肘のスポーツ障害，金谷文則編，メジカルビュー社，東京，167-172, 2009
6) 岩目敏幸ほか：予防活動の実際　徳島県での取り組み．関節外科33：50, 2014
7) 松浦哲也ほか：エコー―野球肘―．Bone Joint Nerve 4：321-324, 2014

成人期内側障害
－UCL損傷－

光井康博，古島弘三，宇良田大悟，伊藤恵康

はじめに

肘内側側副靱帯(ulnar collateral ligament：UCL)損傷はオーバーヘッドスポーツのアスリートにとって共通する障害であり，上肢スポーツ障害の中で最も重要なものの1つである．治療の開始は，まずリハビリテーションを主とした保存的加療を行う．多くの選手では全身の柔軟性の低下，肩甲帯機能の低下および投球フォーム不良などの問題があり，これらをリハビリテーションによって改善することで復帰することが可能である．しかしながら，それでも復帰が難しい場合，当院では強く野球を続けたいと希望する選手に対して手術治療を行っている．本稿では，UCL損傷の病態と治療方針および筆者らが行っている靱帯再建術(伊藤法)について述べる．

病 態

肘関節にとって投球動作による外反ストレスは非生理的運動である．肘関節は骨・靱帯・筋・関節包などによって安定性を保っており，骨性の安定性は肘屈曲20°以下と肘屈曲120°以上で，この間の角度では骨性の安定性はほとんどない．肘関節20～120°の範囲では，外反ストレスに対してUCLの前斜走靱帯(AOL)が主要な静的安定化機構であるといえる．

投球動作時の肘内側への負荷は，late cocking期からacceleration期(肘関節90～120°)にかけて最大で約64Nmの外反トルクが生じているとされている[1]．MorreyらはUCLの強度を調査し，外反ストレスが33Nmに達すると破断すると報告しており[2]，UCLがいかに過酷な外反ストレスに繰り返しさらされているかわかる．UCL単独では投球時のストレスには耐えきれないため，動的安定機構の関与も重視しなければならない．

最近のバイオメカニクスの研究から，浅指屈筋(FDS)や尺側手根屈筋(FCU)，円回内筋(PT)の筋力も肘外反ストレスの動的安定化機構として重要であることが報告されている[3,4]．靱帯の静的安定性と筋の動的安定性は外反に対する抑制力として協同しており，筋力の低下はUCL損傷をもたらす危険があると考えられている．Glousmanらは，筋電図検査を用いた研究で，UCL損傷がある投手ではPTの筋活動が減少しているとし[5]，Conwayらは，UCL損傷の手術例で，70人中9人(13％)の投手において屈曲回内筋群の内側上顆付着部あるいは実質部断裂があったことを報告している[6]．また，FCUの筋線維は密にUCLに付着しており，FCUの損傷は，少なからずUCLの機能不全に関与していると思われる．Udallらの報告では，FDSが屈曲回内筋群の中で最も内側支持機構として寄与していると報告している[4]．これらの報告はUCL損傷の病態は，繰り返す微小損傷とともに屈曲回内筋群の筋力低下なども関与していることを示している．

診 断

UCL損傷は限局性の疼痛が明らかなため診断は難しくはない．診断は，投球時の疼痛，内側上顆下端の圧痛，徒手テスト(milking test, moving valgus stress test[7])，ストレスX線撮影，MRI画像(図1)による所見を総合して行う．milking testは肘関節最大屈曲位で外反を強制し疼痛の有無をみるが，この肢位では主にAOLの後部線維を検査していることから，屈曲90°にて行うstatic stress testで前部線維も検査することが望まし

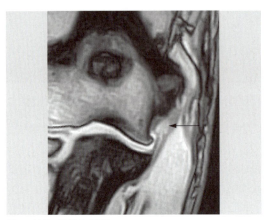

図1 ▶ UCL損傷のMRI
内側上顆UCL付着部がT2高信号となり断裂所見を認める（矢印）．

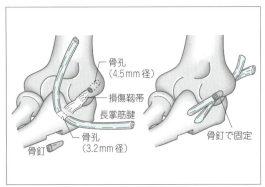

図2 ▶ 靱帯再建シェーマ

い．moving valgus stress testはO'Driscollらによって報告され，肩関節90°最大外旋位にて外反ストレスを加え，最大屈曲位から屈曲30°まで伸展させる．その際early accelerationを疑似した屈曲70°からlate cockingを疑似した120°の区間（shear angle）で疼痛が誘発されればUCL損傷であると判断する．

▶ 治療

1. 保存療法

MRI画像所見で靱帯損傷を確認できたとしても必ずしも手術の適応ではない．保存療法により改善する症例も多いため，少なくとも3ヵ月間の肩関節をはじめとする全身（肩甲上腕関節・股関節・体幹）の柔軟性および不適切な投球動作の改善を含むリハビリテーションを行う．

2. 手術適応

リハビリテーションによる改善がみられなければ再建手術を考慮する．さまざまな競技レベルの選手を一律に評価できる手術適応基準を設けることは難しい．よって手術を行ううえでの必要条件は，競技レベルの投球が困難であること，本人の強い復帰の希望がある場合のみに手術適応としている．対象は，骨年齢・骨格などを考慮するが，骨端線が閉鎖し，リハビリテーションに対して理解力が十分ある中学生高学年以上からとしている．

宇良田ら[8]は前向きにUCL損傷166例を調査し，エンドポイントを保存療法で復帰もしくは手術療法に移行として，手術療法に移行する危険因子を調査した．危険因子とそのリスク比は，UCL内裂離骨片を有する場合は2.6倍，尺骨神経障害の有症状例は2.2倍，MRIにてUCL完全損傷を認める場合は4.6倍であったと報告している．

▶ 肘内側側副靱帯再建術（伊藤法）[9〜11]

当院におけるUCL再建手術は，1990〜2014年末で900例を超え，現在の方法は1992年より基本的には変わっていない．本術式は，移植腱を尺骨鉤状結節の前後に通すことにより前部線維と後部線維の走行を再現できる解剖学的再建法である．また，腱固定に骨釘を使用し特殊な固定材料を使用しない唯一の方法でもある（図2）．

1. 展開

皮切は内側上顆頂部やや前方中枢から始まり，尺骨神経の走行に沿って弓状切開を加える．皮下の展開は筋膜直上を走る前腕内側皮神経に注意しテープで保護しておく．内側上顆後方は近位骨孔作成時に尺骨神経を保護するため骨膜下より剝離するが，ここは血管が豊富であるため止血しながら剝離を進める．

2. 内側側副靱帯の展開

UCLの直上で屈筋群を線維方向にsplitする．近位は内側上顆前下方（右肘では7時から7時半の位置）から尺骨鉤状結節sublime tubercle（以下ST）

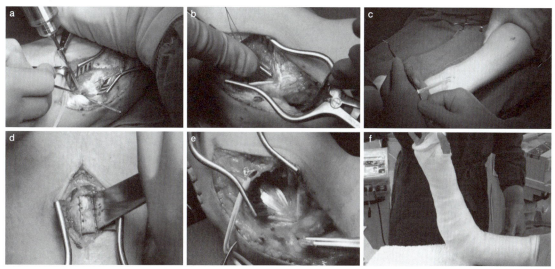

図3▶靱帯再建術(伊藤法)
a 関節裂隙の位置を注射針で確認し,約1cm遠位で鉤状結節に径3.2mmの骨孔2個作成,b 内側上顆に径4.5mmの骨孔作成,
c 長掌筋腱の採取,d 骨釘の採取,e manual maxに牽引後,外反を避け骨釘挿入し移植腱固定,f 術後ギプス固定

に向かって深筋膜を切開する．尺骨神経が現れれば，その前方から鋭的，鈍的に筋群を分ければUCLは直下に現れる．靱帯の光沢はなく，軟化した瘢痕組織で，時に穿孔があり，関節液の漏出がみられる．内側上顆下端の遠位2～3cm付近で尺骨神経から前方に尺側手根屈筋への分枝がみられるので注意する．

3. 骨孔の作製

a) 鉤状結節部(図3a)

穿孔する位置は，注射針を用いて関節裂隙を必ず確認し，その関節裂隙から約1cm遠位にドリルガイドの中心を置き，STの前後から径3.2mmまたは3.5mmドリルで穿孔する．前後の骨孔の角度は90°を超えてはならず，STが急峻であれば前後の骨孔間の残存骨皮質は7mmあれば十分であるが，STが扁平であれば10mmの骨皮質を残し，かつ深部でV字型に近い角度で穿孔し，遠位停止部の強度を確保する．小単鋭鉤を用いて骨孔の方向を確認しておく．

b) 内側上顆部(図3b)

上腕側の骨孔作製部は，右肘を尺側からみて内側上顆の7時から7時半の方向，内側上顆の高さの中央部である．遺残靱帯があるので迷うことは少ないが，内側上顆下端を十分触知すれば確実で

ある．内側上顆後方の尺骨神経を損傷しないように，retractorなどで保護して径4.5mmドリルで穿孔する．

4. 長掌筋腱・骨釘の採取(図3c, d)

長掌筋(PL)腱が移植腱として最も適している．患側PLをできるだけ長く(約15cm)採取する．PL腱が低形成または欠如している場合は健側PLあるいは薄筋腱，時に健側の橈側手根屈筋腱の半裁腱あるいは1/3を採取しても良い．骨釘は同側肘頭背側から長さ15mmほどの骨柱を採取するが，打ち込み器で叩く側を遠位の硬い皮質とし，抜けないように4mmよりやや幅広く採取する．厚さはPL腱の太さを考慮し，PL腱の圧迫壊死を起こさないように骨釘の厚さを4mmより薄くなるように整形する．

5. 腱の移植・固定(図3e)

先にSTの穿孔部に移植腱を通す．通常のPL腱ならループにした0.46mmほどの軟鋼線を，先に用いた小単鋭鉤と同じ形に彎曲させて骨孔を通し，移植腱を迎えにいく．暴力的に引き抜くと骨孔間のbone bridgeを損傷する危険があり，軟鋼線をペアン鉗子などで静かに巻き取るように引き抜くことがコツである．薄筋など移植腱が太く，腱端が平滑でない場合はSTの骨孔を3.5mmとす

表1 ▶ 術後リハビリテーションプログラム

4週	ギプスを除去し，手・肘関節ROM開始
6週	手関節，前腕上腕の筋力トレーニング開始
3ヵ月	スポンジボール真下投げ開始
4ヵ月	ネットスロー開始
5ヵ月	塁間までキャッチボール開始
6ヵ月	40mまでキャッチボール開始
7ヵ月	投手立ち投げ開始
8ヵ月	全力投球開始

術前より全身柔軟性・筋力強化などコンディショニングを並行して行う．

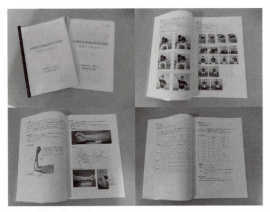

図4 ▶ 術後パンフレット
術式，禁忌事項，リハビリ・トレーニング内容，スローイングプログラムを網羅．

るとよい．内側上顆の骨孔は4.5mmなので骨孔の後面からloopにした軟鋼線で1本ずつ容易に移植腱端を引き抜くことができる．肘関節を屈曲約60°とし，内側上顆後面に引き出した2本の移植腱端をそれぞれ有鉤鉗子でしっかり把持して徒手的に最大限（manual max）に1分間以上牽引する．さらに外反を避けて牽引下にゆっくり30〜100°まで数回屈伸し，移植腱前・後索の緊張のバランスをとる．このまま整形した骨釘を打ち込む．余ったPL腱は末梢方向へ反転し，屈筋起始部の展開部へ埋め込むように縫合する．

6. 後療法

術後ギプスは肘関節屈曲45〜60°，内反回内位で腋窩まで十分に長く，かつ緩みなくギプス固定（図3f）を4週間行う．ギプス副子では十分ではない．通常2週で抜糸，再度ギプス固定を行う．ギプス除去後，外反位にならないよう自動運動を開始する．

術後リハビリテーションの最大の目標は，競技レベルへの復帰と再発の予防である．術後リハビリテーションは，選手が自宅や練習現場でリハビリが行えるよう術後プログラム（表1）が詳細に記載されたパンフレットを配布し遵守してもらっている（図4）．可動域の回復は術後3ヵ月までに術前と同等の可動域獲得を目標としている．原則，自動運動を主体とした可動域訓練を行うが，軟部組織や不良アライメントへの徒手的アプローチも必要に応じて行う（図5）．術後6週より，尺側手根屈筋（FCU），浅指屈筋（FDS）をはじめとする筋力トレーニングを開始し（図6），こちらも術後3ヵ月で周径の左右差が消失することを目標とする．

術後3ヵ月からスポンジボール真下投げを開始するが，この時期までに腱板・肩甲骨周囲筋筋力の回復と肩甲上腕関節の可動性獲得は必須であり，投球開始許可の基準となっている．また，全身の柔軟性改善にも取り組むが，投球中の体幹回旋可動域増大が肘関節への負担を減少させる[12]と報告されていることから体幹回旋のストレッチについては重点的に指導を行う（図7）．術後5ヵ月以降は，再建靱帯への負荷を考慮しつつ，より競技特異的なトレーニングを開始する．Wilkら[13]が提唱するstretch-shortening cycleを利用したプライオメトリクスエクササイズを導入している（図8）．固有受容器への刺激を利用して瞬発的な動きの中での筋の動員を行うことを目的としており，競技復帰に向けて必須のトレーニングである．

再建靱帯と周囲筋の圧痛，ストレス痛，身体機能を入念に評価し，徐々に投球強度を上げていき，投球に支障がないことを確認して8〜10ヵ月で全力投球を許可している．

▶ 術後成績

2004年1月〜2008年12月においてUCL術後2

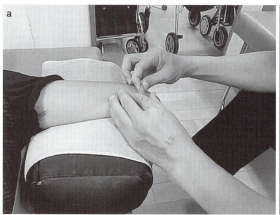 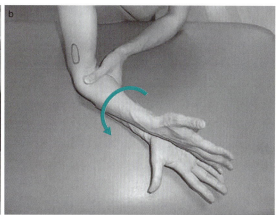

図5 ▶ 軟部組織や不良アライメントへの徒手的アプローチ
a 肘頭窩軟部組織の引き出し
b 回内アライメントの修正．橈骨頭を背側へ押し込みながら回外する．

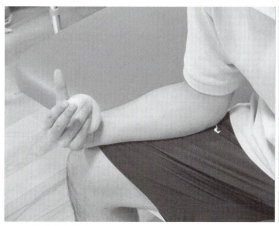 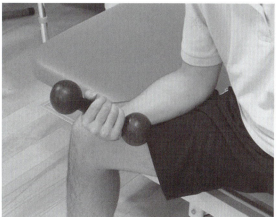

図6 ▶ 前腕筋力強化
小指球に萎縮を認める症例は，スポンジボールを小指と環指で把持しながらFCUの収縮を促す．

年以上経過した野球選手308例に対して手紙にてアンケート調査を行い，有効回答が得られた165例においてアンケートを解析した．手術時平均年齢は17.7歳．術後平均経過期間は約3年10ヵ月であった．アンケートは投球能力，疼痛，ポジション，競技レベルなどについて解析した．評価は全力投球ができるか否か，違和感や疼痛の有無で評価した．excellent：肘痛なく全力投球可，good：若干の肘痛はあるが，競技レベルで全力投球可，fair：軽度の肘痛はあるが，レクリエーションレベルで投球可，poor：投球不可と分類した．excellentとgoodが競技復帰可能群とした．有効回答（165例）の得られた症例の内訳はプロ野

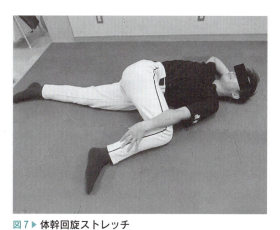

図7 ▶ 体幹回旋ストレッチ
投球側の肘・肩甲帯が浮かない状態で投球側下肢が床面に付くことを目標とする．

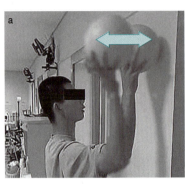
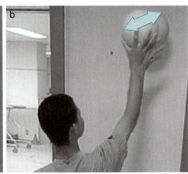

図8 ▶ **プライオメトリクスエクササイズ**
a 肩関節90°外転外旋位，b ボールリリース位．壁を利用してメディシンボールでドリブルを行う．反動を利用してリズミカルに行う．

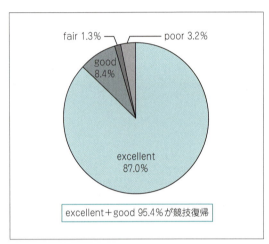

図9 ▶ **術後復帰評価（中期成績）**
（野球選手154例，術後平均観察期間3年10ヵ月）

表2 ▶ **合併手術**

尺骨神経剥離術	30例
滑膜ひだ切除	20例
モザイク形成術	13例
肘頭疲労骨折に対する偽関節手術	10例
第1肋骨切除	9例

球選手12例，社会人野球17例，大学生32例，高校生53例，中学生51例であった．肘以外の問題で，あるいは卒業後野球を継続していない症例は11例であり，これらを除いた154例について術後復帰評価を行った．

excellent 134例（87.0％），good 13例（8.4％），fair 2例（1.3％），poor 5例（3.2％）であった（図9）．

全力投球が可能で競技復帰したのは95.4％（excellent + good），投手・捕手で復帰後，受傷前と同じポジションに復帰したのは103例中83例（80.6％）であった．チーム事情や自分自身の判断で無理したいためにコンバートした症例が数名いた．概ね同じポジションでの復帰が可能であった．

UCL再建術と同時に行った手術は，尺骨神経剥離術（or 前方移行術）30例（18.2％），滑膜ひだ切除20例（12.1％），小頭離断性骨軟骨炎に対するモザイク形成術13例（7.9％），肘頭疲労骨折に対する骨接合術＋骨移植術10例（6.1％），胸郭出口症候群に対する第1肋骨切除術9例（5.5％）であった（表2）．術後合併症として尺骨神経刺激症状（軽症を含む）は22例（13.3％）で，投球時に若干のしびれが残存したのは3例（1.8％）であった．

おわりに

投球動作による肘関節に繰り返し加わる外反ストレスはUCL損傷をきたすリスクがある．この靱帯の組織学的損傷は不可逆的であり正常な靱帯には修復されない．よって可能な限り学童早期から負荷を減らした正しい投球法を指導する必要がある．スポーツ指導者の正しい育成が重要と考える．投球フォームの指導や積極的なリハビリテーションの介入によっても，やはりUCL再建術を必要とする症例があることは否めない．伊藤法によるUCL再建術は鉤状結節の末梢停止部を固定しないため前後の移植腱が適当なバランスがとれることが利点である．また，骨釘の固定力はかな

り強固であり，骨釘の癒合によって骨孔内の移植腱の固定力は永続するため生理的で患者にも受け入れやすいと考えられる．鉤状結節前後に通してある移植腱は，それぞれ正常AOLにおける前方線維および後方線維の機能と同様に，肘屈曲時に後方が緊張し肘伸展時には前方が緊張するため，可動域全域において外反不安定性を抑制することができる機能的な再建術である．

文　献

1) Fleisig GS, et al：Kinetics of baseball pitching with implications about injury mechanisms. Am J Sports Med 23：233-239, 1995
2) Morrey BF, et al：Articular and ligamentous contributions to the stability of the elbow joint. Am J Sports Med 11：315-319, 1983
3) Park MC, et al：Dynamic contributions of the flexor-pronator mass to elbow valgus stability. J Bone Joint Surg Am 86：2268-2274, 2004
4) Udall JH, et al：Effects of flexor-pronator muscle loading on valgus stability of the elbow with an intact, stretched, and resected medial ulnar collateral ligament. J Shoulder Elbow Surg 18：773-778, 2009
5) Glousman RE, et al：An electromyographic analysis of the elbow in normal and injured pitchers with medial collateral ligament insufficiency. Am J Sports Med 20：311-317, 1992
6) Conway JE, et al：Medial instability of the elbow in throwing athletes. Treatment by repair or reconstruction of the ulnar collateral ligament. J Bone Joint Surg Am 74：67-83, 1992
7) O'Driscoll SW, et al：The "moving valgus stress test" for medial collateral ligament tears of the elbow. Am J Sports Med 33：231-239, 2005
8) 宇良田大悟ほか：野球選手に対する肘内側側副靱帯損傷の保存療法と手術療法の比較．日肘関節会誌 19：108-111，2012
9) 伊藤恵康：内側[尺側]側副靱帯損傷．肘関節外科の実際－私のアプローチ－，南江堂，東京，228-242，2011
10) 古島弘三ほか：スポーツによる肘内側側副靱帯損傷の手術療法と手術成績．関節外科 30：120-127，2011
11) 古島弘三ほか：野球による肘内側側副靱帯損傷の中期手術成績．日肘関節会誌 18：40-43，2011
12) 田中正栄ほか：球速比肘関節間力による小学生投球運動解析の検討．臨バイオメカニクス 36：241-245，2015
13) Wilk KE, et al：Stretch-shortening drills for the upper extremities：theory and clinical application. J Orthop Sports Phys Ther 17：225-239, 1993

V 投球障害の病態と治療方針

成人期の肘関節後方部・外側部の障害

山崎哲也

はじめに

野球肘すなわち投球動作に起因する肘障害を発生部位別および病態組織を加味し，著者らは**表1**のごとく分類している．本項で取り上げる成人期の肘関節後方部および外側部の障害には，後方インピンジメント障害，尺骨肘頭疲労骨折，上腕骨内側上顆疲労骨折および滑膜ヒダ障害が含まれる．野球肘全般にいえることであるが，発生メカニズムとしては，コッキング後期から加速期でのvalgus extension overload[1]や投球終末時でのmechanical door stop action[2]ともいわれる肘外反・伸展ストレスであり，後方部では関節面の骨・軟骨性衝突と過労性骨障害，外側部では腕橈・腕尺関節部での関節包，滑膜の捲れこみがあげられる．後方部の骨・軟骨性衝突は，後方インピンジメント障害とも呼称され，成人期では，骨・軟骨の微細損傷とそれにより惹起される反応性の骨増殖性変化が主体である．また過労性骨障害は，肘頭先端部や滑車切痕部あるいは上腕骨内側顆上稜（縁）部の疲労骨折で，外側部は関節包の関節面側での雛壁である滑膜ヒダが炎症，肥厚を生じる．

表1 ▶ 野球肘の分類と疾患名

1. 内側部
   内側上顆骨軟骨障害
   （リトルリーグ肘）
   内側側副靱帯（MCL）損傷

2. 後方部
   後方インピンジメント障害
   尺骨肘頭疲労骨折・骨端線障害
   上腕骨内上顆疲労骨折

3. 外側部
   上腕骨小頭離断性骨軟骨炎（OCD）
   滑膜ヒダ障害

4. 神経障害
   尺骨・正中神経

5. 変形性関節症（肘OA）

成人期における肘関節後方障害

1. 後方インピンジメント障害

本邦では貴島ら[3]が，肘頭・肘頭窩の骨棘およびその骨折による遊離体形成をスポーツ選手の特定の動作で生じる肘インピンジメントと提唱し，変形性肘関節症の初期像と捉えた．それに先立ち1990年代初頭より北米を中心として同様の病態を，posterior impingement[4]あるいはposteromedial olecranon impingement[5]と表記し現在に至っており，本項では前述したように後方インピンジメント障害と呼称する．本病態は，肘伸展時の後方関節面の衝突が原因で，肘頭先端に骨棘が生じるものであり，骨軟骨の微細損傷により反応性の骨増殖性変化をきたしたものと言われている．投球時肘屈曲角度のバイオメカニクス的研究によると[6]，ボールリリース直後も肘は最大伸展しておらず，約20°ほど屈曲している．また投球時の肘外反ストレスは二峰性を示すといわれており[7]，最大ピークは肩最大外旋の直前で，肘は約80～90°屈曲し，次のピークはリリース直後の肘最大伸展時付近で迎える（図1）．以上より成人期における後方インピンジメント障害の病態を再考すると，繰り返される肘外反・伸展ストレスによる肘関節後内側部，特に肘頭先端内側と肘頭窩での骨軟骨の衝突による微細損傷による反応性骨増殖性変化（衝突性外骨腫）に加え，腕尺関節後内側関節面での圧迫力と剪断力による軟骨摩耗と軟骨下骨の破壊による骨軟骨棘形成も少なからずあるもの

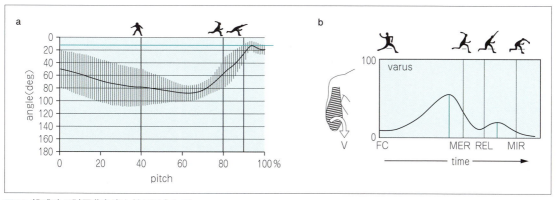

図1 ▶ 投球時の肘屈曲角度と外反ストレス
a　投球時肘屈曲角度（文献6より引用）
b　投球時外反ストレス（文献7より引用）

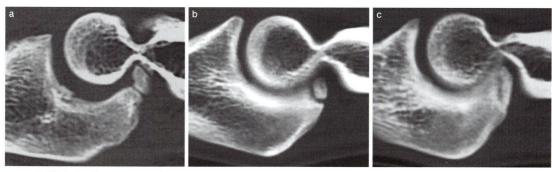

図2 ▶ 成人期と成長期の後方インピンジメント障害の相違（ヘリカルCT像）
a　成人期，b, c　成長期

と考える．骨棘の折損により関節遊離体形成や上腕骨滑車内側部の骨軟骨病変も含まれ，ボールリリースからフォローにかけて疼痛を引き起こす．

　肘周辺骨端線閉鎖前後の成長期にも同様な障害を生じるが，画像上成人期とは異なり，肘頭先端の骨増殖変化，すなわち骨棘形成はほとんど認めず（図2），同部位に生じる骨片の形態や離開部の性状も，成人例での成因である骨棘折損による骨軟骨片ではなく，骨端核癒合不全や疲労骨折あるいは離断性骨軟骨炎様の骨片を生じている場合がある．このような骨片は成人例とは異なる経過を呈するので注意が必要であり，中には経時的に病変部の境界線が消失していくものがあり，成長過程における一変化を捉えている可能性もあると考える（図3）．そのため成長期における本病態の成因に関しては，推察の域を出ないが，肘頭の骨端核が通常11歳頃出現し，2～3年で急速に癒合することを考慮すると，その時期に加わる繰り返される伸展ストレスにより，骨端核の分節化や癒合不全あるいは肘頭先端の疲労骨折や凸関節面に生じた離断性骨軟骨炎などが考慮される．

　診察に際しては，肘関節の後方から内側にかけての詳細な圧痛部位の検索が重要で，肘頭，滑車などの骨組織と内側側副靱帯（MCL）や尺骨神経などの軟部組織を触診にて同定し，圧迫による再現痛の有無を確認する．後方インピンジメント障害の疼痛誘発テストとしては，肘伸展強制や肘伸展位付近での外反強制が有用である．他に肘関節不安定性や神経学的評価も行い，外反不安定性の存在はMCL損傷，手掌尺側部の知覚障害や手内在筋力の低下は，尺骨神経障害の合併を示唆する所見である．特に尺骨神経に関しては，神経の走

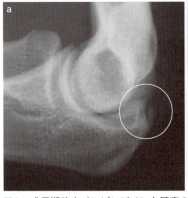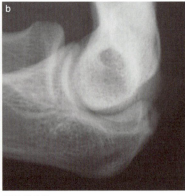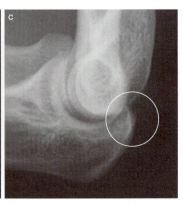

図3▶成長期後方インピンジメント障害の経時的変化
a 初診時，b 中間経過時，c 最終時

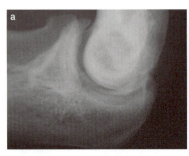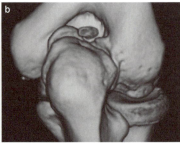

図4▶単純X線像と3D-CT像
a 単純X線側面像では肘頭窩の骨棘評価が困難．
b 同一症例の3D-CT像．

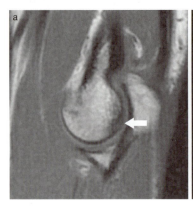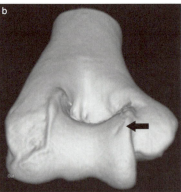

図5▶上腕骨滑車後内側部の骨軟骨病変
軟骨損傷のMRI(a)および尺骨を除去した3D-CT像(b)．
白矢印：滑車軟骨下骨の低輝度像
黒矢印：滑車軟骨下骨面の亀裂

行に沿って上腕部のStruthers arcadeから肘部管末梢のOsborne靱帯にかけ，Tinel様徴候の有無を確認する．骨棘形成の診断は，単純X線像でも可能であるが，後方骨棘の初期像は，肘頭先端後内側の比較的限局した部位に認め，単純X線正・側面像のみでは過小に評価される場合があり注意が必要である．その際ヘリカルCTによる任意断面変換(MPR)と三次元(3D-CT)投影像が有用である(図4)．また上腕骨滑車後内側部の骨軟骨病変は，単純X線像では描出困難なため3D-CT像やMRIでの評価が必要となる(図5)．後方インピンジメント障害以外の病態が疑われれば，MRIにて検索する必要があり，特に合併病変として多いMCL損傷の評価は重要である．

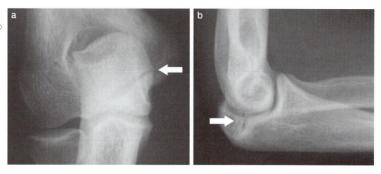

図6 ▶ 肘頭疲労骨折（単純X線）
a 正面像，b 側面像．骨折線は内側かつ関節面より生じている．
白矢印：骨折線

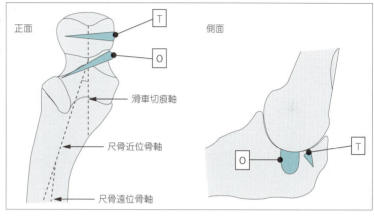

図7 ▶ 肘頭疲労骨折の分類
骨折線の走行が尺骨滑車切痕軸に対して垂直：横骨折型（T）
骨折線の走行が尺骨滑車切痕軸に対して斜め：斜骨折型（O）
（文献11より引用）

　治療は，他の投球障害と同様に保存的治療が原則で，全身的機能評価に基づいた運動療法の介入や投球フォームの矯正により，疼痛の消失，軽減およびパフォーマンスの向上が可能となる場合がある．またヒアルロン酸製剤の関節内注入も効果的である．しかし長期にわたる動作時痛や可動域制限により競技力の低下をきたしている場合は，手術的治療の適応となり，その際早期のスポーツ復帰を考慮すると鏡視下手術が推奨できる[8,9]．

2. 肘頭および上腕骨疲労骨折

　肘頭疲労骨折は，ほとんどの症例が尺骨滑車切痕の関節面かつ内側（尺側）より生じており[10,11]（図6），骨折線の走行により主に二つに分類される（図7）[11]．すなわち滑車切痕軸に対して垂直に走る横骨折型と，斜めに走る斜骨折型である．従来述べられていた上腕三頭筋の牽引力や伸展ストレスのみではこのような骨折線の進展・走行は説明できず，発生メカニズムとしては，伸展および外反ストレス両者による，関節面を介しての骨性圧迫と考えるのが妥当である．また骨折線の走行による型の違いは，ストレス配分や骨年齢により分かれるものと推察する．尺骨に比し上腕骨の疲労骨折はまれではあるが存在し，古島ら[10]や筆者らの経験では，骨折線は上腕骨内上顆の回内筋起始部のやや近位後方（上腕骨内側顆上稜）より始まり，遠位中央の肘頭窩に向かって走り，伸展および外反ストレス両者の関与が示唆される（図8）．

　診断は，単純X線像にて可能な場合もあるが，疾患を想定して読影しないと見逃す場合も多く，また骨折線がはっきりしない時は，ヘリカルCTやMRIあるいは骨シンチグラフィーが有用である（図9）．圧痛部位は，肘頭遠位の内側あるいは外側部にあり一定せず，はっきりとした圧痛点を見いだせない場合もある．肘関節の外反あるいは伸展ストレスにて疼痛が出現し，横骨折型では三頭筋の収縮により疼痛を認める場合もある．MCL損傷の合併も多いため，同部位に圧痛を認

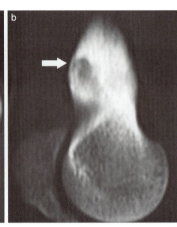

図8 ▶ 上腕骨内側顆上稜部疲労骨折（ヘリカルCT像）
a　正面像，b　側面像
白矢印：骨折線

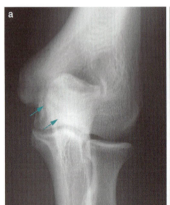
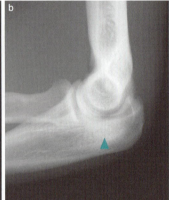
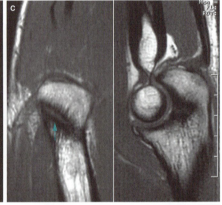

図9 ▶ 斜骨折型の肘頭疲労骨折（単純X線）
a　正面像で斜めに走る判別困難な骨折線（矢印）．
b　側面像で肘頭滑車切痕部の骨硬化像（矢頭）．
同一症例のMRI（c）（矢印：骨折線）と骨シンチグラフィー（d）

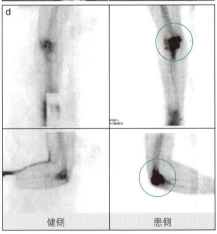

める場合はMRIでの靱帯評価が必要である．
　治療は，投球禁止を主体とした保存的加療にて治癒は可能と考えられるが（低出力超音波パルスも考慮），投球禁止期間の長期化を余儀なくさ れ，偽関節あるいは再発などへの懸念から，競技への復帰を考慮すると早期に手術的加療が推奨される．手術方法は，腹臥位X線透視下に（図10），チタン性のヘッドレススクリューを，

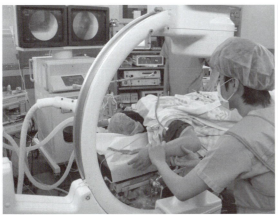
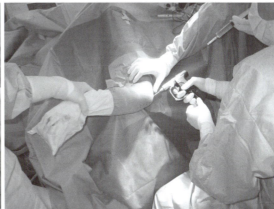

図10 ▶ 肘頭疲労骨折に対するスクリュー挿入術
X線透視下にガイドワイヤー挿入．

図11 ▶ 肘頭疲労骨折術後X線像
a，b 尺側近位より骨折部と三次元的に垂直となるようスクリュー挿入．

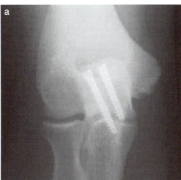
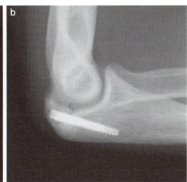

尺側近位の上腕三頭筋付着部，あるいは肘頭遠位の尺骨背側より骨折線と直交するように1～2本挿入する（図11）．骨折線周囲の骨硬化像が強い場合は，肘頭遠位部から採取した2～3mm幅の骨釘や腸骨より採取した海綿骨を移植する場合もある．重要な点は，スクリューの設置位置であり，ストレスに対する髄内釘効果を最大限発揮するため，可能な限り骨折部位と三次元的に垂直となるよう心掛ける．その際，尺骨近位骨軸と疲労骨折を生じている滑車切痕軸は角度差があることを念頭に入れる必要があり，適切なスクリュー挿入部位および方向をX線透視下に決定する（図12）．また投球再開後の再発予防のため原則的に抜釘は行わない．上腕骨顆上稜（縁）部の疲労骨折に対しては，X線透視下仰臥位にて，Acutrack® 4/5 screwを，上腕骨内上顆より逆行性に1本挿入している（図13）．しかし骨移植の必要性も含め，

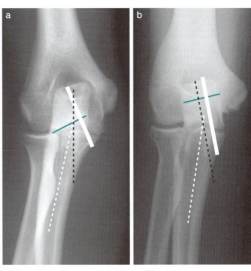

図12 ▶ 骨折型によるスクリュー刺入方向
a 斜骨折型（O），b 横骨折型（T）
色線：骨折線，白線：スクリュー刺入方向，黒点線：滑車切痕軸，白点線：尺骨近位骨軸

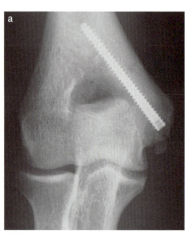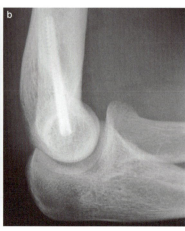

図13 ▶ 上腕骨内側顆上稜部疲労骨折に対する screw 挿入術（術後単純 X 線像）
a　正面像，b　側面像

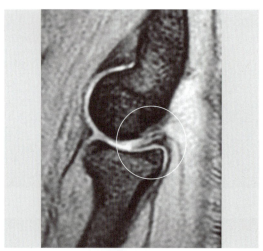

図14 ▶ 滑膜ヒダ障害の MRI
腕橈関節後方の滑膜ヒダ．

手術方法の有効性に関しては，症例の絶対数が少なく議論の残るところである．

▶ 成人期における肘関節外側障害

1. 滑膜ヒダ障害

肘関節における滑膜ヒダ障害は，弾発やばね現象あるいはロッキングなどの機械的徴候が主訴で，比較的稀な病態とされてきた．しかし近年 Kim ら[12]の報告などにより，スポーツ障害としての滑膜ヒダへの関心が向けられ，野球，ゴルフなどの肘関節障害の一つとして認知されてきてい

る．しかし正常な肘でも滑膜ヒダが存在するため，その病的意義に関しては未だ不明な点が多い．症状発現に関与する滑膜ヒダとしては，腕橈関節後方や腕尺関節の後外側あるいは後方に存在するもので，肘関節伸展時に関節裂隙へ陥入し，主に肘関節外側部に疼痛を生じる[13]．診断に際しては，超音波検査が有用で，滑膜ヒダの存在・大きさや動態評価あるいはカラードプラ画像による血流評価を行う．ほかに MRI にても描出可能であるが（図 14），滑膜ヒダの病的意義を確認するのに，関節内への局所麻酔薬の注入によるブロックテストが必要であり，初期例ではステロイド薬の関節内注射が著効する場合もある．臨床上滑膜ヒダ障害と診断し，3 ヵ月以上の保存的治療が無効な場合を手術適応としている．

腕橈関節後方や腕尺関節の後外側に滑膜ヒダを認める場合（図 15a）は，後外側ポータルより関節鏡を腕橈関節後方へ挿入し，側方ポータルを作成した上で病態を動的に評価する．滑膜ヒダが輪状靱帯と連続して橈骨頭関節面を覆っていたり，肘伸展にて腕尺関節裂隙に陥入するのが観察される．また近接した軟骨面に圧痕像や磨耗像を認める場合もある（図 15b）．浮遊した滑膜ヒダは，側方ポータルから電動シェーバーや RF 機器にて切除し，関節面に接している場合は，軟骨損傷を回避するため，鏡視下パンチを使用する．また輪状靱帯と連続し橈骨頭前方，すなわち前方関節腔へ及んでいる場合は，適宜前方関節腔の鏡視も追加

図15 ▶ 滑膜ヒダ障害の鏡視所見
a 腕橈関節後方の滑膜ヒダ，b 橈骨頭関節面の圧痕像
C：上腕骨小頭，R：橈骨頭，矢印：滑膜ヒダ

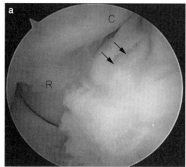
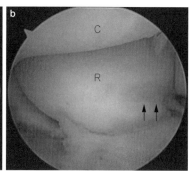

する．肘頭後方の滑膜ヒダに対しては骨棘にも留意し，後正中ポータルも作成し評価・処置を行う．

結語

　成人期の後方インピンジメント障害は，一般的に認知されてきている病態で，治療成績も安定してきているが，肘頭疲労骨折に関しては，疾患を想定して画像読影しないと見逃す場合も多く，治療方法もコンセンサスが得られていないのが現状である．また滑膜ヒダに関しては，正常肘でも存在するため症候性の有無の確認にはブロックテストが必要である．肘関節後方および外側部の障害は，同様なメカニカルストレスすなわち外反・伸展の過剰負荷が原因となっているため，保存的治療および術後のリハビリテーションに際しても，そのストレスの軽減を図るべく，全身的な身体機能評価に基づく運動療法が重要である．

文献

1) Wilson FD, et al：Valgus extension overload in the pitching elbow. Am J Sports Med 11：83-88, 1983
2) Slocum DB：Classification of elbow injuries from baseball players. Am J Sports Med 6：62-67, 1978
3) 貴島　稔ほか：肘インピンジメントの関節鏡視下手術．関節鏡 24：169-174，1999
4) Ogilvie-Harris DJ, et al：Arthroscopic treatment for posterior impingement in degenerative arthritis of the elbow. Arthroscopy 11：437-443, 1995
5) Andrews JR, et al：Outcome of elbow surgery in professional baseball players. Am J Sports Med 23：407-413, 1995
6) Sabick MB, et al：Valgus torque in youth baseball pitchers：A biomechanical study. J Shoulder Elbow Surg 13：349-355, 2004
7) Fleisig GS, et al：Kinetics of baseball pitching with implications about injury mechanisms. Am J Sports Med 23：233-239, 1995
8) 山崎哲也ほか：投球動作に起因した変形性肘関節症に対する鏡視下手術．整スポ会誌 24：51-56，2004
9) 山崎哲也：野球選手の肘後方インピンジメント障害に対する鏡視下手術．日臨スポーツ医会誌 20：230-232，2012
10) 古島弘三ほか：アスリートの疲労骨折－なぜ発症するのか－．上肢の疲労骨折．臨スポーツ医 27：397-404，2010
11) 山崎哲也：投球障害肘：後内側障害の診断と治療．臨スポーツ医 30：895-901，2013
12) Kim DH, et al：Arthroscopic treatment of posterolateral elbow impingement from lateral synovial plicae in throwing athletes and golfers. Am J Sports Med 34：438-444, 2006
13) 山崎哲也ほか：スポーツによる肘関節滑膜ヒダ障害に対する鏡視下手術．JOSKAS 35：252-253，2010

V 投球障害の病態と治療方針

上肢の神経障害
−胸郭出口症候群，腋窩・肩甲上神経障害，肘部管症候群−

岩堀裕介

はじめに

胸郭出口症候群 thoracic outlet syndrome（TOS），腋窩神経障害，肩甲上神経障害，肘部管症候群といった肩・肘関節近傍の神経障害が，野球選手の肩・肘の痛みや運動制限に関与していることは決して稀ではない．しかし，こうした神経障害は，臨床現場での認知度が低く画像所見も乏しいため，しばしば見逃されている．腱板・関節唇・靱帯損傷といった器質的病変と神経障害が共存している場合，画像所見が明らかな器質的病変に意識が集中してしまう．器質的病変がない場合には，心因的問題としてかたづけられてしまうこともある．これらの神経障害の診断の基本は圧痛であり，両側の神経走行部位を圧迫し左右差を確認する．知覚障害はないか軽微であり酒精綿による冷覚チェックが有用である．神経障害の治療の主体は理学療法やブロック注射を中心とした保存療法である．神経近傍や全身の筋過緊張が主因であるため，当該筋のリラクセーションと体幹機能の獲得が鍵となる．スポーツ選手の肩・肘関節を診療するうえで，常に神経との関わりを忘れないことが重要である．

上肢で発生する神経絞扼障害は**表1**に示すように多く存在するが，今回はこのうち，野球選手に生じうるTOS，腋窩神経障害，肩甲上神経障害，肘部管症候群について，病因・病態，症状・所見・診断，治療を概説したい．

TOS

1. 病因・病態

腕神経叢と鎖骨下動脈は第1肋骨に付着する前斜角筋と中斜角筋で形成される斜角筋三角部を通過し，鎖骨下静脈は前斜角筋の前方を通過する．腕神経叢と鎖骨下動静脈はその後，鎖骨と第1肋骨の間の肋鎖間隙を通過して，烏口突起に付着する小胸筋の後下方を走行する（**図1**）[1]．TOSは，この斜角筋三角部から小胸筋下部において腕神経叢や鎖骨下動静脈が圧迫・牽引ストレスを受け，頚部から上肢の疼痛，しびれなどの症状を生じる症候群である．このTOSという名称は，それまでに報告されていた頚肋症候群，前斜角筋症候群，肋鎖症候群，過外転症候群の総称として，1956年にPeetら[2]が命名した．診断は上肢にしび

表1 ▶ 上肢の絞扼神経障害の絞扼部と障害される神経

神経絞扼部	障害される神経
胸郭出口（頚肋）	尺骨
胸郭出口（斜角筋三角）	尺骨
胸郭出口（肋鎖間隙）	尺骨
胸郭出口（小胸筋）	正中，尺骨
烏口腕筋	筋皮
肩甲切痕	肩甲上
棘窩切痕	肩甲上
肩甲下筋	長胸
四辺形間隙	腋窩
三角形裂隙	橈骨
螺旋溝＆外側筋間中隔	橈骨
橈骨トンネル（回外筋）	橈骨
肘部管	尺骨
円回内筋	正中
骨間膜	正中
手根管	正中
Guyon管	尺骨

（文献1より引用改変）

上肢の神経障害−胸郭出口症候群，腋窩・肩甲上神経障害，肘部管症候群−

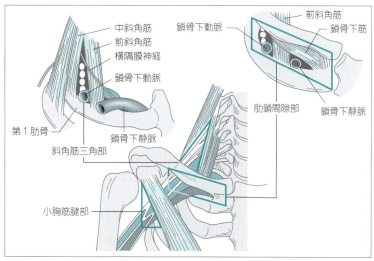

図1▶ 胸郭出口症候群（TOS）における障害発生部位
（文献1より引用改変）

れ・痛み・脱力といった運動・感覚障害があり，それが脊椎疾患や末梢神経障害では説明がつかないという除外診断と，TOS誘発テストが陽性であることを根拠にTOSと診断されている[2]．しかし，TOS誘発テストの特異性は低く[3,4]，確定診断できる客観的診断法は確立していない．見逃しを減らして積極的に治療対象とすべきと主張するグループ[5]と電気生理学的所見と身体所見から限定すべきと主張するグループ[6,7]があり，疾患概念に関していまだ統一見解は得られていない．

TOSの分類として，主に圧迫される組織により動脈性TOS，静脈性TOS，神経性TOS，そしてその混合型がある[8]．動脈TOSは，鎖骨下動脈の圧迫により上肢の阻血症状である蒼白，脱力，疼痛を生じ，静脈性TOSは，鎖骨下静脈の圧迫により上肢のうっ血症状であるチアノーゼ，緊満，静脈怒張，疼痛を生じ，神経性TOSは腕神経叢の圧迫により上肢のしびれ，疼痛，脱力，麻痺などを生じる．一般的に動脈性TOSがTOSの代表的なタイプと思われているが，実際には腕神経叢過敏とも評すべき神経性TOSが95％を占める[9]．

発症に関与する因子として，骨性では頚肋・第1肋骨形態異常・骨折変形治癒，軟部組織性因子では最小斜角筋や異常線維束・靱帯が報告されているが[1,10,11]，これらの器質的病変を有している場合は少なく，野球選手に生じるTOSの主因は，以下に示す筋疲労や投球・打撃動作によるメカニカルストレスである[12〜16]．① 投球・打撃の繰り返しにより，斜角筋・鎖骨下筋・小胸筋といった胸郭出口に存在する筋群が酷使され過緊張状態になり，下垂位でも斜角筋間・肋鎖間隙・小胸筋腱下のスペースは狭小化する．② 広背筋・上腕三頭筋長頭・小胸筋などの過緊張により肩甲骨の下方偏位を生じると，たえず腕神経叢が下方に牽引された状態になる（図2）．③ 肩の挙上時には肋鎖間隙は生理的に狭まるが，斜角筋・鎖骨下筋の過緊張によりさらに狭まる（図3）．④ late cockingの外転外旋位では緊張した小胸筋腱下で腕神経叢・鎖骨下動静脈の走行を変え牽引圧迫ストレスを受ける（図3）．⑤ 全力投球のボールリリース時には体重以上といわれる莫大な牽引ストレスにさらされる．その他に，野球選手以外にもよく認められる問題であるが，所謂不良姿勢（骨盤が後傾し，腹圧が適度に入らず，胸椎の後弯が増強し，前部胸郭が開かず，肩甲骨が下方回旋する）がTOSの発症・増悪因子となる（図4）．さらにその好発年齢に関して，森澤ら[17]，大歳ら[18]の報告と同様に小中高生といった若年者に多く発生する（73％が小中高生）．こうした若年者に好発する要因として肩甲帯周囲筋の筋力が不十分であること，急激に練習量が増大すること，投球フォームが未熟であることなどがあげられる．ま

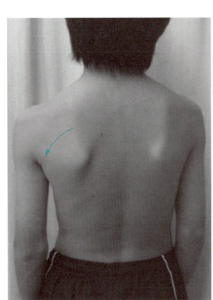

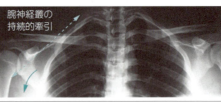

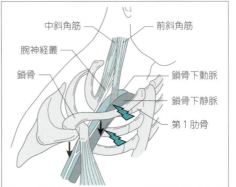

図2 ▶ 野球選手におけるTOSの発生機序(1)
野球選手の投球側の肩甲骨は，肩甲骨周囲筋の疲労により下方偏位や下方回旋を呈する．

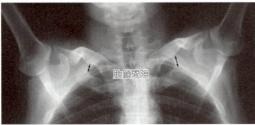

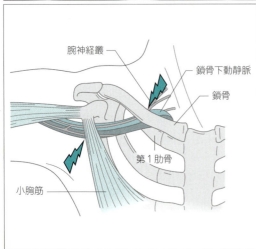

図3 ▶ 野球選手におけるTOSの発生機序(2)
鎖骨下筋や斜角筋の過緊張により肋鎖間隙が狭まった状態にあり，肩外転時に肋鎖間隙がさらに狭まり，緊張した小胸筋腱下でも神経血管束は圧迫・牽引を受ける．

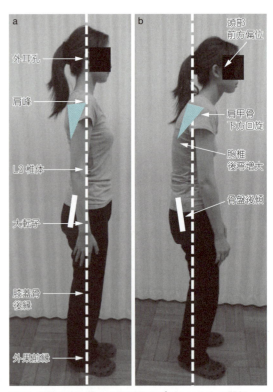

図4 ▶ 姿勢の良し悪しと肩甲骨のポジションとの関係
a 良好な姿勢：外耳孔，肩峰，L3椎体，大転子，膝蓋骨後縁，外果前縁が直線状に並ぶ．骨盤が適度に前傾し，肩甲骨は適度に上方回旋する．
b 不良な姿勢：骨盤が後傾し肩甲骨が下方回旋し，頭部が前方偏位し，重心線から体のパーツが前後に偏位する．

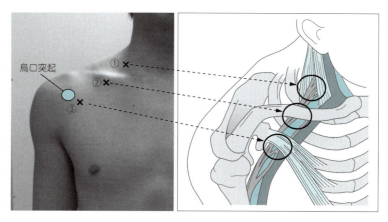

図5 ▶ TOSにおける圧痛部位
近位から①斜角筋三角部，②肋鎖間隙部，③小胸筋腱部．

た骨格が未成熟なために肩が下垂しやすいいわゆる"なで肩"が多いことも関与している可能性がある．

野球活動によりTOSを生じることは稀ではない．我々の肩・肘痛を訴えるオーバーヘッドスポーツ選手における調査でTOSの関与を8.1％に認めた[15]．

2. 症状・所見・診断

TOSの自覚症状は上肢のしびれが最も多いが，そのほか頚部・肩・肩甲部・肘・手部の疼痛や上肢脱力・握力低下がみられる．第1肋骨側のC8・T1神経の障害が強く出る傾向があるため，しびれや知覚障害は上腕内側から前腕内側，そして手部では環小指に生じることが多い．動脈障害を生じると上肢の蒼白と橈骨動脈拍動の減弱・消失，静脈障害を生じると紅潮・静脈怒張を伴う緊満腫脹，自律神経障害を生じると頭痛・全身倦怠感・めまい・嘔気・不眠，さらにうつ傾向などの精神症状など多彩である[2,5,8,9]．

TOSの確定診断方法に関しては，画像診断や電気生理学的検査などさまざまな検討がなされているが現時点では確立されておらず，臨床所見の組み合わせと除外診断により行われている．まず斜角筋三角・肋鎖間隙・小胸筋腱部の圧痛が重要である[15,16]（図5）．TOS testとして，Morley test[19]，Wright test[20]，Adson test[9]，Eden test[21]，Roos test[10]がある．このうちWright test，Adson test，Eden testは橈骨動脈の拍動の減弱・消失といった動脈圧迫所見を確認することも含んでいるが，拍動が消失しても無症候の例があるので注意が必要である．そのため我々はTOS testは，疼痛が誘発される場合を陽性とし，拍動の消失は参考にとどめている．画像診断では，単純X線像・CTにて，頚肋を代表とする胸郭出口部の形態異常，鎖骨の水平化，第1肋骨の肥大，肩甲骨の下方偏位などを確認する．MRI angiography，CT angiographyでは，血管性TOSで動脈や静脈の圧迫像が検出される（図6）．腕神経叢造影では，腕神経叢の圧迫・牽引所見が確認できる[22]．電気生理学的検査は，神経性TOSにおいて重要な意義をもつ．腕神経叢を挟んだ神経伝導速度の遅延は確定診断に結びつくが，実際に神経伝導速度が遅延する重度のTOSは稀である．明らかな神経脱落症状を認めた場合，手術適応を決定する場合，複合神経障害が疑われた場合には，針筋電図による精査が必要となる．

3. 治 療

TOSに対する治療は，保存療法が第一選択となる[14〜16,23,24]．①野球活動の休止による局所安静，②不良姿勢の是正，③肩甲骨装具，④胸郭出口周囲筋（斜角筋・鎖骨下筋・小胸筋）・肩甲骨周囲筋（僧帽筋上部線維・肩甲挙筋）のリラクセーション，⑤肩甲胸郭関節機能訓練（前鋸筋・肩甲挙筋・僧帽筋など肩甲帯挙上筋群の強化と胸郭運動の改善）（図7），⑥投球フォーム指導，⑥薬物療法（非ステロイド系消炎鎮痛薬・ビタミンB_{12}製剤などの投与），⑦ブロック療法（トリガーポイントブロック：斜角筋三角・肋鎖間隙・

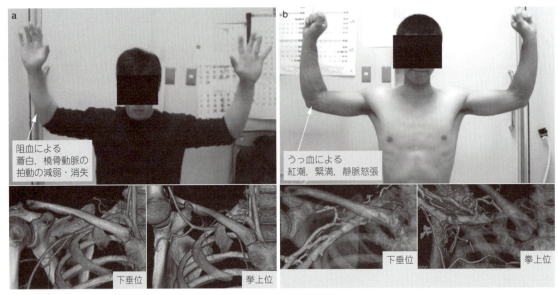

図6 ▶ 動脈性 TOS と静脈性 TOS の身体所見と CT angiography
a 動脈性 TOS：阻血により患側上肢は蒼白となり橈骨動脈の拍動は減弱または消失する．CT angiography では挙上位で鎖骨下動脈は鎖骨下で圧排される．
b 静脈性 TOS：うっ血により患側上肢は紅潮し，静脈怒張を伴う緊満腫脹を生じる．CT angiography では挙上位で鎖骨下静脈は鎖骨下で途絶し遠位はうっ血する．

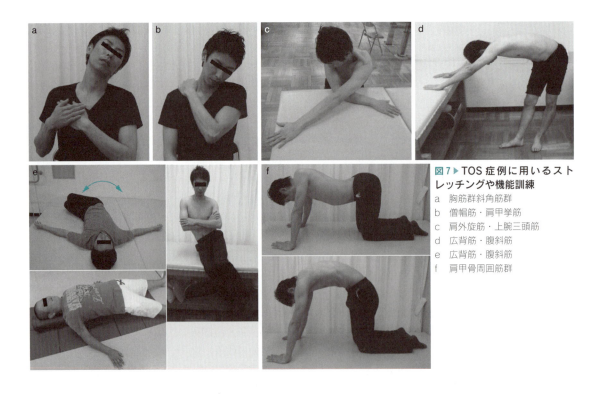

図7 ▶ TOS 症例に用いるストレッチングや機能訓練
a 胸筋群斜角筋群
b 僧帽筋・肩甲挙筋
c 肩外旋筋・上腕三頭筋
d 広背筋・腹斜筋
e 広背筋・腹斜筋
f 肩甲骨周囲筋群

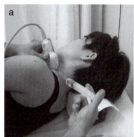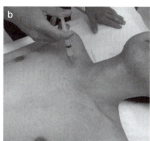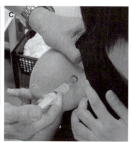

図8 ▶ TOS症例に用いられる各種ブロック療法
a USガイド下斜角筋間ブロック
b 肋鎖間隙ブロック
c 烏口突起・小胸筋腱ブロック

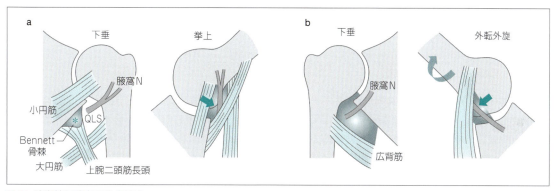

図9 ▶ 腋窩神経障害の発症機序
a 四辺形間隙症候群：四辺形間隙は挙上位で狭小化し，腋窩神経が絞扼される．Bennett骨棘があるとその危険性は高まる．
b 広背筋腱部：外転外旋時，広背筋腱は上腕骨頚部に巻き取られるが，その広背筋腱と上腕骨頭の間で腋窩神経は絞扼される．
（文献14より引用改変）

烏口突起・小胸筋腱など）を症例に応じ選択して実施する(図8)．この中で，重要なのが，理学療法士が実施する胸郭出口周囲筋のリラクセーションとその後の肩甲胸郭関節機能訓練，医師が実施するブロック療法である．特に野球選手のTOSは，胸郭出口周囲筋や肩甲骨周囲筋の筋過緊張が主因となっている症例が多いため，適切な理学療法を実施すれば，その反応は良好である[14～16,23,24]．以上の保存療法に抵抗する症例に対して手術が適応されるが，そうした症例は頚肋に代表される骨性圧迫因子か異常線維束・靱帯や筋の線維化などの軟部組織の器質的圧迫因子を有する症例と思われる．我々は腋窩アプローチにて第1肋骨切除術を行っている[14～16]．本法はRoos[10]が報告したTOSの標準的手術法の1つであるが，圧迫型のTOSにおける成績は良好である[14,25]．一方，牽引型TOSにおける成績は不良であり[25]，その適応にあたっては慎重な判断が要求される．

腋窩神経障害

1. 病因・病態

腋窩神経は第5・6神経根から起始し腕神経叢後束から分岐し，肩甲下筋の前面を外下方に向かい肩甲下筋の下縁と広背筋腱・大円筋腱の間から腋窩に入り，四辺形間隙(QLS)を通過して後方へ出る．QLSとは上方が小円筋，下方が大円筋，外側が上腕三頭筋長頭，内側が上腕骨近位端で囲まれた四角形の間隙である[26,27]（図9）．腋窩神経は，腋窩において下方関節包のすぐ外側を，関節窩側から小円筋枝，知覚枝，後方三角筋後枝，前方三角筋の順に4本に分枝して併走し[28]，QLSを通って後方に出た後にそれぞれ方向を変える．

この腋窩神経の絞扼障害は，Cahillら[26,27]が四辺形間隙症候群(QLSS)として報告したQLS部

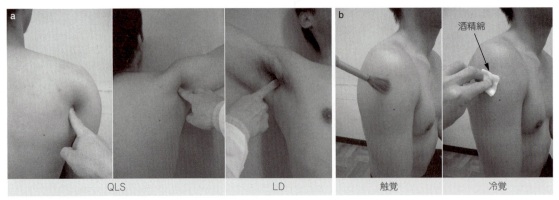

図10 ▶ 腋窩神経障害の身体所見
a 圧痛：四辺形間隙（QLS）は下垂位と外転位でチェックする．
b 知覚検査：腋窩神経固有支配領域である肩外側部の筆先による触覚と酒精綿による冷覚チェックを行う．冷覚が鋭敏である．

と，辻野ら[14,29]が報告した広背筋腱部がある（図9）．このQLSのスペースを狭める因子としてBennett骨棘[30,31]のほか，利き手側の発達した筋肉・腱[32]，上腕三頭筋長頭腱から大円筋にのびるfibrous band[27,32,33]，腋窩神経の伴走静脈の怒張[27,34]などが報告されている．またQLSは肩外転に伴い内転筋である広背筋・大円筋・小円筋が緊張して狭小化し，外旋するとさらに広背筋・大円筋が緊張し狭小化が強まる．外転外旋位を繰り返す投球動作で腋窩神経の圧迫障害を起こす危険があり，野球による発生例の報告[29,35〜39]が散見される．

野球選手のQLSSは決して稀ではなく，我々の投球障害肩の調査において，腋窩神経障害を主病変とする投球障害例は全体の6.4％存在し，小中学生においても確認された[39]．これまで報告が少ないのは，本疾患が症状や所見の特異性に欠け画像所見や理学所見に乏しいことと，本疾患の認知度が低いことに起因すると思われる[34,38,39]．

2. 症状・所見・診断

QLSSの症状は，主に肩の疼痛である．その局在に関しては後方が多いが，腋窩神経の知覚枝の支配領域である外側や関節枝の支配領域が関節包や肩峰下滑液包であるために前方や深部であることもある．知覚障害を自覚している場合はほとんどなく，三角筋や小円筋の麻痺や筋萎縮まで生じることも稀である．

QLSSの診断に関してCahillら[26,27]は，①局在に乏しい肩痛，②皮節と無関係な上肢の感覚異常，③QLS後方の圧痛，④血管造影における外転外旋時の後上腕回旋動脈の圧迫の4つを主要所見としてあげた．しかし，これらの主要所見は必ずしも現状に合致しない．疼痛に関しては前述した通りである．知覚障害に関してCahillら[26,27]は皮節に無関係と述べ，他でも明らかな知覚障害はないとの報告が多い．しかし，我々の検討では腋窩神経の固有支配領域の知覚障害は高率に確認されている[38,39]．この違いは過去の報告者は触覚や痛覚を検査し，我々は辻野ら[14,29]が推奨する酒精綿による冷覚をチェックしたためである（図10）．それでも100％に至らないのは痛みと冷覚の域値の違いや，腋窩神経が腋窩を走行する時点ですでに4本に分枝（関節窩側から小円筋枝，外側知覚枝，後方三角筋枝，前方三角筋枝）しているため[28]，局所解剖のvariationにより知覚枝の障害されやすさに違いがあるためと考えられる．圧痛については，肩後方のQLS部に存在し重要な所見であるが，腹臥位肩挙上位で行うと皮膚からのQLSの距離が近くなり確認しやすい[38,39]（図10）．画像所見として血管系に関して，Cahillら[26,27]，Redlerら[35]が動脈造影にて外転外旋位での後上腕回旋動脈の圧迫所見を報告し，最近ではMcAdamsら[40]が3D-CT angiogram上の後上腕回旋動静脈の圧迫所見の有用性を報告しているが，侵襲性の問題がある．またMochizukiら[41]はMRI angiographyの研究において，健常人でも外転時

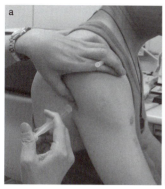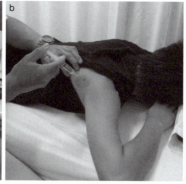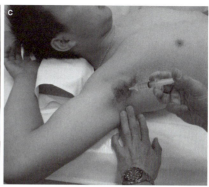

図11 ▶ 腋窩神経障害に対するブロック療法
a 座位・肩下垂位でのQLSブロック：疼痛が強く挙上位が困難な症例では下垂位で行う．
b 腹臥位・肩挙上位でのQLSブロック：腹臥位挙上位の方がQLS部が浅くなりブロックポイントを決めやすい．
c LDブロック：腋窩の広背筋腱部の圧痛部にブロックする．

に後上腕回旋動脈の80％程度の途絶が生じることを示しており，診断的意義については検討の余地がある．またMRI上の三角筋や小円筋の筋萎縮像，小円筋の浮腫像の報告[42]があるが，我々の症例では手術例においても検出されなかった．我々の投球によるQLSS症例の検討では，MRI T2強調脂肪抑制像を撮像した37.5％にQLS近傍の静脈拡張を認め，手術例には全例に認めた[39]．その臨床的意義については特異性などを検証する必要がある．

電気生理学的検査に関しては，投球による腋窩神経障害は，投球による肘部管症候群と同様にdynamicな圧迫・牽引障害が主体で持続的な絞扼障害は稀なため，陽性所見となることは少なく[27,34,40]，今回も表面筋電図での検討ではあるがごく軽微な陽性所見を15％に認めたにすぎなかった[39]．ブロックテスト（図11）は有用な診断[14,29,34,38～40]および治療手段と思われるが，小学生や注射を嫌う症例には実施しにくい．

以上を踏まえて，現時点で我々は腋窩神経障害の診断基準を，① 後方を主とした肩痛，② QLS後方部または腋窩広背筋腱部の圧痛，③ 腋窩神経固有支配領域の知覚障害（筆先による触覚または酒精綿による冷覚），④ 圧痛部位のブロックテスト陽性の4条件のうち，①と②に加えて③または④のどちらかを満たす場合としている[38,39]．

3. 治療

大部分の症例が保存療法で対処可能である[14,29,34,38～40]．QLSや広背筋腱部の圧痛部位のブロック療法（図11）は診断上かつ治療上有用である．理学療法が保存療法上最も重要な位置を占めるが，その手技には以下のような配慮が必要である．本障害においてQLS周囲筋や広背筋のストレッチングをする場合，上肢を空間で動かす一般的なopen kinetic chain methodでは疼痛が誘発されてしまい実施困難なことが多い．そのため我々は初期には体幹・下肢運動を優先し，上肢に関しては手を接地荷重下に行うclosed kinetic chain methodを取り入れて，その有用性を報告した[24,38,39]（図12）．

3～6ヵ月の保存療法に抵抗する場合に手術療法が適応され，腋窩神経剥離を行う．近年，手術療法に関する報告も散見されるが，その多くが後方アプローチで，三角筋後枝をスプリットするか，外転位で三角筋後枝を上方へ挙上して展開する方法[40,43]である．我々は辻野ら[14,29]に準じて腋窩アプローチを選択している[16,39]．これは広背筋腱による圧迫障害の確認が後方アプローチでは困難なためと，美容的問題の二つの理由からである．広背筋と大胸筋の間で腋窩神経を同定した後，腋窩神経を圧迫するfibrous bandの切離，上腕三頭筋長頭腱や広背筋腱の部分切離を行う．

我々の投球によるQLSSの治療成績の検討では87.5％が保存療法で復帰可能となった．手術療法は腋窩アプローチを用いて行い完全復帰率は75％であった[39]．

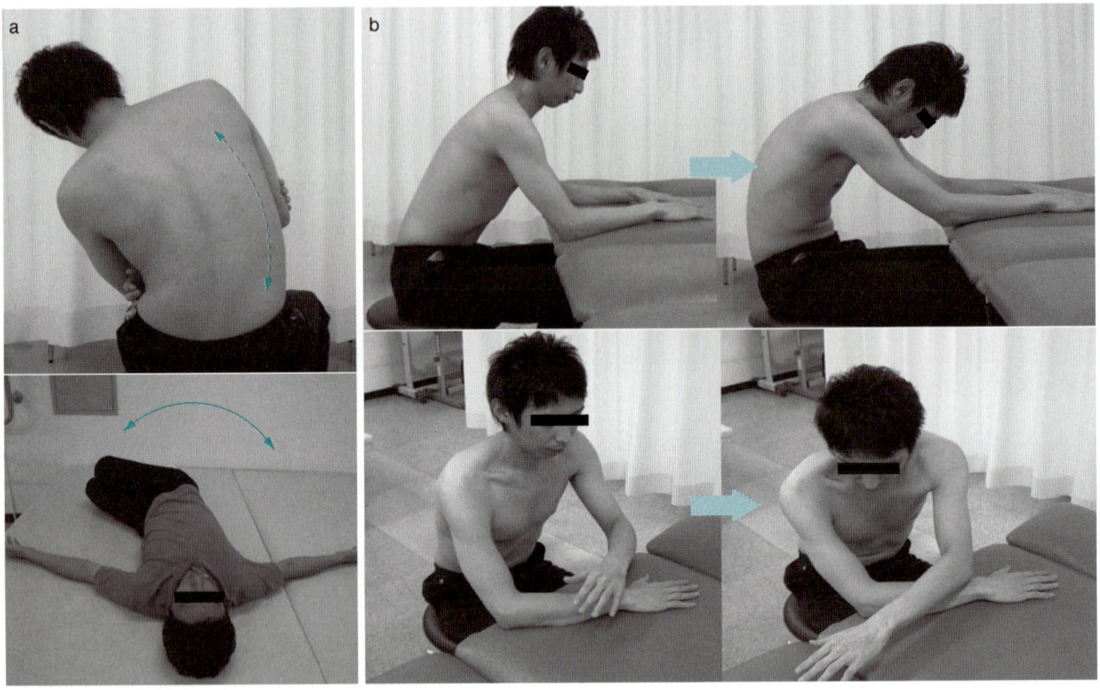

図12 ▶ 腋窩神経障害に対するストレッチング
a 広背筋・腹斜筋のストレッチングは体幹・下肢運動を優先する．
b 肩後方筋群のストレッチングは患肢を接地して体幹を動かす closed kinetic chain method を用いる．

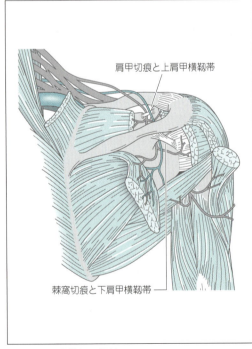

図13 ▶ 肩甲上神経の解剖
（文献44より引用改変）

▶ 肩甲上神経障害

1. 病因・病態

　肩甲上神経は第5・6神経根から起始し腕神経叢の上神経幹から分枝して肩甲切痕に至り同部で上肩甲横靱帯の下を通って棘上窩に入り棘上筋への筋枝を出す．次いで後外下方へ向かい棘窩切痕に至り同部において下肩甲横靱帯の下を鋭角的に曲がって内下方へ向かい棘下筋への筋枝，関節枝，知覚枝を分枝する（図13）[44]．

　この肩甲上神経の障害は，Kopellら[45]が1959年に最初の報告をしたが，単車事故や転落事故などの外傷による牽引損傷と絞扼性障害がある．野球選手に生じるのは絞扼性障害で，肩甲切痕部または棘窩切痕部のいずれかで生じる．それは肩甲切痕部では上肩甲横靱帯により走行が規定され，棘窩切痕部では神経が鋭角的に曲がる上に下肩甲横靱帯により規定されているため，圧迫や牽引のストレスにさらされやすいためである．肩の外転外旋では肩甲切痕部と棘窩切痕部，内転内旋では

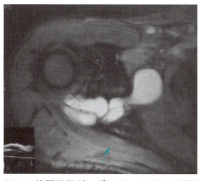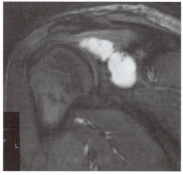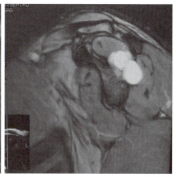

図14 ▶ 傍関節唇ガングリオンの MRI T2 強調脂肪抑制像
多房性のガングリオンが肩甲上神経の走行部位である関節窩後方上方から肩甲切痕部まで占拠している．棘下筋の萎縮も認める（矢印）．

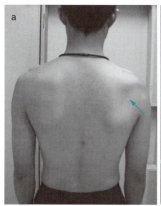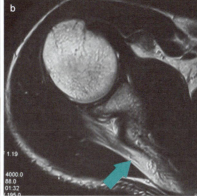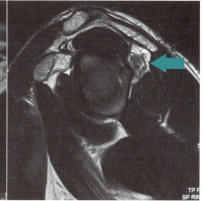

図15 ▶ バレーボール選手の棘下筋萎縮例（ペッコリ病）
a　棘下筋の著明な萎縮を認める（矢印）．
b　MRI T2 強調像：傍関節唇ガングリオンは存在しないが，棘下筋に限局して著明な筋萎縮を認める（矢印）．

棘窩切痕部で神経の緊張が増大することが指摘されている[46,47]．肩甲切痕部や棘窩切痕部の骨形態異常，同部に発生する傍関節唇ガングリオン（図14），上・下肩甲横靱帯の肥厚・骨化が静的な発症要因になる．野球の投球動作ではコッキング後期から加速期の外転外旋，フォロースルー期の内転内旋を繰り返し，上肢挙上位作業労働では挙上位での牽引・圧迫ストレスが動的な発症要因となる[14,16,44,46,47]．

2. 症状・所見・診断

自覚症状としては，運動時または安静時の肩後方を主体とした疼痛，肩の脱力やだるさである．疼痛は鈍痛であることが多いが時に激痛を生じることもある．知覚障害は肩甲骨後面に確認されるという報告があるが，自覚することは稀である．棘下筋の筋萎縮はバレーボール選手で時折重度となり「ペッコリ病」（図15）と称されているが，野球選手ではないか軽度のことが多い．棘上筋の筋萎縮は稀であり，生じても僧帽筋に被覆されていて確認しにくい．野球選手で筋萎縮が進行するとフォロースルーで「腕が飛んでいく感じ」になる[14]．

診断は，棘上筋や棘下筋の筋萎縮を生じている場合（図15）や MRI・超音波検査でガングリオンを認めた場合（図14）には容易であるが，筋萎縮を伴わず疼痛が主体の場合は困難となる．肩甲切痕部や棘窩切痕部の圧痛，肩甲骨後面の知覚障害，肩甲上神経ブロックの反応性は診断の一助

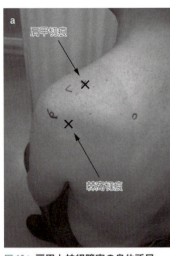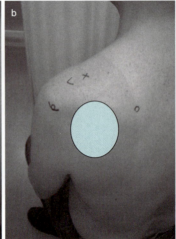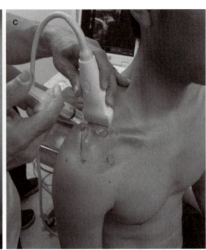

図16 ▶ 肩甲上神経障害の身体所見
a 肩甲上神経障害の圧痛：肩甲切痕や棘窩切痕に圧痛を認めるが深部であるため不明瞭なこともある．
b 肩甲上神経障害例の知覚障害：肩甲骨後面に認めることがある．
c 肩甲上神経ブロック：肩甲切痕部でのブロックにより除痛効果を認める場合には肩甲上神経障害の可能性が高い．深部でありエコーガイド下に行う．

となる[44,48]（図16）．確定診断は筋電図検査によるが，棘下筋単独障害の所見を示す場合が多い[44,46,47]．

3. 治療

筋萎縮が軽度か認められず，傍関節唇ガングリオンなどの占拠・圧迫病変が存在しない場合には，野球活動を中止して，その間に薬物療法・注射療法・理学療法などの保存療法を行う[14,16,44]．肩甲骨周囲筋の疲労を解消するため同筋群のリラクセーションを行う．肩甲上腕関節の可動性低下がある場合には，肩甲骨の代償運動により肩甲上神経の牽引ストレスが増しているため，肩甲上腕関節のストレッチングを行う．その後，肩甲胸郭関節周囲筋の機能訓練を行う．傍関節唇ガングリオンを認める場合には，超音波ガイド下の穿刺吸引・水溶性ステロイド注射を行う．

傍関節唇ガングリオン症例で明らかな筋萎縮が生じている場合と穿刺吸引しても再発を繰り返す場合には，鏡視下ガングリオン除圧術が行われる[48,49]．通常，後上関節唇に微小損傷があり同部がチェックバルブとなりガングリオンが発生しているため，肩甲上腕関節鏡視にて微小損傷部の拡大とガングリオン壁の破壊を行う．関節唇損傷が深く広範で関節唇の不安定性が明らかな場合には関節唇修復術が行われる．

ガングリオンや占拠病変によるもの以外の肩甲上神経障害で筋萎縮が明らかな例と保存療法に抵抗する疼痛が持続する例では，神経剥離術の適応となるが，野球選手では稀である．

▶ 肘部管症候群

1. 病因・病態

内側野球肘の要因として，上腕骨内側上顆下端障害，内側側副靱帯損傷などとともに重要である[50～53]．野球選手で発生する肘部管症候群は，投球や打撃動作で頻回に肘関節の屈曲・伸展を行うことによる繰り返されるメカニカルストレスが主因となる[50～53]．

尺骨神経は解剖学的に図17に示すような部位を走行し，その神経の近傍組織が障害発生に密接に関わる．投球による尺骨神経障害の要因には，静的要因（解剖学的要因）として①Struthers' arcade[54,55]，②上腕三頭筋内側頭の発達[50,53,56～58]，③内側上腕筋間中隔の肥厚[50,53]，④滑車上肘靱帯（Osborne band）の肥厚・滑車上肘筋[50,53,57]，⑤尺側手根屈筋の発達や尺側手根屈筋腱膜，deep pronator-flexor aponeurosis の肥厚[50,53,57]，⑥内側

図17 ▶ 尺骨神経走行部位の解剖

近位からStruthers' arcadeの下方，内側上腕筋間中隔の後方で上腕三頭筋の上，滑車上肘靱帯・筋の下，尺側手根屈筋腱膜の下，common flexor aponeurosisの下を走行する。
A：滑車上肘靱帯・筋(伊藤)，線維性腱弓・Osborne band (Osborne)，cubital tunnel retianculum (O'Driscoll)．B：尺側手根屈筋腱膜，弓状靱帯・arcuate ligament．C：common flexor aponeurosis (Green)，deep flexor-pronator aponeurosis (Amadio)
（文献82より引用）

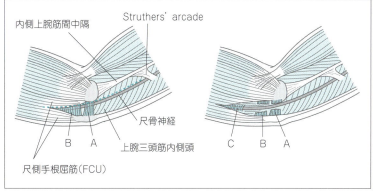

図18 ▶ 肘関節屈曲時の肘部管での尺骨神経の圧迫

肘関節屈曲時には，肘部管の内側ではMCLが膨隆し，外側からは緊張した滑車上肘靱帯(Osborne band)が圧迫するため肘部管は狭小化して尺骨神経を圧迫する．
(Practical Orthopaedic Sports Medicine & Arthroscopy, Johnson DH, et al ed, Lippincott Williams & Wilkins, Philadelphia, 2007 より引用改変)

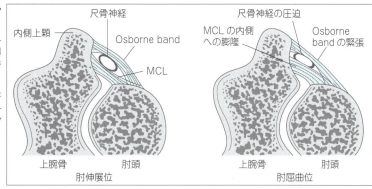

図19 ▶ 肘関節屈曲時の尺骨神経の伸張と上腕三頭筋の突き上げ

a 伸展時
b 屈曲時

単純除圧法により，伸展位において尺骨神経の圧迫は解除され神経自体の緊張もない．しかし肘関節屈曲位では尺骨神経は肘部管を中心に伸張し(矢印)緊張が高まり，肘部管より近位において上腕三頭筋の突き上げ(矢頭)により圧迫される．

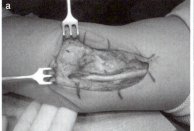 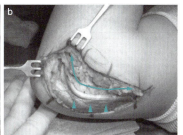

上顆の肥大・下方への突出・裂離骨片(内側上顆下端障害の遺残)[56]，⑦ 尺骨鉤状結節の膨隆・骨棘・裂離骨片[50,57]，⑧ 変形性関節症の骨棘[50,53]，⑨ 内側上顆の低形成(内側上顆骨端線の早期閉鎖)[50]，⑩ ガングリオンなどがある．動的要因として ① 屈曲に伴う肘部管容積の減少[59,60]（図18），② 屈曲に伴う肘部管内圧の上昇[59,61〜64]，③ 屈曲に伴う尺骨神経の伸張[59,61,65,66]（図19），④ 外反ストレスに伴う尺骨神経の伸張[50,53]，⑤ 屈曲時の上腕三頭筋による尺骨神経の突き上げ[50,53,56〜58]（図19），⑥ 加速期とボールリリース時の前腕屈筋群の緊張[50,53]，⑦ 尺骨神経の習慣性(亜)脱臼[50,53,67]などがある（表2）．Gelbermanら[61]は，屈曲時に肘部管内圧よりも神経内圧の方が高くなることから肘部管容積の減少による圧迫より伸張の影響の方が強いことを報告した．Aokiら[65]は屍体モデルでの研究において，コッキング後期の肢位では尺骨神経は

表2 ▶ 投球による尺骨神経障害の要因

静的要因（解剖学的要因）
① Struthers' arcade
② 上腕三頭筋内側頭の発達
③ 内側上腕筋間中隔の肥厚
④ 滑車上肘靱帯（Osborne band）の肥厚・滑車上肘筋
⑤ 尺側手根屈筋の発達や尺側手根屈筋腱膜，deep pronator-flexor aponeurosis の肥厚
⑥ 内側上顆の肥大・下方への突出・裂離骨片（内側上顆下端障害の遺残）
⑦ 尺骨鉤状結節の膨隆・骨棘・裂離骨片
⑧ 変形性関節症の骨棘
⑨ 内側上顆の低形成（内側上顆骨端線の早期閉鎖）
⑩ ガングリオン

動的要因
① 屈曲に伴う肘部管容積の減少
② 屈曲に伴う肘部管内圧の上昇
③ 屈曲に伴う尺骨神経の伸張
④ 外反ストレスに伴う尺骨神経の伸張
⑤ 屈曲時の上腕三頭筋による尺骨神経の突き上げ
⑥ 加速期とボールリリース時の前腕屈筋群の緊張
⑦ 尺骨神経の習慣性（亜）脱臼

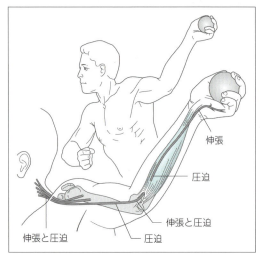

図20 ▶ コッキング後期から加速期における尺骨神経の伸張・圧迫ストレス
胸郭出口，Struthers' arcade から肘部管，Guyon 管において尺骨神経は伸張・圧迫ストレスを受ける．
（文献68より引用改変）

13％程度伸張され，機械的弾性限界や血流途絶限界である15％に近いことを示した．肘部管レベルでは圧迫よりも伸張ストレスの影響が強い可能性がある．いずれにしても，上記の静的・動的要因のいくつかが複合して発症に関わる．すなわち，単純な絞扼性障害ではなく，反復性の圧迫，伸張，摩擦など動的複合障害である[50～53]．

さらに尺骨神経障害を助長する因子として，重複神経障害[50～53,68～70]がある．Eaton[68]は成書の中で，投球の加速期には Struthers' arcade から尺側手根屈筋レベルの間の障害のほかに，肩関節外転外旋伸展による腋窩での牽引障害や手関節伸展による Guyon 管での牽引障害が重複することを述べている（図20）．三原ら[53]は，スポーツ選手における肘部管症候群症例の報告の中で，14例中7例に TOS や肩不安定症を合併し，これらの存在が末梢の尺骨神経の易刺激性・易障害性を惹起した可能性を論じている．Digiovine ら[71]は，投球動作中の筋電図の分析を行い，コッキング後期から加速期において，上腕三頭筋や尺側手根屈筋が活発に活動していることを確認している．

青木ら[72]は，投球フォームと肘関節障害との関連について検討し，加速相において肘下がり状態で肘を前方に突出し肩関節内旋優位な投球フォームと，肘関節が上がり気味になり肩関節を内旋して加速する変化球の投球フォームが，肩関節の急激な内旋運動をもたらし肘に加わる外反ストレスを増強して，肘部管症候群を含む肘関節内側障害を発生する可能性を指摘している．さらに肘関節の屈曲角度が深かったり，肘関節周囲軟部組織の柔軟性が低下していたり，投球過多で握力が低下していたりすると，肘部管で尺骨神経が過度に伸展される可能性があると述べている．

2. 症状・所見・診断

症状は投球時の肘内側の疼痛が主体であるが，前腕尺側から環小指のしびれ感，握力低下，ボールが抜ける感じも時折みられる．多くの場合，投球を繰り返すうちに肘内側の疼痛と前腕尺側から手指の脱力が増強しボールが抜けるようになる．練習直後には環小指のしびれ感や握力低下も認めるが，数時間経過すると軽減または消失するため，日常生活での支障はほとんどない．ある一球

の投球で内側上顆下端裂離やMCL損傷とともに急性発症することもある．

診断に際して注意することは，主訴が肘関節内側痛で神経脱落症状に乏しく外反ストレステストやmoving valgus stress testといった内側不安定症の疼痛誘発テストでも疼痛が誘発されるため内側不安定症と誤診しないこと，肘部管症候群の単独神経障害とは限らずTOSや頚椎疾患などの上位の神経疾患との重複神経障害のこともあること[50〜53]，肘関節内側不安定症，変形性肘関節症などに合併している可能性があることである．尺骨神経に沿った障害部位の圧痛やTinel徴候が最も重要であり，尺骨神経の走行に沿ってStruthers' arcade，内側上顆近位の上腕内側筋間中隔部後方，Osborne band部，尺側手根屈筋腱膜部，尺骨鉤状結節部を丹念に触診し，左右を比較する（図21）．Struthers' arcadeよりも近位において陽性の場合には胸郭出口症候群や頚椎疾患の可能性についての検討も必要となる．尺骨神経が前方（亜）脱臼する例では，屈曲位ではMCLと尺骨神経が重なり判別が困難となるため伸展位でもチェックする（図21）．尺骨神経障害の疼痛誘発テストとしては，肘関節屈曲位でのテストとしてBuehlerら[73]が報告したelbow flexion test（肘関節最大屈曲位，前腕回外位，手関節伸展位），Ochiら[74]のshoulder internal rotation test（肘関節90°屈曲，肩関節90°外転・10°屈曲・最大内旋位，手関節・手指伸展位），小林ら[75]の機能的肘屈曲テスト（肩関節90°外転，肘関節最大屈曲位，手関節伸展位）（図22），肘関節伸展位でのテストとして尼子ら[76]が報告した肘部管より近位である上腕三頭筋による尺骨神経障害の誘発テストである上腕内旋テスト（肘伸展位，肩90°屈曲・最大内旋での誘発テスト）がある．村上ら[57]や三原ら[53]は，軽症例の診断には圧痛やTinel徴候とともにelbow flexion testが有用であったと報告している．投球による尺骨神経障害の診断には，より投球時の機能的肢位に近い小林らの機能的屈曲テストが有用と思われる[50,52]．触診により内側上腕筋間中隔の肥厚・硬化，上腕三頭筋内側頭や前腕回内屈筋群の筋伸張性低下・筋硬度上昇を確認する．肘関節を屈曲伸展して尺骨神経の（亜）脱臼の有無と

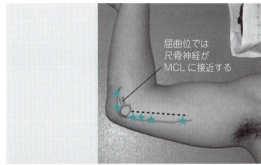
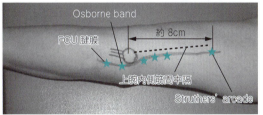

図21 ▶ 尺骨神経の圧痛・Tinel徴候ポイント
星印が尺骨神経の主な圧痛・Tinel徴候のポイントである．肘屈曲位では肘部管部の尺骨神経とMCLが接近するため，どちらの圧痛か判別が困難になることがあるため，伸展位でも確認する．
上：屈曲位，下：伸展位

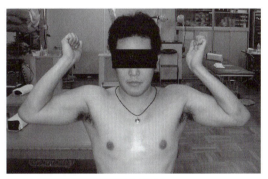

図22 ▶ 機能的肢位での肘屈曲テスト
小林ら[75]に準じ，肩関節90°外転，肘関節最大屈曲位，手関節伸展位を1分間保持して，肘内側痛や環小指のしびれ感が出現するかをみる．

左右差を確認する．尺骨神経領域の知覚低下はあってもごく軽微なことが多いが，この知覚低下の確認には酒精綿による冷覚の左右差の比較が有用である[50,52]．運動麻痺や筋萎縮を認めることは稀である．

電気生理学的検査である神経伝導速度や筋電図は，投球直後に軽度の異常所見を検出できることもあるが，通常は正常であることが多い．MRI

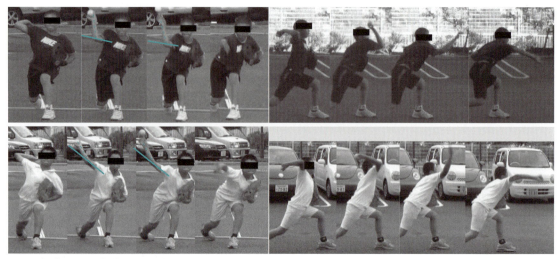

図 23 ▶ 投球フォーム指導による改善
上段：指導前，肘を突出して肩関節の内旋を大きく使う投球．throwing plane（上腕骨の回旋平面）と elbow plane（肘関節の伸展平面）大きくずれ（double plane 投法），肘関節外反ストレスが大きい．
下段：指導後，throwing plane に前腕の軌道を乗せて肘関節伸展と肩関節内旋を複合させた投球．throwing plane と elbow plane のずれが少ない（single plane 投法），肘関節外反ストレスが小さい．

は，T2[*]強調像において，尺骨神経がやや高信号を呈し，正中神経との比較が有用であるとの報告がある[50,77]．

3. 治療

a）保存療法

一般的な野球肩．野球肘の保存療法に準じ，オーバーユース，コンディショニング不良，投球フォームの問題に対してアプローチする[78]．

投球過多は上腕三頭筋や尺側手根屈筋などの肘関節周囲筋の伸張性低下を招き肘部管症候群の発症に関わるため，一定期間の投球休止期間を設け，現場関係者に協力を仰いで是正する必要がある．肩関節内旋優位な変化球の多投は，肘関節の外反ストレスを増強する[72]ため避ける必要がある．

コンディショニングに対するアプローチとして，上腕三頭筋や尺側手根屈筋などの肘関節周囲筋の伸張性低下は尺骨神経障害の危険性を高め，上腕三頭筋の伸張性低下は肘下がりの要因にもなるため，十分にリラクセーションやストレッチングをして柔軟性を維持する必要がある[50,72,78]．TOSとの重複神経障害を避けるためにも，胸郭出口周囲筋である斜角筋・小胸筋・鎖骨下筋のリラクセーションを図る[50,52,53]．そうした筋のリラクセーションや筋・腱・関節包のストレッチングは，末梢神経の伸長性や滑走性を高める neural mobilization としての効果もある．

投球フォームに関しては，上記したように肘下がりで肘を突き出して肩関節の内旋を大きく使う投球は肘部管症候群の危険性を高めるため，体幹の回旋により肩関節内旋と肘関節伸展を複合した腕振りを誘導するフォーム指導を行う[72,78,79]（図23）．

圧痛・Tinel 徴候を認めるポイントへの水溶性ステロイド注射も数回までは実施してみる価値がある[50]．

b）手術療法

保存療法に抵抗する例，すでに運動麻痺を生じている重症例は手術療法の適応となる．

手術方法については，要因と術中所見により Osborne band を切離する Osborne 法[80]，さらに尺側手根屈筋の深筋膜まで切離する単純除圧法[52,57,81]，Struthers' arcade から広範囲に剥離して前方の皮下へ移動させる皮下前方移動術[52,82]，内側上顆を部分切除する small King 法[50]の中から選択する．

文　献

1) Atasoy E : Thoracic outlet syndrome : anatomy. Hand Clin 20 : 7-14, 2004
2) Peet RM, et al : Thoracic-outlet syndrome : evaluation of a therapeutic exercise program. Proc Staff Meet Mayo Clin 31 : 281-287, 1956
3) Nord KM, et al : False positive rate of thoracic outlet syndrome diagnostic maneuvers. Electromyogr Clin Neurophysiol 48 : 67-74, 2008
4) Willbourn AJ, et al : Evidence for conduction delay in thoracic-outlet syndrome is challenged. N Engl J Med 310 : 1052-1053, 1984
5) Roos DB : Thoracic outlet syndrome is underdiagnosed. Muscle Nerve 22 : 126-129, 1999
6) Wilbourn AJ : Thoracic outlet syndromes. Neurol Clin. 17 : 477-497, 1999
7) 園生雅弘ほか：胸郭出口症候群の概念に関する議論と，true neurogenic TOS の臨床的・電気生理学的特徴について．脊椎脊髄 25：592-599，2012
8) Fugate MW, et al : Current management of thoracic outlet syndrome. Curr Treat Options Cardiovasc Med 11 : 176-183, 2009
9) Sanders RJ, et al : Thoracic outlet syndrome : a review. Neurologist 14 : 365-373, 2008
10) Roos DB : Congenital anomalies associated with thoracic outlet syndrome. Anatomy, symptoms, diagnosis, and treatment. Am J Surg 132 : 771-778, 1976
11) 今釜哲男：胸郭出口症候群．整形外科 38：1255-1266，1987
12) Esposito MD, et al : Thoracic outlet syndrome in a throwing athlete diagnosed with MRI and MRA. J Magn Reson Imaging 7 : 598-599, 1997
13) Safran MR : Nerve injury about the shoulder in athletes, part 2- long thoracic nerve, spinal accessory nerve, burners/ stingers, thoracic outlet syndrome. Am J Sports Med 32 : 1063-1076, 2004
14) 辻野昭人ほか：肩関節周辺末梢神経障害．MB Med Reha 73：71-78, 2006
15) 岩堀裕介ほか：オーバーヘッドスポーツ選手の肩肘痛における胸郭出口症候群の関与と治療成績．肩関節 37：1167-1171，2009
16) 岩堀裕介：肩関節周辺神経障害の病態と治療．MB Med Reha 157：163-179，2013
17) 森澤桂三ほか：スポーツ選手の胸郭出口症候群．MB Orthop 11：59-65，1998
18) 大歳憲一ほか：野球選手の胸郭出口症候群の特徴と術後成績の検討．日整外スポーツ医会誌 31：142-148，2011
19) Morley J : Brachial pressure neuritis due to a normal first thoracic rib- its diagnosis and treatment by excision of rib. Clin J XL 2 : 461, 1913
20) Wright IS : The neurovascular syndrome produced by hyperabduction of the arms. Am Heart J 29 : 1-19, 1945
21) Eden KC : The vascular complications of cervical ribs and first thoracic rib abnormalities. Br J Surg 27 : 111-139, 1939
22) 片岡泰文ほか：胸郭出口症候群の病態－腕神経叢造影を用いて．日整会誌 68：357-366，1994
23) Britt LP : Nonoperative treatment of the thoracic outlet syndrome symptoms. Clin Orhop Relat Res 51 : 45-48, 1967
24) 飯田博己ほか：腋窩神経障害・胸郭出口症候群（腕神経叢過敏）に対する理学療法．MB Med Reha 157：151-161，2013
25) Ide J, et al : Compression and stretching of the brachial plexus in thoracic outlet syndrome : Correlation between neuroradiographic findings and signs and symptoms produced by provocation manoeuvres. J Hand Surg 28B : 218-223, 2003
26) Cahill BR : Quadrilateral space syndrome. Management of Peripheral Nerve Problems, Omer GE, et al eds, WB Saunders, Philadelphia, 602, 1980
27) Cahill BR, et al : Quadrilateral space syndrome. J Hand Surg 8A : 65-69 1983
28) Price MR et al. : Determining the relationship of the axillary nerve to the shoulder joint capsule from an arthroscopic perspective. J Bone Joint Surg 86A : 2135-2142, 2004
29) 辻野昭人ほか：投球時の骨頭と広背筋腱による腋窩神経障害．日手会誌 20：395-398，2003
30) Bennett GE : Shoulder and elbow lesions of the professional baseball pitchers. JAMA 117 : 510-514, 1941
31) Ozaki J, et al : Surgical treatment for posterior ossifications of the glenoid in baseball players. J Shoulder Elbow Surg 1 : 91-97, 1992
32) Paladini D, et al : Axillary neuropathy in volleyball players : report of two cases and literature review. J Neurol Neurosurg Psychiatry 60 : 345-347, 2011
33) McClelland D, et al : The anatomy of the quadrilateral space with reference to quadrilateral space syndrome. J Shoulder Elbow Surg 17 : 162-164, 2008
34) Safran MR, et al : Nerve injury about the shoulder in athletes, part1. Am J Sports Med 32 : 803-819, 2004
35) Redler MR, et al : Quadrilateral space syndrome in a throwing athlete. Am J Sports Med 14 : 511-513, 1986
36) 広岡　淳ほか：プロ野球選手の肩関節障害．検診結果について．中部整災誌 29：1838-1840，1986
37) 菅原　誠ほか：スポーツによる腋窩神経麻痺：肩関節痛との関連について．肩関節 10：68-72，1986
38) 岩堀裕介ほか：投球による腋窩神経障害の発生状況．肩関節 34：891-894，2010
39) 岩堀裕介ほか：腋窩神経障害が主病変と考えられた投球障害肩の治療成績．肩関節 36：745-749，2012
40) McAdams TR, et al : Surgical decompression of the quadrilateral space in overhead athletes. Am J Sports Med 36 : 528-532, 2008
41) Mochizuki T, et al. : Occlusion of the posterior circumflex humeral artery : detection with MRI angiography in healthy volunteers and in a patient with quadrilateral syndrome. Am J Roentgenol 163 : 625-627, 1994
42) Cothran RL Jr, et al : Quadrilateral space syn-

43) McClelland D, et al : A case of quadrilateral space syndrome with involvement of the long head of the triceps. Am J Sports Med 36 : 1615-1671, 2008
44) 池上博泰：肩甲上神経麻痺．最新整形外科大系 13 肩関節・肩甲帯，越智隆弘ほか編，中山書店，東京，325-328，2006
45) Kopell HP, et al : Pain and the frozen shoulder. Surg Gynecol Obstet 109 : 92-96, 1959
46) 濱　弘道ほか：バレーボール選手の棘下筋萎縮．別冊整形外科 6：239-241，1984
47) 濱　弘道：肩甲上神経麻痺．整・災外 33：677-686，1990
48) Iannoti JP, et al : Arthroscopic decompression of a ganglion cyst causing suprascapular nerve compression. Arthroscopy 12 : 739-745, 1996
49) 筒井　求ほか：鏡視下除圧術を行った肩甲部paralabral cyst の 6 症例．肩関節 33：507-510，2009
50) 伊藤恵康：スポーツによる肘関節部末梢神経の障害：特に尺骨神経障害．肘関節外科の実際 私のアプローチ，伊藤恵康編，南江堂，東京，285-291，2011
51) 岩堀裕介：肘関節内側痛の診断．臨スポーツ医 29：245-254，2012
52) 岩堀裕介：投球障害にみられる尺骨神経障害の病態と治療法．肩と肘のスポーツ障害　診断と治療のテクニック，菅谷啓之編，中外医学社，東京，240-250，2012
53) 三原研一ほか：スポーツ選手における肘部管症候群．日肘会誌 12：37-38，2005
54) al-Qattan MM, et al : The arcade of Struthers : an natomical study. J Hand Surg 16B : 311-314, 1991
55) 伊藤恵康ほか：スポーツ選手にみられる Struthers' Arcade による尺骨神経の entrapment neuropathy．臨スポーツ医 14：795-798，1997
56) Hayashi Y, et al : A case of cubital tunnel syndrome caused by the snapping of the medial head of the triceps brachii muscle. J Hand Surg 9A : 96-99, 1984
57) 村上恒二ほか：スポーツ選手における肘部尺骨神経障害．日肘会誌 3：3-4，1996
58) 辻野昭人ほか：近位肘部管症候群の病態と治療．日肘会誌 10：43-44，2003
59) Bozentka DJ : Cubital tunnel syndrome pathophysiology. Clin Orthop Relat Res 351 : 90-94, 1998
60) O'Dricoll SW, et al : The cubital tunnel and ulnar neuropathy. J Bone Joint Surg 73B : 613-617, 1991
61) Gelberman RH, et al : Changes in interstitial pressure and cross-sectional area of the cubital tunnel and of the ulnar nerve with flexion of the elbow. J Bone Joint Surg Am 80 : 492-501, 1998
62) Green JR Jr, et al : Rayan GM. The cubital tunnel : anatomic, histologic, and biomechanical study. J Shoulder Elbow Surg 8 : 466-470, 1999
63) 射場浩介ほか：肘部管症候群における肘部管内圧の測定．日肘会誌 12：57-58，2005
64) Werner CO, et al : Pressures recorded in ulnar neuropathy. Acta Orthop Scand 56 : 404-406, 1985
65) Aoki M, et al : Strain on the ulnar nerve at the elbow and wrist during throwing motion. J Bone Joint Surg Am 87 : 2508-2514, 2005
66) Toby EB, et al : Ulnar nerve strains at the elbow. J Hand Surg Am 23 : 992-997, 1998
67) Patel VV, et al : Morphologic changes in the nerve at the elbow with flexion and extension : a magnetic resonance imaging study with 3-dimentional reconstruction. J Shoulder Elbow Surg 7 : 368-374, 1998
68) Eaton RG : Anterior subcutaneous transposition. Operative Nerve Repair and Reconstruction. Gelberman RH ed, Lippincott Williams & Wilkins, Philadelphia, 1077-1085, 1991
69) Upton AR, et al : The double crush in nerve entrapment syndromes. Lancet 18 : 359-362, 1973
70) 根本孝一ほか：臨床例にみる"double lesion neuropathy"．関東災誌 14：231-237，1983
71) Digiovine NM, et al : An electromyographic analysis of the upper extremity in pitching. J Shoulder Elbow Surg 1 : 15-25, 1992
72) 青木光広：投球フォームと尺骨神経障害．関節外科 27：1035-1040，2008
73) Buehler MJ, et al : The elbow flexion test. A clinical test for the cubital tunnel syndrome. Clin Orthop Relat Res 233 : 213-216, 1988
74) Ochi K, et al : Comparison of shoulder internal rotation test with elbow flexion test in the diagnosis of cubital tunnel syndrome. J Hand Surg Am 36 : 782-787, 2011
75) 小林明正：肘部管症候群の診断法としての機能的肘屈曲試験．別冊整形外 49：130-132，2006
76) 尼子雅俊ほか：近位型尺骨神経絞扼性障害の疼痛誘発テスト．日肘会誌 18：S17，2011
77) Vucic S, et al : Utility of magnetic resonance imaging in diagnosing ulnar neuropathy at the elbow. Clin Neurophysiol 117 : 590-595, 2006
78) 岩堀裕介：成長期における上肢スポーツ障害の特徴と治療．投球障害のリハビリテーションとリコンディショニング−リスクマネジメントに基づいたアプローチ−，山口光國編，文光堂，東京，91-117，2010
79) 瀬戸口芳正ほか：アスリートの反復性肩関節脱臼に対する後療法と再発予防：1．スローイングアスリートの運動連鎖と前方不安定症．臨スポーツ医 27：1359-1368，2010
80) Osborne GV : The surgical treatment of tardy ulnar neuritis. J Bone Joint Surg 39B : 782, 1957
81) 鶴田敏幸ほか：Osborne 法，鏡視下除圧術．肘関節外科の要点と盲点，金谷文則編，文光堂，東京，224-225，2011
82) 成澤弘子：皮下前方移行術．肘関節外科の要点と盲点，金谷文則編，文光堂，東京，226-228，2011

V 投球障害の病態と治療方針

投球側の脱臼と不安定症

渡海守人,高橋憲正,菅谷啓之

はじめに

野球において最も復帰に困難を極める外傷が,投球側の肩関節脱臼である.投球側脱臼をきたすと,関節窩の骨形態や下関節上腕靱帯(IGHL)が弛緩するため,脱臼不安感のため思いっきり腕を振ることができなくなり,肘から先のダーツ投げのようなフォームになる.また,無理して思いっきり腕を振ると再脱臼をきたしやすい[1,2].一方で,筆者らの経験では,10~20歳代前半における野球選手の投球側脱臼では,完全なパフォーマンスを得るためには手術が必要であるが,20歳代後半以降の初回脱臼では機能訓練によく奏効するようになり,手術を受けなくても保存療法でパフォーマンスを獲得できるようになる印象がある.逆に,非投球側では20歳代後半以降でも手術を要することが多いようである.

当院で2004~2010年まで反復性肩関節前方不安定症に対し手術を施行した947例のうち,術前にスポーツを行っていた症例は748例で約80%を占めており,コリジョン,コンタクト,オーバーヘッドスポーツなどの頻度が高く,競技別にみると,野球が最も多く次いでラグビー,サッカーの順であった.野球は,本邦では最も人気のあるスポーツで,平成23年には日本高校野球連盟へ4,090校16万7,000人の部員が登録されており,その競技特性からオーバーヘッドスポーツとして分類されるが,走塁や守備などの上肢を挙上した状態でグラウンドに接触する機会が多く,肩関節への外傷が生じることが少なくない.本稿では,野球選手の投球側の外傷性脱臼に対する手術成績と手術および後療法のポイントにつき解説する.

対象と方法

2004年1月~2010年4月までに,当院で反復性肩関節脱臼に対して関節鏡視下安定化手術を施行した野球選手は80例であった.このうち,中学生以上のチームにて競技レベルで野球を行っておりかつ術後1年以上の経過観察が可能であった45例を対象とした.利き手側の投球側(以下,D群)は29例,非利き手側で捕球側(以下,ND群)が16例であった.受傷前の守備位置が判明していた37例の内訳は,D群で投手4例,捕手3例,内野手9例,外野手12例,ND群で捕手2例,内野手7例,外野手2例と有意差はなかった.手術時平均年齢は,それぞれ18.1歳,16.9歳で,術後平均経過観察期間は,26ヵ月,20.1ヵ月であった.手術時90%以上の症例が,高校野球,大学野球のチームに所属していた学生選手であった.

治療のコンセプト

野球選手の投球側脱臼に対する手術は基本的に鏡視下Bankart修復術であり,IGHL全体の再緊張化を図ることが目的である[1~3](図1,2).IGHLは肩甲上腕関節におけるバイオフィードバックに重要な役割を果たしており,不安定肩の手術においてIGHL全体の再緊張化を図ることはきわめて重要である[4].術後はIGHLを使ったsingle planeでの投球動作をアスレティックリハビリテーションにて目指していく(図3)[1,2,5].すなわち,① 手術によるIGHL再建術と,② 理学療法による肩甲胸郭関節機能の正常化の2点が治療のポイントとなる.

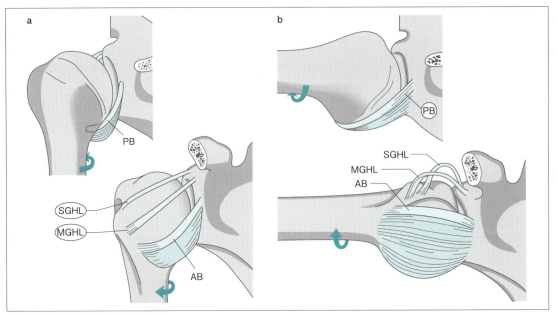

図1▶肩甲上腕関節における下関節上腕靱帯(IGHL)の構造
IGHLは肩甲上腕関節においてハンモック状に関節窩と上腕骨頭を支えている(a)．投球動作で，悪いフォームとされるdouble planeの投球動作では肘が下がり，より前方の部分の靱帯にのみ負荷がかかるようになる(b)．

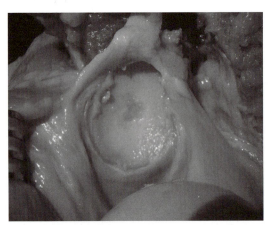

図2▶下関節上腕靱帯(IGHL)の構造
IGHLは肩甲上腕関節においてハンモック状に関節窩と上腕骨頭を支えており，肩甲上腕関節のバイオフィードバックに重要な構造体である[4]．したがって，反復性肩関節脱臼における手術では前方部分だけでなく，IGHL全体の再緊張化が必要となる．

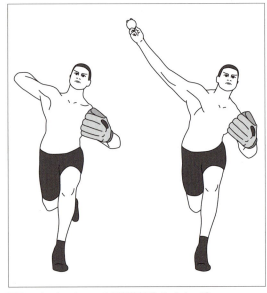

図3▶single planeでの投球動作のイメージ
理想的な投球フォームでは，MER(maximum external rotation)からフォロースルーまでの上腕の通過する軌道と肘関節が屈曲から伸展に至る平面が一致するため，肘の伸展動作が入る前は肘関節から末梢が上腕に隠れて正面(打者の方)から見えない．このような投球フォームであれば肩甲上腕関節では腋窩にハンモック状に張るIGHLの強い部分でストレスを受けることが可能になり，前方のBankart修復部位にかかるストレスは少なくてすむ．

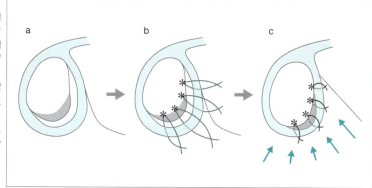

図4 ▶ Bankart修復のイメージ（右肩）
a 複合体の剥離は2〜7時半まで行い，複合体の関節窩頸部からの剥離と新鮮化を行う．また，関節窩の3〜7時半付近は，関節窩面上の軟骨も除去しておく（濃いグレーの部分）．
b 4個のスーチャーアンカーを右肩6〜2時にかけて均一な間隔になるように挿入し，高強度糸を用いて縫合する．
c 修復後は，この部分に複合体が乗り上げるようになり，IGHLに十分な緊張がかかる．
＊印：アンカー刺入位置

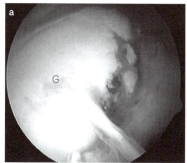
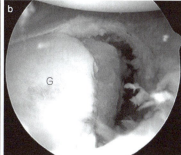
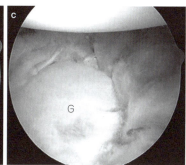

図5 ▶ Bankart修復時の鏡視像（前方鏡視）
a Bankart病変の鏡視像．向かって右側が前方部で，下方は関節窩(G)，上方に上腕骨頭が見える．関節窩前部の軟骨の損傷があり，関節唇靱帯複合体は関節窩頸部に落ち込んで弛緩している．
b 関節窩面の軟骨除去と関節唇靱帯複合体が完全に関節窩頸部より剥離された状態．関節唇靱帯複合体が上方に浮き上がってきている．
c Bankart修復終了時の鏡視像．弛緩していた関節唇靱帯複合体全体に十分な緊張がみられIGHL全体の再緊張化が図られている．
（文献3より引用改変）

▶ 手術療法の実際

全例，全身麻酔下ビーチチェア位で行っており，手順は以下のごとくである[3]．

1. 使用ポータルと鏡視診断

ポータルは後方鏡視を基本とし，前方および前上方ポータルを用いる．Bankart病変の性状やHill-Sachs病変の大きさや深さ，関節包断裂の有無やIGHLの上腕骨側での断裂（HAGL）病変の有無や程度を評価する．

2. 関節唇靱帯複合体のモビライゼーション

IGHLの至適な緊張を得るために，関節唇靱帯複合体（以下，複合体）を右肩2〜7時半まで剥離する．IGHLの再緊張化と複合体の関節窩縫着部の治癒能力を高めるために3〜7時半の位置に相当する関節軟骨を3〜5mm幅で切除する（図4, 5）．

3. アンカー挿入〜縫合

複合体は，4個のスーチャーアンカーを右肩6〜2時にかけて均一な間隔となるように挿入し，高強度糸を用いて縫合する（図4, 5）．骨性Bankart病変を認める症例では骨片を含めて修復する[6]．

4. 合併病変の処置

関節包断裂やHAGL病変は，Bankart病変に先立って修復する．SLAP病変に対しては，その部位や病変の範囲に応じて切除または修復を行っている．原則として投球側肩では，後方にまで剥離が及ぶSLAP病変type Vに対し，後方から後上方は切除して投球動作時のクリアランスを確保し，中関節上腕靱帯（MGHL）の安定化を図るため前上

方のみスーチャーアンカーを用いて修復している．

5. 補強措置

投球側脱臼では原則として鏡視下 Bankart 修復による IGHL の再緊張化を図るのみで補強措置は行わないが，女子や 10 歳代男子で joint laxity の強い選手には腱板疎部縫合を追加している．

▶ 後療法

術後外固定を 3 週間行う．競技開始となるおおよその目安の 6 ヵ月までの期間をメディカルリハビリテーション期，6 ヵ月以降をアスレティックリハビリテーション期として理学療法を行う[7]．

1. メディカルリハビリテーション前期（術後 3 ヵ月まで）

・組織の治癒に重要な期間と考えられているため，患部に過剰なストレスがかかる動作は禁止．
・この時期はまず不良姿勢や肩甲骨周囲筋の過剰な筋緊張による疼痛を改善し，可動域の獲得，低負荷での腱板トレーニング．

2. メディカルリハビリテーション後期（術後 3〜6 ヵ月間）

・より協調的な関節運動が必要なアスレティックリハビリテーション期の準備として，可動域，筋力，筋協調性の獲得などを行っている．投球側では，術後 3 ヵ月以降に可動域の回復具合や筋緊張の程度をみて投球を許可するが，非投球側では原則として 3 ヵ月で投球を開始する．

3. アスレティックリハビリテーション期（術後 6 ヵ月以降）

・競技復帰に向けて，競技特性を考慮した運動機能の獲得を目指す．
・投球側では，外転外旋最終域での安定した動作の獲得のために，肩甲上腕関節と肩甲胸郭関節の動的可動域・協調運動を目的とした運動療法を行うと同時に，運動連鎖の獲得により肩関節への負荷を軽減するように下肢・体幹・上肢の各機能を向上させるプログラムを選択．理学療法士とトレーナーが協力しメディカルからアスレティックリハビリテーション・投球動作へと無理なく移行できるように心がけている．

▶ 結　果

1. 初回脱臼の受傷機転

詳細な受傷機転が明らかな症例のうち，野球中に初回脱臼が生じたのは，D 群で 29 例中 25 例，ND 群では 16 例中 13 例であった．D 群では，走塁時のヘッドスライディングが 16 例と最も多く，次いで守備でのダイビングキャッチが 7 例，投球時の脱臼が 2 例であった．ND 群では，ヘッドスライディングが 6 例，ダイビングキャッチが 5 例で全体の約 80％を占めていた．また，選手同士の衝突など，野球競技中の不慮の外傷による受傷を 2 例に認めた．

2. 術後成績

a）術前後の ROW スコア

D 群が 47.1 点から 92.3 点，ND 群が 44.7 点から 92.9 点といずれも有意に改善した．

b）術後の健側および患側の外旋可動域

下垂位では D 群は 75°および 71°と差を認めず，ND 群では 75°および 65°と有意差を認めた．一方，外転位の外旋可動域は，D 群では 90°および 89°と有意差を認めなかったものの，ND 群では 90°および 84°と有意差を認めた．また患側の外旋可動域を D 群と ND 群で比較すると，ND 群が有意に小さかった．

c）術後のスポーツ復帰状況

投球開始時期が D 群で平均 4.5 ヵ月，ND 群で 3.5 ヵ月であり，当然ながら ND 群で有意に早かった．試合または試合形式の練習への参加時期は，D 群で平均 9.6 ヵ月，ND 群 6.2 ヵ月で ND 群が有意に早かった．また D 群の 74％，ND 群では 86％が野球へ完全復帰した．D 群において守備位置復帰状況は，投手・捕手では約 30％，内野手では 70％，外野手では 100％が競技レベルとして復帰していた．

d）術後再脱臼

D 群 29 例中 2 例（6.9％），ND 群 16 例中 1 例（6.3％）に認めた．D 群の症例は，術後 1 年 4 ヵ月の試合中に，ランナーでの帰塁時に右手でヘッドスライディングし再脱臼した．その後，再手術試行し，大学の硬式野球部で復帰した．もう 1 例は，術後 4 年半にスノーボード中に転倒し再脱臼

し，再手術となり復帰した．ND群の1例は，術後1年4ヵ月にダイビングキャッチで再脱臼し，関節窩骨形態が不良のため鏡視下腸骨移植を行い復帰した．

考察と問題点，およびその対策

競技レベルの野球選手の反復性肩関節脱臼に対し，当院で施行した鏡視下Bankart修復術の成績を調査した．症例は，投球側，補球側とも高校生が最も多く，投球側では大学生も多く認めた．臨床での印象と同様に手術を要した症例は，投球側では高校生・大学生が多かった．投球動作とアプリヘンション肢位が類似しているため，投球側の反復性脱臼では十分な投球が困難となる．したがって，競技レベルで野球を継続するためにはすでに述べたように手術と術後理学療法がポイントとなる[1,2]．

初回脱臼の受傷機転としては，両群とも85％以上が野球中に受傷し，そのうちヘッドスライディングとダイビングキャッチで80％以上を占めており，この二つの行為が最もリスクが高いといえる．特に，投球側ではヘッドスライディングが約6割を占めていた．これは，右利き選手が多く，利き手でベースにタッチする傾向が強いためと考えられる．特にライナーでの帰塁時には，左に反転し，右手を伸ばし相手野手のいないベースの角に触れるように指導されており，そこへ守備側のタッチが加わるため右肩は脱臼のリスクの高い状況にさらされている．一方，捕球側ではヘッドスライディングとダイビングキャッチがほぼ同じ頻度であった．捕球時は，右利きの場合は左上肢を伸ばして捕球を試みるため非利き手の頻度が高くなると考えられる．

手術時の関節内の所見としては，投球側にはSLAP病変の合併の頻度が圧倒的に高かった．これは，投球障害肩で認める非外傷性あるいはオーバーユースのSLAP病変と混在しているためと考えられる．本研究でも11例にSLAP病変を認め，このうち9例で修復を行った．我々は投球側では原則として，右肩8～12時までの間の関節唇は縫合せずに切除のみにとどめており，今回修復した症例も右肩1時周囲のみの修復であった．

スポーツ復帰と再脱臼は術後投球側の外旋可動域は健側と比べ有意な制限がなく，良好なスポーツ復帰が得られたと考えられる．また，肩関節の関節唇や関節包靱帯には，mechanoreceptorの存在が報告されており，弛緩した関節靱帯を修復し適切な緊張を与えることで可動域終末でのバイオフィードバックが生じ，肩周囲筋の連動した収縮による動的な安定化機構が働くと考えられている[4]．したがってここで紹介したIGHL全体の再緊張化を図る術式が野球選手の投球側肩の脱臼手術には理にかなった方法であると考えられる．一方，補強措置としての腱板疎部縫合は，通常のコリジョンアスリートやコンタクトアスリートには行っているが，投球側肩では原則として行っていない．結果として，投球動作以外の受傷機転で再受傷した症例が2例みられた．これは，通常のコンタクトアスリートのように腱板疎部縫合を加えていれば防ぐことができた再受傷と考えられる．だからといって，投球側肩に腱板疎部縫合を加えると可動域の回復と復帰に相当な時間がかかると思われるため，術前に選手がどのような肩を望んでいるかよく吟味して術式を決めること，また投球仕様に修復した場合の帰塁やスライディングには細心の注意を払うように指導することが必要と考えられる．

野球選手の捕球側の術後完全復帰率は，投球側より優れており，投球開始時期や試合復帰も有意に早く，約3.5ヵ月で投球を開始し，6.2ヵ月で試合レベルに復帰した．しかしながら，捕球側術後の可動域は下垂位，外転位ともに健側と比べ有意に低下しており，捕球側に関しては術後の可動域にやや制限が生じても復帰可能であった．これは捕球側ではコンタクトアスリートと考え腱板疎部縫合を追加していることによると思われる．一方で，腱板疎部縫合術を原則として加えていない投球側では，術後の外旋可動域に差がなかったにもかかわらずスポーツ復帰率が捕球側より低かった．これは投球側では肩甲上腕関節の可動域だけでなく，肩甲胸郭関節や脊椎の伸展を含めた柔軟性が必要であるためと考えられる．したがって，野球選手の投球側脱臼の術後においてはアスレ

ティックリハビリテーションによって，肩甲上腕関節の下方に張っているIGHL全体を使用したsingle planeでの投球動作が達成できるかが鍵となると考えられる[1,2,5]．しかしながら，我々の症例でも投球側は復帰までに平均9.6ヵ月を要しており，時間がかかることも事実である．したがって，投球側においては高校生であれば2年生の夏までが手術の最終リミットであると考えている．投球側において，投手・捕手の同一ポジションへの競技復帰率は内外野に比べ有意に低かった．対象となった投手4例のうち，3例が大学3～4年生時に手術を受けており卒後レクリエーションレベルでの投球は可能であったが，競技復帰までの時間が不足していたことが一因と考えられた．捕手においても，大学1年で手術を受けた症例は捕手として復帰したが，高校1～2年生で手術を受けた症例は捕手，内野の兼用や内野への転向をしていた．競技期間が実質2年半の高校野球において約1年のリハビリテーション期間を有するため，投球頻度の高い守備位置への復帰は，より高いハードルであると考えられる．

▶まとめ

野球選手の投球側脱臼は治療に難渋するが，手術適応を吟味したうえで，手術が必要と判断されれば躊躇なく手術を行う．手術ではIGHL全体の再緊張化を行い，後療法としては肩甲上腕関節だけでなく，肩甲胸郭関節の機能向上が不可欠である．術後完全競技復帰までには約1年を要するものの，適切な手術とアスレティックリハビリテーションの両者がきちんとなされれば，投手や野手としての完全復帰が可能である．

文　献

1) 山上直樹ほか：投球側における外傷性肩関節前方不安定症－鏡視下手術とスポーツ復帰－．臨スポーツ医 25：751-756, 2008
2) 高橋憲正ほか：競技レベルの野球選手に対する反復性肩関節脱臼の治療成績．肩関節 36：367-371, 2012
3) 菅谷啓之：反復性肩関節脱臼に対する鏡視下バンカート法．整外 Surg Tech 1：63-80, 2011
4) 藤井康成：反復脱のバイオフィードバック．実践 反復性肩関節脱臼 鏡視下バンカート法のABC，菅谷啓之編，金原出版，東京，38-46, 2010
5) 瀬戸口芳正ほか：スローイングアスリートの運動連鎖と前方不安定性．臨スポーツ医 27：1359-1368, 2010
6) Sugaya H, et al：Arthroscopic osseous Bankart repair for chronic recurrent traumatic anterior glenohumeral instability. J Bone Joint Surg Am 87：1752-1760, 2005
7) 高村　隆：外傷性肩関節前方不安定症の術後後療法とアスレティックリハビリテーションのポイント．関節外科 29：1314-1321, 2010

VI

野球傷害の病態と治療方針

VI 野球傷害の病態と治療方針

打撃障害のメカニズム

宮下浩二

▶ はじめに

　バッティングによる障害については，投球障害ほど報告数は多くない．しかし実際には，野球の現場ではバッティング動作に伴う症状を訴えるケースもあり，医療機関の受診が必要となるような障害もみられる．

　高校野球選手を対象にした医療機関からの報告[1]では，バッティング動作に伴う障害としては腰部，肘・前腕，および手・手関節に多く発生するとされている．我々がプロ野球の現場で健康管理を行っていた期間には，全外傷・障害の中でバッティング動作に伴うものは約9%であった．そのうち，51%が手・手関節に，11%が腹部，8%が腰部に症状を生じていた．バッティング動作の問題がこれらの障害を誘発していると考えられるが，まだ報告も少なく，検討段階といえよう．

　本稿では，機能低下によるバッティング動作の問題と症状の発生について，代表的なものを紹介する．なお，動作分析の位相について明確な分類がないため，今回は図1のように提示する[2]．

▶ 体幹の障害

　体幹の障害としては，腰部と腹部に分けられる．腰部の問題は，成長期の腰椎分離症が代表的なものであるが，構造的な問題を呈さないいわゆる腰痛症も多くみられる．一方，腹部の障害は，プロ野球や社会人選手に比較的多くみられる腹斜筋群の肉ばなれや肋軟骨挫傷，肋骨疲労骨折があげられる．

　いずれもスイング動作において股関節運動による骨盤回旋運動と体幹の回旋運動の連動が効率良く行われないことで生じると考えられる．

1. 腰部の障害

　スイング動作においてステップ脚（右打ちの左脚）側の股関節内旋運動による骨盤回旋運動が制限されることで代償的に脊柱の回旋運動が強調される．このことにより特に腰椎にストレスが集中し，腰痛や腰椎分離症に起因する痛みが誘発されることは少なくない（図2）．

　骨盤回旋運動が制限される要因としては，ステップ側股関節の内旋可動域制限が直接的要因としてあげられる．特に荷重位での内旋可動域制限はそのままスイング動作時の骨盤運動の制限につながる（図3）．また，股関節可動域や体幹筋力に問題がなくても，骨盤の動的アライメントに問題がある場合も骨盤回旋運動は制限を受けることがある．図4のように骨盤が後傾したスイング動作は荷重位において骨盤回旋運動は制限を受ける．

　一方，体幹の機能低下によって骨盤回旋運動との連動が妨げられたり，骨盤回旋運動のタイミングが遅れたりすることで，結果として腰椎にストレスが加わるケースも少なくない．図5の選手は腹斜筋群の機能低下・筋力低下があり，テイクバックで体幹の右回旋が強まりすぎ，かつ体幹の右傾斜も強まることで骨盤の左回旋運動の始動が遅れている．腰部の回旋・側屈ストレスが増すだけでなく，スイングのタイミングが遅れるなどパフォーマンス上の問題にもつながる．

2. 腹部の障害

　腹部の問題も腰部の障害と同様に，基本的には骨盤と脊柱の連動が効率的でない場合に生じると考えられる．特に骨盤回旋運動が制限され，その代償として骨盤の投球方向への水平移動が強まった場合に，脊柱には側屈がより強制される．投手方向側の側腹部・胸郭部は伸張され，対側の胸郭

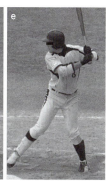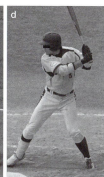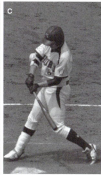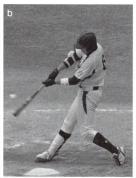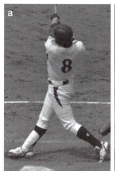

図1▶ バッティングの位相
a フォロースルー，b インパクト，c フォワードスイング，d ステップ，e テイクバック
（文献2より引用）

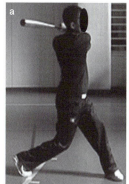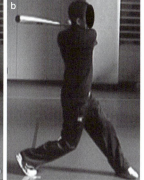

図2▶ スイング動作における股関節の可動域制限と腰痛の関係
a フォロースルー時に腰痛を訴えた時のスイング動作である．本選手はステップ脚（右打ちの左脚）側の股関節内旋可動域制限があり，スイング運動による骨盤回旋運動が制限されることで脊柱の回旋運動および腰椎前弯が強調されていた．
b 左股関節の可動域制限を解消した後のスイング動作であり，aのようなスイング動作の問題点が改善され，痛みも解消した．

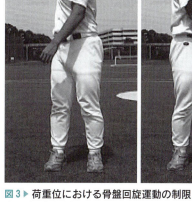

図3▶ 荷重位における骨盤回旋運動の制限
本選手は非荷重位では股関節内旋の可動域に差はないが，荷重位で回旋運動を行うと，右回旋運動（a）に比べて，左回旋運動（b）では骨盤回旋が制限されている．

は圧縮もしくは剪断するようなストレスが強まる（図6）．これに回旋ストレスも加わり発症すると考えられる．

しかし，過去の受傷例をみていても，その前後で明らかなスイング動作の変化が視覚的に確認できていたことはなく，非常に微妙な変化が加わって発症すると考えられる．また，これら体幹を受傷する選手の多くはプロ野球や社会人の選手であり，大学生における発生でもまれである．成長期選手に至っては過去に経験したことはない．また，急性外傷としての発症パターンも多いが，前駆症状を呈するなど慢性外傷の発症もみられる．いまだ詳細については，十分に議論されておらず，今後より詳細な分析が必要となる．

手部・手関節の障害

手部・手関節外傷として有鉤骨骨折やTFCC損傷があるが，これらの外傷も動作に問題がみられることが多い．バッティングにおける有鉤骨骨折は，単に「バットのグリップが当たった」ということではなく，動作の問題があることが多い．有鉤

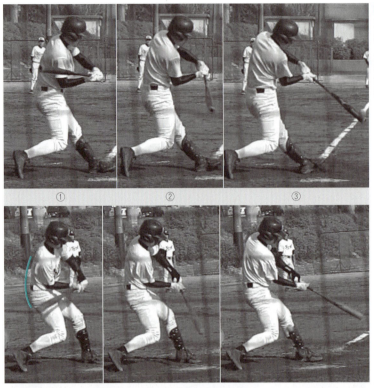

図4 ▶ 骨盤アライメントの問題がバッティング動作における骨盤回旋運動に及ぼす影響
上図と比較して，下図の選手は①の位相で骨盤が後傾している．そのため，その後の位相でも骨盤回旋運動が上図の選手よりも制限されている．

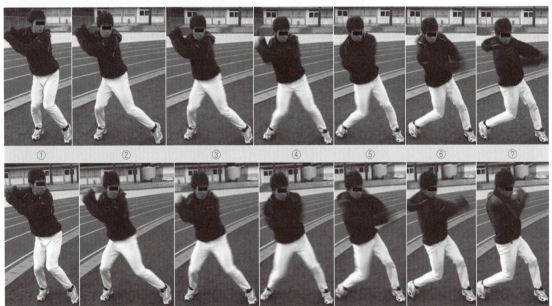

図5 ▶ 体幹機能の低下がスイング動作に及ぼす影響
上図は腹斜筋群の筋力低下がある時であり，下図はその後に機能改善が図られた時のスイング動作である．②のテイクバックで下図に比べて体幹右回旋が大きくなっている．その後，下図は③，④と上肢と体幹が一体になって回旋運動を行えているが，上図は特に③から⑤にかけて時間がかかり（コマ数が多く）骨盤に対して体幹回旋が遅れるため，骨盤回旋運動の始動が遅れ，さらに体幹が右傾斜（側屈）している．上図は体幹側屈位のまま回旋運動を行っているため，腰椎に加わるストレスが高まると考えられる．また，パフォーマンスの面からみても，フォワードスイングにかかる時間が上図は下図よりも時間がかかり（コマ数が多く），ボールへの対応速度が遅いと考えられる．

打撃障害のメカニズム

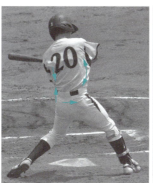
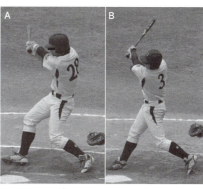

図6▶ バッティング動作で腹部（胸郭）に加わるストレス
左図はフォワードスイング時に骨盤回旋が制限されており，その分骨盤が右（投手方向）にシフトしている．そのため，体幹側屈が強まっている．
右図AはBに比べて，胸椎後弯が強まっており，このアライメントで回旋を行っている．体幹に加わるストレスが高まることが予測されるが，これ以外の要素も考えられる．またAの選手は常にこのようなスイングではなく，その時々の状況におけるさまざまな要因（ボールのコース，ボールとのタイミング，意図する打球方向など）によってこのときは図のようなスイングになっている．この頻度が高まると障害に至ると考えられる．

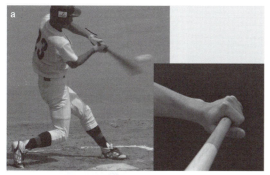
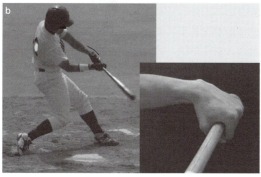

図7▶ バッティング動作時の手関節肢位の違い
aに比べて，bはインパクトの際，左手関節の掌屈がやや強まっている．a，bの右下図はその際の手関節肢位を模式的に示したもの．bは有鉤骨骨折を生じる可能性が高まる．

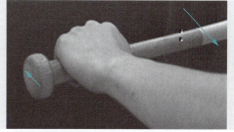
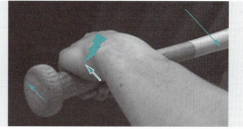

図8▶ 手関節掌屈位でのインパクトによる有鉤骨へのストレス
上図では，インパクト時にボールによってバットのヘッド（先端）が押された際，手指のグリップ力によって対抗できる．しかし，下図のように手関節掌屈位ではテコの原理によりグリップが有鉤骨に強く押しつけられたり，剪断力が加わったりする．特にアウトコースのボールを打ち，上方にファウルがとんだ場合に受傷するケースが多いことから，バットのヘッドは下方に力を受け，テコの作用によりグリップは手掌側（上方）に強く押しつけられていることが推察される．

骨骨折もスイング動作に問題があり，その他の外的要因が加わり発生すると考えられる．図7（aの右図）のようにインパクトの際，右打者の左手関節掌屈が強まると有鉤骨がグリップに強く圧迫され，骨折に至りやすい（図8）．特にアウトコースのボールを無理に打ちにいくと手関節掌屈がより強まる（図9）．このような外的な要因への対応が重なり，動作の問題点が増長されることにな

233

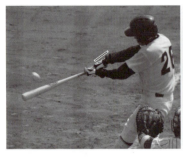
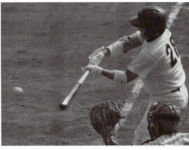

図9▶ ボールのコースの違いによるスイング動作時の手関節肢位の変化
インコースのボールに対応するとき（左図）と比較して，アウトコースのボールを打ちに行くときグリップエンド側の手関節は掌屈しやすい．このような動作の問題をはじめ，さまざまな要因が重複して有鉤骨骨折のリスクが高まる．

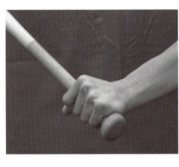
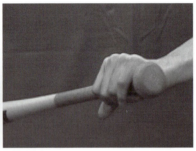

図10▶ 第4，5指の屈曲筋力低下がバットのグリップ動作に及ぼす影響
左図のように特に第3〜5指でしっかり握れることでバットのヘッド（先端）は上がり，「バットを立てる」ことができるが，第4，5指が筋力低下を生じるとヘッドは下がりやすくなる．この結果，バッティング時に手関節などに加わるストレスが大きくなる．

る．非常にわずかな動作の違いであるが，このようなスイング動作の特徴を有する選手が再発を繰り返すことがあることからも，外傷発生との関係性は高いと考えるべきである．

野球選手では第4，5指屈曲筋力の低下が多くみられるが，これらの筋力低下はバットのグリップ力を低下させてしまう[3]．この結果，上記のような手関節へのストレスが強く，有鉤骨骨折やTFCC（三角線維軟骨）損傷などの障害を生じやすい，いわゆる「ヘッドの下がった」スイング動作を呈しやすくなる（図10）．ただし，レベルの高い選手では，あえてグリップ側の小指をグリップエンドにかけることで，小指の力の入れ方によりバットをコントロールすることもある．

また，成長期選手にみられる特徴として，いわゆる「手打ち」というように下肢・体幹との連動が不十分なことが多い．この場合，インパクト時には手部・手関節に加わるストレスは大きく，障害の要因となりやすい．

▶ まとめ

年代により問題点が異なる点もあるが，基本的にはバッティングの障害はスイング動作の問題が大きい．しかし，スイング動作は投球動作同様に個体差が大きく，また「何を」基準に良いスイング動作とするかは，目的により異なる．投球の内容（コース，高低，変化など）や打球の方向などに始まり，試合での状況によって良いスイングの定義は異なる．今回は障害発生の観点からの動作の問題点を示したが，今後分析を進めたい．

文　献

1) 宇野智洋ほか：高校野球選手におけるバッティング時の痛み．日臨スポーツ医会誌 22：167-171，2014
2) 平野裕一：打動作．バイオメカニクス　身体運動の科学的基礎，杏林書院，東京，288-300，1992
3) 宮下浩二ほか：肘関節機能の評価法と臨床推論の進め方．理学療法 25：1282-1288，2008

Ⅵ 野球傷害の病態と治療方針

手関節痛
―有鉤骨骨折，TFCC損傷と腱鞘炎との鑑別―

光井康博，古島弘三，宇良田大悟，伊藤恵康

▶ はじめに

有鉤骨骨折はまれな骨折であり，全手根骨骨折のうち約2％とされている[1]．有鉤骨骨折の受傷機転として，転倒時に手関節背屈位で手をつく直達外力だけでなく，野球，テニス，ゴルフなどのスポーツ競技でバット，ラケット，クラブなどのグリップエンドでの衝突で骨折を生じることもある．野球では繰り返されるストレスに加えてファールチップによりボールがバットの上部を擦った時に，バットのグリップエンドが手掌小指球へ衝撃が加わり骨折する症例が多いと考えられる．テニスでは一撃の外力ではなく，繰り返しグリップエンドからのストレスによる疲労骨折と考えられる．有鉤骨の体部と鉤部間には骨梁構造の連続性がないため力学的脆弱性があることも一因とされている．

診断の遅れは尺骨神経麻痺や小指深指屈筋腱損傷を引き起こすこともあるため的確な診断が求められる．単純X線手関節正面像では骨折線が確認できないため見逃されることがあり，診断には，診察所見・受傷機転から本骨折を疑って手根管撮影，30°回外位撮影あるいはCTなどで確認する必要がある．

▶ 初期診療と診断

発症原因を聴取することが最も大事であり，それがわかれば診断は難しくない．症状はスイング時における小指球部の疼痛であり有鉤骨鉤部の圧痛が特有の所見である．有鉤骨骨折を疑う場合は，手根管撮影やCTまたはMRIを撮影する．時に手背の疼痛を主訴に来院する場合もあり注意を要する．その他手根骨骨折で舟状骨・月状骨・豆

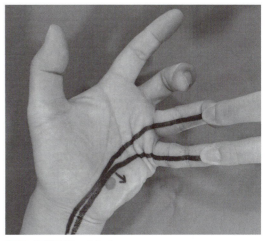

図1 ▶ 有鉤骨鉤 pull test
● ：有鉤骨， ── ：深指屈筋腱

状骨骨折などがないか確認する．有鉤骨骨折の診断に有鉤骨鉤 pull test が有用との報告がある[2,3]．手関節尺屈位で小指・環指の深指屈筋腱に緊張をかけることにより，有鉤骨鉤骨折部に対し，転位ストレスによる疼痛を誘発する検査である（図1）．また，有鉤骨の基部尺側には尺骨神経深枝の運動枝，橈側には小指深指屈筋腱が走行しているため，尺骨神経麻痺や小指深指屈筋腱の刺激症状，皮下断裂を見逃さないようにする．

▶ TFCC損傷と腱鞘炎との鑑別

手関節尺側部痛をきたす鑑別疾患として代表的なものでは，三角線維軟骨複合体（triangular fibrocartilage complex：TFCC）損傷と尺側手根伸筋（extensor carpi ulnaris：ECU）腱鞘炎があげられる．両者は鑑別が容易ではない場合もあり，各種疼痛誘発テストが診断に有用である．

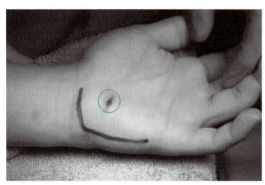

図2 ▶ 皮切（手掌尺側アプローチ）
○：有鉤骨

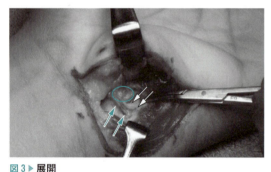

図3 ▶ 展開
→：尺骨動脈深掌枝，⇒：尺骨神経深枝，○：有鉤骨

TFCC 損傷は過伸展外傷あるいは反復する回内外動作を重ねることにより生じることが多い．理学所見として，fovea sign[4]（肘90°屈曲，前腕回内外中間位で尺骨茎状突起の掌側基部の圧痛）や遠位橈尺関節腔または尺骨頭背側遠位の圧痛はTFCC 損傷を疑う．また疼痛誘発テストでは ulno-carpal stress test[5]（手関節を他動的に尺屈し軸圧をかけながら回内外操作を加え，疼痛，クリックが生じるかを確認する）が有用である．TFCC 損傷の画像診断には MRI と関節造影が有用であるが，関節鏡により直接診断も可能である．

ECU 腱鞘炎の発症には前腕の回内外を反復する動作あるいは野球，ゴルフ，剣道などで手関節の尺屈を繰り返すことで生じることが多い．ECUに沿った腫脹と圧痛の確認は重要である．疼痛誘発テストとして合掌/回外テスト[6]（合掌した肢位から自動的に回外すると疼痛が誘発される）が有用である．ECU 腱脱臼の場合には回外時に脱臼した腱を皮下直下に触れることがある．多くのECU 腱鞘炎では症状に比べ MRI 所見が乏しく，ステロイド薬と局所麻酔薬の腱鞘内注射は治療だけではなく診断にも有用である．

▶ 手術適応

スポーツをしない患者で新鮮例かつ骨折部に転位がなければ，ギプス固定による保存的治療，あるいは骨接合術を通常選択する．また，偽関節では長期の治療を要するが，超音波治療[7]や骨接合術は有効である．しかし，スポーツアスリートによる有鉤骨骨折では，同部に繰り返しストレスが加わるため偽関節になりやすいこと，早期復帰を求められることから，我々は新鮮例，陳旧例ともに鉤切除術を第一選択としている．

▶ 手術療法[8,9]

1. 皮 切

スポーツアスリートの場合，小指球の皮膚に角化などあることが多く，術後の局所違和感がプレーに影響する恐れがあるため，我々は，手掌の皮切を避けて小指球尺側よりアプローチしている（図2）．しかし，小指屈筋腱の皮下断裂が認められる場合は，直上皮切で行っている．

2. 展 開

小指球部の尺側から fat pad と短掌筋を反転し，小指外転筋と小指屈筋を温存しながらその表層を展開して鉤尖端に到達する．まず最初に尺骨神経浅枝が見られるのでこれを神経テープで保護しておく．豆状骨と有鉤骨を結び，小指球筋の起始部となる膜様の musculo-tendinous arch と尺骨管の床部をなす pisohamate ligament の間には，尺骨神経深枝と尺骨動脈深掌枝が走行している（図3）．鉤直上より切開を加えて横手根靱帯の停止部と小指球筋起始腱を小円刃あるいは小エレバトリウムでしっかりと鉤基部まで剝離する．最も注意すべきは，鉤基部の尺側に走行している尺骨神経深枝と尺骨動脈を損傷しないことである．

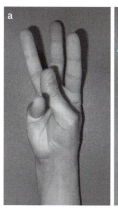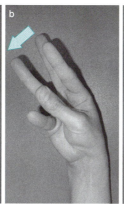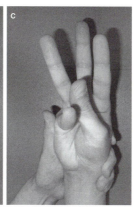

図4 ▶ 横アーチ獲得のための小母指対立運動
a 望ましい対立運動
b 尺側変位した望ましくない対立運動
c 反対側の手でアシストした対立運動

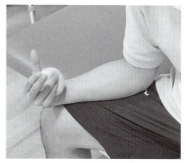

図5 ▶ 第4・5指の屈曲筋力強化

3. 鉤切除

新鮮例であれば鉤は不安定であり、しっかり剝離できれば切除は容易であるが意外と大きいものである。陳旧例では一部瘢痕性に癒合していることがあるので、その場合は偽関節部を鋭的に切除しなければならない。基部断端の隆起はリューエルあるいは小ヤスリで滑らかに形成する。切除後は小指屈筋腱の表層の状態と神経を確認する。

4. 閉 創

剝離した横手根靱帯の尺側縁と小指球筋起始のmusculo-tendinous archを縫合する。反転した皮弁を戻して皮膚のみ疎に縫合する。血腫形成を予防するためペンローズドレーンを留置する。

▶ 後療法

局所安静のため約2週間、前腕からMP関節まで副子固定し、手指自動運動を行う。副子除去後手関節運動を開始し、軽いグリップ動作を開始する。

術後リハビリテーションの目標は、良好な手指機能および手根骨横アーチの獲得と競技レベルへの復帰である。手根骨横アーチの低下を防ぐために、小母指対立運動を行う。副子除去後は上手く行えないため、反対側の手でアシストしながら行う(図4)。また、野球選手において第4・5指屈曲筋力の低下が多くみられ、バットのグリップ力低下を招くとされる[10]。このような機能不全が残存したままだと手関節に加わるストレスは増大し、TFCC損傷などの二次的な障害を発症する危険性が考えられるため、第4・5指の屈曲筋力に対する筋力強化訓練を指導する(図5)。また、術後、手内筋の機能低下を認める症例も多く虫様筋、骨間筋の機能訓練も指導する(図6)。

1ヵ月後より軽い素振りを徐々に開始し、フリーバッティングで疼痛がないことを確認後、2〜3ヵ月で完全復帰を許可する。

▶ 合併症

術後血腫、一過性尺骨神経麻痺などに注意する。

[症例] 21歳、男性、大学生、野球部(右投げ左打ち)

バッティング練習中にキャッチャーフライを打った際に右手掌部に疼痛を感じた。2ヵ月間痛みを我慢しながら野球を続けていたが、徐々に疼痛が増強しバットが振れなくなったため当院受診した。単純X線手根管撮影およびCTで有鉤骨鉤部の偽関節を認めた(図7)。鉤切除術を行い、局所の圧痛は消失した。術後1ヵ月より軽く素振りを開始し、約2ヵ月でフリーバッティングを許可

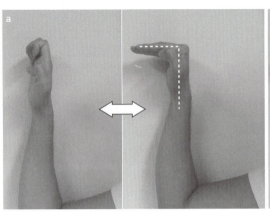
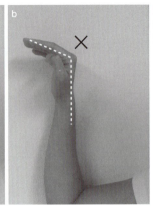

図6 ▶ 手内筋の筋力強化
a MP関節90°屈曲位にて行う.
b 望ましくない運動の例.

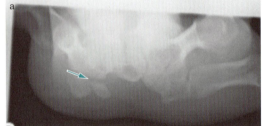
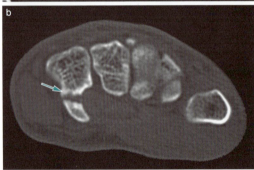
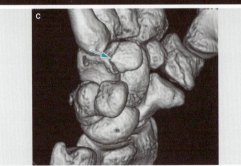

図7 ▶ 有鉤骨鉤偽関節画像所見
a 単純X線手根管撮影
b CT
c 3D-CT
→：偽関節部

した．握力低下，疼痛なく術後3ヵ月の時点で支障なく復帰した．

▶ 考　察

　有鉤骨骨折の治療において，主に2つの議論がある．骨接合術[11]か鉤切除術[12]か，また鉤直上アプローチ[13]か手掌尺側アプローチ[14]かである．我々は手掌尺側アプローチにより鉤切除術を行っている．

　鉤切除による問題が危惧される点として，握力低下[11]，手根骨横軸アーチの破綻などがあげられる．我々も鉤切除の長期成績を報告しており，摘出手術を行った21例において握力の低下，手根骨配列の不整による変形性変化は見られていない[14]．また，プロ野球選手4名において術後3〜15年のCT撮影による手根骨横軸アーチの破綻もみられておらず，プロ野球選手においても問題は生じていない[9,14]．

　鉤切除は骨接合術によって偽関節を生じる可能性やそれによる小指屈筋皮下断裂の合併症をきたす可能性を少なくすること，また，スポーツ選手にとっては何よりも代え難い早期復帰が可能であることから，骨接合術よりも有用であると考えている．

　鉤上突起直上切開では，グリップを行うアスリートにおいては手術瘢痕上に繰り返し衝突が加わるため，肥厚性瘢痕となる危険性や瘢痕の違和

感が続くことが危惧される．トップアスリートはアマチュアが考えている以上に手掌の違和感には敏感である．

▶ まとめ

① スポーツアスリートによる有鈎骨骨折では偽関節になりやすいこと，早期復帰を求められることから，鈎切除術を第一選択と考える．
② 手掌尺側アプローチでは，鈎直上切開に比べ術野が深くなり展開が難しい．しかし，我々は，グリップ動作を行うトップアスリートでは違和感なく復帰させるために必要な処置と考えている．
③ 術後競技完全復帰は2～3ヵ月で許可している．

文　献

1) Marchessault J, et al：Carpal fractures in athletes excluding the scaphoid. Hand Clin 25：371-388, 2009
2) Wright TW, et al：Hook of hamate pull test. J Hand Surg Am 35：1887-1889, 2010
3) Shimizu H, et al：Clinical outcomes of hook of hamate fractures and usefulness of the hook of hamate pull test. Hand Surg 17：347-350, 2012
4) Tay SC, et al：The "ulnar fovea sign" for defining ulnar wrist pain. J Hand Surg 32-A：438-444, 2007
5) Nakamura R, et al：The ulnocarpal stress test in the diagnosis of ulnarsided wrist pain. J Hand Surg 22-B：719-723, 1997
6) 麻生邦一ほか：尺側手根伸筋腱鞘炎の診断と治療．日手会誌 23：393-398, 2006
7) Fujioka H, et al：Ultrasound treatment of nonunion of the hook of the hamate in sports activities. Knee Surg Sports Traumatol Arthrosc 12：162-164, 2004
8) 伊藤恵康：有鈎骨骨折の手術的治療．OS NOW No1. スポーツ整形外科の手術, 80-85, 1991
9) 古島弘三ほか：有鈎骨鈎部骨折．整形外科 Surg Tech 1：89-94, 2011
10) 宮下浩二ほか：肘関節機能の評価法と臨床推論の進め方．理学療法 25：1282-1288, 2008
11) 古川英樹ほか：有鈎骨鈎の役割に関する一考察．日手外科会誌 8：573-576, 1991
12) Stark HH, et al：Fracture of the hook of the hamate in athletes. J Bone Joint Surg Am 59：575-582, 1977
13) 小林明正ほか：有鈎骨骨折に対する骨片摘出術の有用性について．日手外科会誌 12：116-119, 1995
14) 伊藤恵康ほか：スポーツによる有鈎骨鈎骨折の治療．日整外スポーツ医会誌 20：271-276, 2000

VI 野球傷害の病態と治療方針

手指の循環障害

古島弘三, 伊藤恵康, 岩部昌平, 光井康博

▶ はじめに

野球選手の手指循環障害として捕球側手指の血行障害は広く知られているが, 投手の投球側手指にも同様な血行障害が発生することは意外に知られていない. 本項では野球選手の手指の循環障害について解説する.

▶ 病 態

手指の血行障害の病態として lumbrical canal syndrome（虫様筋管症候群）がある. これは, 投手投球側の手指血行障害をきたす病態の一つで, intrinsic plus 指位を繰り返す虫様筋の慢性的な過度使用による浮腫・肥大などにより同一コンパートメント内の血管束が圧迫され, 末梢手指の血行障害を起こすものである[1,2]. 指先部にはまめができやすくしかも治りにくい. ひどくなると潰瘍となり難治となる（図1）.

投球側は, 指先でボールに十分な初速と回転を与えるため, ball release の最後までボールに指が掛かっている. そのため, 投手の手指も伸展強制され, 繰り返し大きな負荷がかかることは容易に想像がつく（図2a）. 指の血管神経束は掌側から薄い Grayson 靱帯が, 背側から厚い Cleland 靱帯が覆っており（図2b）, 過伸展時血管束は Cleland 靱帯で entrap される. この繰り返しが固有指動脈を圧迫し, 血行障害を起こすことも考えられる. また, 繰り返される虫様筋の強力な収縮, MP関節の屈伸により, 虫様筋管内での血管神経束の圧迫が起こりうる. 野手, 捕手の捕球側に発生する血行障害[3〜6]も, 振動障害に加えて繰り返される手掌部への衝撃により, 虫様筋をはじめとする内在筋の浮腫の結果生じる chronic compartment syndrome の可能性がある.

▶ 診 断

手指の冷感や蒼白がある. 進行してくると指先部の潰瘍や爪の変形もみられる（図1）. 障害高位の鑑別には, Allen test（図3）, digital Allen test, 血管造影（図4a, b）, thermography（図4c）, 固有指動脈血流の Doppler flow meter による検査などが有用である. これらを参考にして適切な診断と治療を行わなければならない. しかし, 投手の投球側指血行障害をきたすものはこれだけではなく, 胸郭出口症候群, 前腕筋での compartment, 手関節部での橈骨・尺骨動脈の狭窄や閉塞[7]（図5）, 固有指部における retinacular ligament によるものがある[2,8]. これらの鑑別には血管造影が必須である.

▶ 局所解剖

手掌部の母指球と小指球を除いた部分では, 8本の指屈筋腱は4個のコンパートメント, 神経および血管と虫様筋は4個のコンパートメントで計8個のコンパートメントに分かれて走行している（図6）[1,2]. 虫様筋管は, 表層は手掌腱膜（縦走線維と横走する浅横手掌靱帯 superficial transverse ligament）, 両側は手掌腱膜垂直隔壁（vertical septa）, 床面は深部腱膜から形成され, 内部に虫様筋, 総指神経, 総掌側指動脈が通過する[9,10]（図6）.

第1虫様筋管は後述するように変異があるが, 橈骨動脈が主体の深掌動脈弓からの掌側中手動脈が第1虫様筋の末梢部で背側から進入してくることが多い[10,11]. 最末梢部では指間靱帯（水かき靱

手指の循環障害

図1 ▶ 指先部の潰瘍，爪の変形

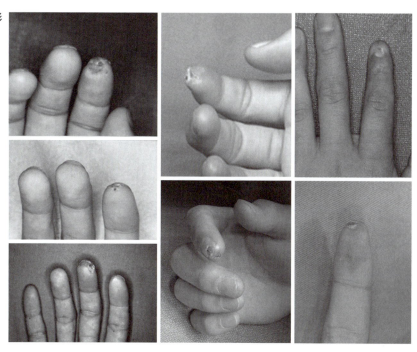

図2 ▶ 指のシェーマ
a ball release の最後の瞬間まで指先部に力が加わり，指は伸展を強制される．
b 指の血管神経束は，掌側から薄いGrayson靱帯，背側から厚いCleland靱帯に覆われている．

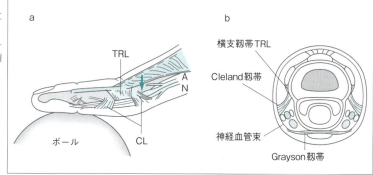

図3 ▶ Allen test
手首の橈骨動脈と尺骨動脈を両手で圧迫して血流を遮断する．この状態でグーパーグーパーと10回程度繰り返し手を開く．尺骨動脈または橈骨動脈の圧迫を解除し示指および中指の血流の改善を確認する．

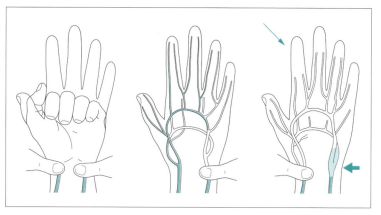

241

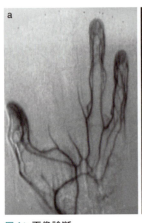 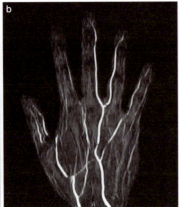 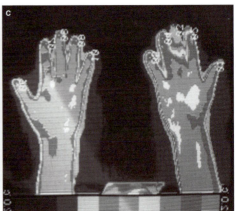

図4 ▶ 画像診断
a 血管造影
b 造影 MRI
c thermography

帯 natatory ligament）が血管神経束と虫様筋腱の掌側表層を横走する（図7）．

指の神経血管束は線維鞘の横にある．PIP関節の高位には横支靱帯（transverse retinacular ligament：TRL），その近位遠位には Cleland 靱帯があり，指側方皮膚に伸びる一対の密な結合織線維束が指節骨と指側面の皮膚を結合し指屈伸時に皮膚がずれないようにしている（図2）．手掌部の操作によっても指先の血行が不十分な場合は PIP 関節高位で Cleland 靱帯の切離を行う必要がある．

▶ 手の動脈の解剖学的変異

指への血行は，尺骨動脈が主体で形成される浅掌動脈弓から分岐する総掌側指動脈が支配的である．しかし示指の橈側と母指へは，橈骨動脈背側枝から形成される深掌動脈弓の枝で栄養されることが多い（図8）．しかし，これには変異が少なからずあり，完全な動脈弓を形成するものは 78.5％ とされている[11]．ほかはさまざまな変異があるため，血管造影の読影や手術操作に十分な注意が必要である．

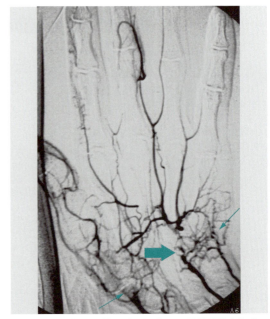

図5 ▶ 手関節部での橈骨動脈閉塞・尺骨動脈狭窄（→），正中動脈の閉塞（➡）
20歳大学野球選手．後にプロとなった．

▶ 保存的治療

1) 投球の休止，禁煙．
2) 抗血小板薬としてバイアスピリン（100mg），チクロピジン（パナルジン1日2～3錠）を1ヵ月

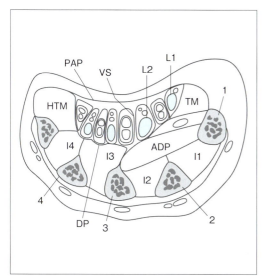

図6▶虫様筋管高位での横断図
手掌腱膜，垂直隔壁，深部筋膜によって硬い compartment を形成している．
ADP：母指内転筋，TM：母指球筋，HTM：小指球筋，PAP：手掌腱膜，VS：垂直隔壁，DP：深部筋膜，L1, 2：第1, 2虫様筋，1〜4：第1〜4中手骨，I1〜I4：第1〜4骨間筋

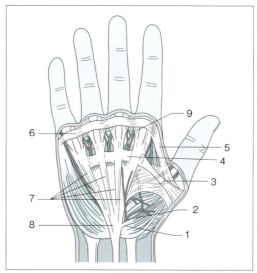

図7▶手掌腱膜の構造
虫様筋管は前腱束(7)の深部にある．第1虫様筋は母指球へ向かう腱膜様構造に覆われているのでこれを十分に切離する．
1. 長掌筋の橈側部，2. 正中神経の手掌皮枝，3. 第1指間腔の近位交連靱帯，4. 浅横手掌靱帯，5. 第1指間腔の遠位交連靱帯，6. 指間靱帯，7. 前腱束，8. 長掌筋腱の尺側部，9. らせん靱帯
(文献10より引用)

図8▶手指における動脈分岐の変異
(文献11より引用)

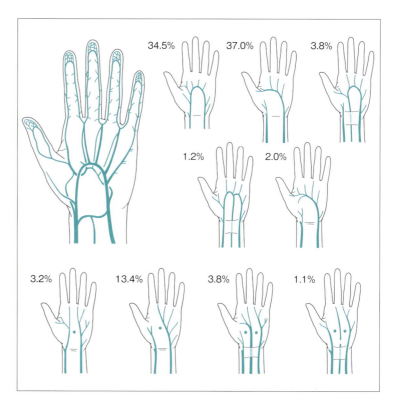

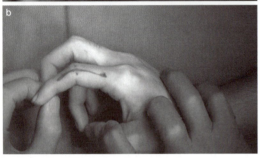

図9 ▶ 皮切
a　近位手掌（母指球）皮線に沿う皮切のみではなく，中・環指間へ向かう皮切を加える．
b　PIP高位で側方皮切を加える．

間投与して効果をみる．投球以外のスポーツは許可．ヘパリン，ワルファリンなどの抗凝血薬は管理が難しいので使用しない．

3）血栓溶解薬ウロキナーゼ1日6万単位を生理食塩水100m*l* に溶解して点滴静注1週間．

4）血管拡張薬としてプロスタグランジンE1（プロスタンジンなど）の投与が一般的である．1回40〜60μgを輸血500m*l* に溶解し1日2回，1週間を目標とする．

5）星状神経節ブロック．1日2回，1週間行って効果をみる．

2），3），4）を併用することは，出血傾向を増強することがあるので慎重を要する．

3），4），5）は入院が必要である．これらの治療で軽快しても，投球を再開すると症状が再発するなら手術的治療に踏み切る．

▶ 手術療法

1. 手術適応

投球側手指の冷感，指先の冷感と潰瘍形成など

が持続し，投球の休止に加えて種々の保存的治療に抵抗する例では，それぞれの病態に応じた手術的治療が必要である．多くの場合，投球を休止すると潰瘍が軽快するが，再開すると増悪する．

病態の把握には前述の血管造影が必須である．digital subtraction angiographyで鮮明な画像が得られる（図4）．虫様筋管症候群では浅横動脈弓は造影され，総掌側指動脈が明らかに造影されない場合，また，繰り返しintrinsic plus position（指IP関節伸展，MP関節屈曲）をとらせると，指の冷感・疼痛が増強する場合は病態としてはかなり進行していると考えてよい．

2. 手術前準備

血管のspasmが抑制されるため，全身麻酔より腋窩伝達麻酔のほうがよい．両者を併用してもよい．手の外科手術台を使用し，空気止血帯下に手術を行う．血腫形成防止のためbipolar coagulatorは必須である．

手術に先立ち，指尖から駆血帯を巻き上げて空気止血帯を一度加圧した後，指尖を観察しながら止血帯を解除する．患指の血流再開の状況をよく観察しておく．

3. 皮　切

図9に示す．示指・中指の血行障害では，第1，第2虫様筋管を解放する．手掌末梢部では指間靱帯直下まで血管を追求する必要がある．このため皮切は近位手掌（母指球）皮線に沿う皮切のみではなく，中・環指間へ向かう皮切を加えなければならない（図9a）．手掌部の操作によっても指先の血行が不十分な場合はPIP高位で両側方皮切を加える（図9b）．

4. 手術法

皮下脂肪組織の直下に手掌腱膜が現れる．これを皮切と同一線上で切開する．中・環指間へ向かう切開部でも同様で，中指のpretendinous bandを切離する．屈筋腱手術でみるよりはるかに発達した第1虫様筋は手掌腱膜直下に現れる．血管・神経束も肥厚した筋膜下に透見できる．手掌腱膜を丁寧に剝離する．特に浅横手掌靱帯は確実に切離する（図10a）．血管神経束の浅層を覆う筋膜様組織を剝離し，血管への圧迫を解離する．末梢は血管束を追って指間（みかづき）靱帯，らせん靱帯ま

図10 ▶ 皮切
a 浅横手掌靱帯は切離する.
b, c 末梢は血管束を追って指間(みかづき)靱帯, らせん靱帯まで切離する.

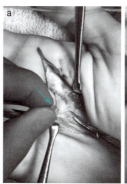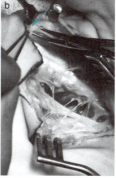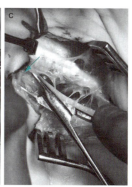

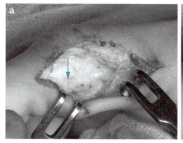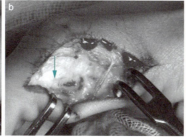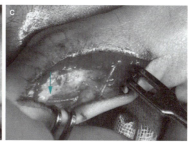

図11 ▶ 血流の回復(→指動脈)
a Cleland 靱帯を切離.
b 駆血帯を開放し血流を見る.
c 徐々に血流が回復してくるのが確認される.

で切離しておく(図10b, c). 第2虫様筋管も同様に解放する. 血管は特に遊離する必要はないが, 壁の硬化がみられれば, 手術用顕微鏡下に血管外膜剥離を行う.

示指橈側の血管は前述のように変異があるが, 多くは橈骨動脈から形成される深掌動脈弓からなる[11]. 浅横手根靱帯の第1指間への延長部分は近位交連靱帯とも呼ばれるが, この末梢縁から第1虫様筋の橈側縁を回って示指橈側固有指動脈が浅層へ出, 指間靱帯の橈側への連続である遠位交連靱帯直下で指神経と動脈が虫様筋腱近傍に収束する[10].

この部は特に血管の圧迫が強くみられるところである. この交連靱帯を完全に切離して血管神経束を解離することがポイントである.

ここで止血帯を解除し, 指尖の血行を確認する. 患指の血流が他指とほぼ同様に復活するかを確認する. 術前の血流改善の様子と比較するとよい.

総掌側指動脈の血行が改善されても, 固有指部の血流が不良な場合もある. このときはPIP関節部を中心とした後側方切開を加え, Cleland 靱帯を切離しなければならない[1,2]. Cleland 靱帯を切離した後に駆血帯を開放し血流をみると徐々に指動脈の血流が回復してくるのがわかる(図11).

5. 術後処置, 後療法

創を粗に縫合し, ガーゼと綿包帯を十分に用いた bulky dressing で均等に圧迫し, 前腕から PIP 関節近位までギプス副子固定を抜糸時まで行う. 固定期間中は手指の自動運動を励行させる. 肘関節, 肩甲帯をはじめ患肢以外の筋力低下を防止する運動を指導する.

抜糸後は手関節, 手指の自動運動, 筋力強化運動を指示, 術後1ヵ月でキャッチボールを再開す

る．2ヵ月でほとんどの例が投球可能となる．術前，術後を通じて禁煙を守らせることが重要である．

6. 手術のポイント

総掌側指動脈の圧迫が主体であるので，深掌動脈弓の分枝などからの側副血行が発達している場合があり，小血管の切断は最小限にする．浅横手掌靱帯と指間および遠位交連靱帯の切離は十分に行う．血腫の形成を防止するため bipolar coagulator を使用して，止血には完全を期する．

▶まとめ

野球選手の捕球側，バレーボール・ハンドボール選手の手指血行は比較的早くから知られていたが[3〜6,12,13]，投球側の血行障害は認識が遅れていた．手指血行障害をきたす原因は虫様筋管症候群のみではなく，また，複数の病態が重なっていることもある．病態の把握には詳細な診察と血管造影が必要である．

文　献

1) 伊藤恵康ほか：投手における中指血行障害の治療例．日整外スポーツ医会誌 5：23-25, 1986
2) Itoh Y, et al : Circulatory disturbances in the throwing hand of baseball pitchers. Am J Sports Med 5 : 264-269, 1987
3) 広瀬一郎：野球選手に見た指循環掌ギアについて．日外会誌，53-55, 1952
4) 池田浩之：硬式野球における手指の血行障害．外科 46：947-951, 1984
5) Lowrey CW, et al : Digital vessel trauma from repetitive impact in baseball catchers. J Hand Surg Am 1 : 236-238, 1976
6) Sugawara M, et al : Digital ischemia in baseball players. Am J Sports Med 14 : 329-334, 1986
7) Porubsky GL, et al : Ulnar artery thrombosis : a sports-related injury. Am J Sports Med 14 : 170-175, 1986
8) 伊藤恵康ほか：上肢の血行障害．臨スポーツ医 5：427-434, 1988
9) MacFarlane RM : Dupuytren's contracture. Operative Hand Surgery, Green DP ed, Churchill Livingstone, New York, 463-467, 1982
10) Tubiana R, et al：上肢の手術展開アトラス，平澤泰介監訳，南江堂，東京，306-309, 1992
11) Coleman SS, et al : Arterial patterns in the hand based upon a study of 650 specimens. Surg Gynecol Obstet 113 : 409-416, 1961
12) Buckhout BC, et al : Digital perfusion of handball players. Effects of repeated ball impact on structures of the hand. Am J Sports Med 8 : 206-207, 1980
13) 照屋博行ほか：バレーボール及び野球選手のボール衝撃による末梢循環障害に関する研究．久留米医会誌 45：657-678, 1982

Ⅵ 野球傷害の病態と治療方針

脇腹痛
－肋骨疲労骨折，筋損傷の病態－

田中　稔

はじめに

　野球における投球動作や打撃動作は，下肢から体幹で生み出された力を効率よく上肢に伝達する全身の機能を動員した運動連鎖である．その中でも，骨盤回旋運動，体幹回旋運動は重要な要素となる．骨盤回旋運動はステップ脚の股関節内旋・内転運動が主体となる．そのため，股関節の可動域制限や筋出力低下などの機能低下があると十分な骨盤回旋運動が制限され，代償的に体幹回旋運動をより強く，大きくした動作が要求されることになる．このような運動連鎖の破綻に対する代償機能が，繰り返される局所のストレスとなり，さまざまな障害が発生するものと考えられる．本稿では，野球選手にみられる脇腹痛の原因として比較的頻度が高いと考えられる，肋骨疲労骨折と体幹の筋損傷につき解説する．

肋骨疲労骨折

　肋骨疲労骨折は，肋骨周囲の筋群の繰り返す緊張，弛緩によるストレスにより生じるもので，発生頻度は全疲労骨折の約3.4％とされている[1]．骨折部位としては，第1肋骨，第6～9肋骨骨折の報告が多くみられる．

1. 第1肋骨疲労骨折

　スポーツによる非外傷性の第1肋骨疲労骨折は，野球の投球・打撃動作，テニスやバドミントンなどでのスイング動作での報告が多いが，柔道，サッカー，剣道，水泳，ウエイトリフティングなど種々の競技で報告されている．第1肋骨は鎖骨，肩甲骨および周囲筋に保護されていること，他の肋骨に比較し短く幅広い形態であることより，外力に対する抵抗性を有しており，第1肋骨疲労骨折の発生率は全肋骨骨折中0.05～5.5％といわれている[2]．発症年齢は13～20歳が中心であり中・高校生に多い．

　第1肋骨疲労骨折の発生機序について，第1肋骨の鎖骨下動脈溝を挟んで，内側に前斜角筋，外側に中斜角筋が付着している．前斜角筋は後上方に，中斜角筋は内上方に作用するため，鎖骨下動脈溝には剪断力が発生する．また，下方には内側に内肋間筋，外側に前鋸筋が付着しており，内肋間筋は前下方に，前鋸筋は後下方に向かって作用し，その剪断力をさらに増加させる．その結果，解剖学的な脆弱部位である鎖骨下動脈溝に繰り返す剪断力が働き，動脈溝付近に骨折が生じるとされている[3]．

　しかし第1肋骨疲労骨折は必ずしも鎖骨下動脈溝に一致するわけではなく，鎖骨下動脈溝の後方に生じる症例もあるため，発生機序についてはいまだに明確ではない．前・中斜角筋が吸気時に作用する筋であること，骨折線が鎖骨下動脈溝に一致しない症例があること，前・中斜角筋の付着部が近接しており剪断力が働きにくいなどの点から，投球動作のフォロースルー期や打撃動作の最終域において，鎖骨から肋鎖靱帯を介して第1肋骨を前方へ押し出す力と，斜角筋群の収縮による拮抗した力により生じるとの報告もある[4,5]．また，運動連鎖の観点から肩甲胸郭関節の影響による前鋸筋への牽引ストレスやハムストリングス・大腿四頭筋のタイトネスにより骨盤・下肢の機能低下が生じ，投球動作のワインドアップ期からコッキング初期に後方重心となり体幹回旋運動がスムーズに行えず胸郭や斜角筋に過度のストレスが生じたことが発生の要因とする報告もある[6]．

　第1肋骨疲労骨折の臨床症状として，肩関節痛，上肢運動時の背部痛，肩甲骨内側部痛，深呼

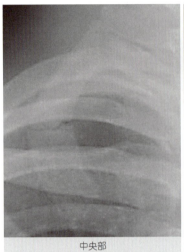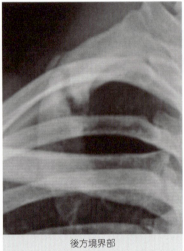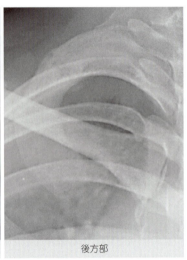

中央部　　　　　　　　　　後方境界部　　　　　　　　　後方部

図1 ▶ 第1肋骨疲労骨折の骨折部位
第1肋骨疲労骨折の骨折部位には，中央部，後方境界部，後方部がある．
（画像提供：岡山大学大学院医歯薬学総合研究科生体機能再生・再建学講座整形外科　島村安則先生）

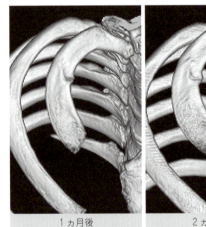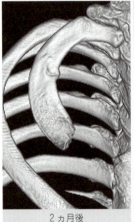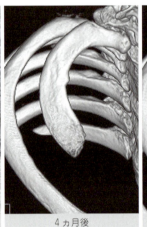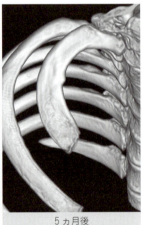

1ヵ月後　　　　　　　2ヵ月後　　　　　　　4ヵ月後　　　　　　　5ヵ月後

図2 ▶ 第1肋骨疲労骨折の3D-CT像
第1肋骨疲労骨折の3D-CTでの治癒経過．
（画像提供：岡山大学大学院医歯薬学総合研究科生体機能再生・再建学講座整形外科　島村安則先生）

吸時痛，上肢のしびれや脱力感など，骨折部の痛みより漠然とした肩関節周囲の鈍痛を訴える例が多い．C8およびTh1神経根は腕神経叢の下神経幹を形成し，鎖骨と第1肋骨間を走行しているため第1肋骨の骨折部が刺激となりC8およびTh1領域である肩甲背部への関連痛をきたしていた可能性が指摘されている[7]．

診断は単純X線にて骨折線を認める場合は容易であるが，骨折部位によっては鎖骨や第2肋骨と重なり骨折部が不明瞭となる場合があり注意が必要である．また，早期には単純X線では異常所見がみられない場合もあり，単純X線のみでは診断が困難なこともある．

したがって，選手が投球や打撃動作を行った際の肩甲背部痛や肩関節周囲の鈍痛を訴える場合は本症を念頭においてCT，MRI，骨シンチグラフィーやエコーなどの検査を追加することが必要である（図1, 2）．

表1 ▶ 投球による肋骨疲労骨折の特徴

1. 10歳代に多い
2. アンダースローの投手
3. 利き手と同側
4. 第7,8肋骨に多発
5. 肋骨結節から肋骨角周辺に発生
6. フォロースルーで痛み
7. 短期間での集中的な投球練習
8. フォームができ上がる時期

（文献9より引用）

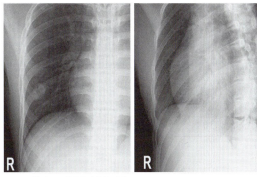

図3 ▶ 第6・7肋骨疲労骨折
17歳, 右投げ投手. 連日約150球の投球練習を続けて徐々に右側胸部痛が出現. 初診時単純X線像で第6・7肋骨骨折を認め, 第7骨には仮骨形成が見られる.

図4 ▶ 第6・7肋骨疲労骨折のMRI像（FST2WI）
MRIでは第7肋骨骨折部位の仮骨形成に伴う腫大と周囲の炎症所見を認める.

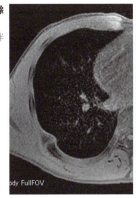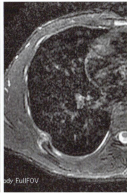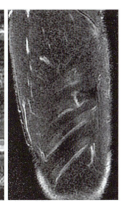

　治療は原因となったスポーツ活動の休止と局所の安静，再発防止のためのコンディショニングが基本となる．特に固定は必要なく2〜4週間の安静にて症状は軽快する．しかし，第1肋骨疲労骨折は特徴的な症状を伴わないことや肩関節や頚椎病変に気を取られ見逃してしまう可能性がある．そのため，遷延治癒や偽関節，胸郭出口症候群や腕神経叢麻痺を合併した報告もあるため[8]，スポーツ選手の漠然とした肩関節周囲痛に対しては，第1肋骨疲労骨折を念頭に置いて診察することが必要である．再発予防としては，投球や打撃動作における足部・下肢・体幹・肩甲帯のスムーズな運動連鎖の獲得のためのリハビリテーションが重要となる．

2. その他の肋骨疲労骨折

　本骨折はゴルフでよくみられ，利き腕と反対側の第4〜5肋骨に好発するとされている．一方，投球による肋骨疲労骨折は，10歳代の選手に多く投球側の第7〜8肋骨に好発し，アンダースローに多く投法に関連性が強いなどの特徴がある（表1）[9]．

　症状としては，投球時の疼痛と局所の圧痛であるが，初期は疼痛が比較的軽いことが多く，痛みを自覚しながらも投球を続けているうちに徐々に悪化するケースが多い（図3, 4）．

　発生機序に関しては，効率良く体幹回旋運動が誘導されない場合に代償として生じる過度のストレスが，利き腕側の中位肋骨の解剖学的抵抗減弱部位である肋骨結節から肋骨角の間に疲労骨折が生じるとされている[10]．肋骨中下部に付着する前鋸筋はボールリリースからフォロースルーにかけて菱形筋とともに肩甲骨を胸郭に固定するが，同時に後肋骨に付着する下後鋸筋，外腹斜筋による下方への介達力により，肋骨にストレスが集中

することが推察される[11]．バイオメカニクスの研究で肋骨疲労骨折発生に前鋸筋が関与しているとの報告もある[12]．特に，アンダースローでは，体幹が投球側に傾きながら強く捻られ，上肢が前方へ投げ出されることで横からの強いパワーを生み出している[9]．肩甲骨固定筋と側胸部に表面電極を貼り，投球時の筋放電をオーバースローとアンダースローで比較した報告では，アンダースローではリリース時の肩甲骨固定筋と側胸部筋の筋放電が有意に増加しており，表面電極のため個々の筋の筋電導出はできないが，各電極の周辺筋はほぼ同様の筋放電パターンをとると考えると，オーバースローの投手に比べアンダースローの投手では，より肋骨付着筋の筋緊張が強く，肋骨へのストレスが強くかかるとされている[13]．

診断・治療は第1肋骨疲労骨折と同様であるが，本骨折は投球フォームと関連があるため，アンダースローへのフォーム変更を急いで行った場合は肋骨疲労骨折を発症する危険性があることを念頭に置くべきである（図3, 4）．

▶ 筋損傷

野球選手の胸腹部筋損傷は，レベルの高い社会人野球やプロ野球選手に比較的多くみられる．1991〜2010年のメジャーリーグ選手8,136名を対象とした報告では，393名の選手に腹部筋損傷がみられ，92％は腹斜筋損傷，肋間筋損傷であったとされている．うち投手が173名(44％)，野手が220名(56％)で，受傷時平均年齢は29.2歳，受傷時期はシーズン初期の3〜4月に最も多く，投手の78.1％は非投球側，野手の70.3％は非打撃側の損傷であり，12.1％の選手に再受傷がみられたとされている[14]．特にプロ野球選手などトップレベルの選手では，一般的な身体機能低下に伴う不良動作によるものというより，投球や打撃動作が絶好調な時に突然生じることが多い印象がある．選手のパフォーマンスが極限に達した際，その瞬発力に筋組織が耐えられず損傷するものと考えている．このような筋損傷を回避するためには，選手のパフォーマンスに応じて筋の強度を上げるトレーニングが必要である．

1. 腹斜筋損傷

外腹斜筋は腹壁外側部を走る側腹筋の1つで，第5〜12肋骨外側面から斜め前下方に走り，腸骨稜および鼡径靱帯，白線に付着する．肋骨とともに胸郭を引き下げ，体幹の前屈・側屈・回旋を誘導すると同時に骨盤を引き上げる作用を持つ．内腹斜筋は外腹斜筋の深層に存在し，鼡径靱帯，腸骨稜，胸腰筋膜を起始とし，斜め前上方に扇状に走行し，第10〜12肋骨下縁および腹直筋鞘，白線に付着する．外腹斜筋と同様に，肋骨とともに胸郭を引き下げ，体幹の前屈・側屈・同側回旋を誘導すると同時に骨盤を引き上げる作用を持つ．内腹斜筋の筋線維の走行は内上方から外下方，外腹斜筋は外上方から内下方で反対方向となっているため，内腹斜筋は反対側の外腹斜筋と連動して働くことになる．

右投げの投手の場合，投球動作のコッキング後期からフォロースルー期にかけて，体幹は右回旋のポジションから素早い左回旋が生じる．体幹の回旋には内腹斜筋と外腹斜筋が大きく関与し，体幹を左回旋する際は，右の外腹斜筋と左の内腹斜筋が収縮することになる．右投げの投手では，コッキング後期で左内腹斜筋が引き延ばされた状態から，急激な内腹斜筋の収縮により左回旋を行うと考えられる．この体幹回旋運動を効率良く行うためには，十分かつタイミングの良い骨盤回旋運動が必要である．そのためには重心移動して踏み出したステップ脚が骨盤回旋運動の軸として安定することが重要となる．例えば，股関節の柔軟性が低下した状態では，ワインドアップ期からの重心移動の際，体幹が後方へ倒れた後方重心となりやすく，安定した骨盤回旋運動ができない．この後方重心の状態から急激な体幹の回旋を行った場合，内腹斜筋に過度のストレスが生じることが推測される．股関節以外にも，足関節外側不安定性や足趾の外転制限や外側アーチ降下による足部機能の低下などにより，ステップ脚方向への骨盤回旋運動に伴ってステップ脚が外側に不安定となり軸としての安定性が得られないため，十分な骨盤回旋運動ができなくなる[15]．結果として効率良い体幹回旋運動も誘導されないため，代償として過度のストレスが局所に生じることが腹斜筋損

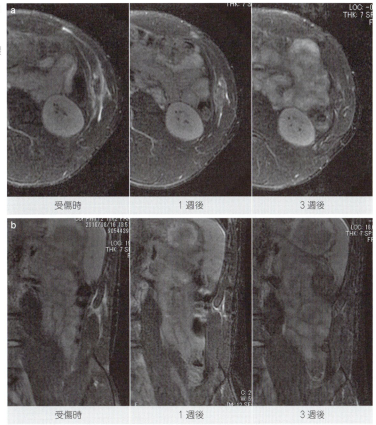

図5 ▶ 左腹斜筋損傷のMRI像(FST2WI)
a axial 像.
b coronal 像.
23歳，右投げ投手．左内腹斜筋に部分断裂と周囲に血腫を認める．

傷につながるものと思われる(図5).

2. その他の筋損傷

野球選手に生じた体幹の筋損傷に関しては，前鋸筋損傷，大胸筋損傷，広背筋損傷などが報告されている．

前鋸筋損傷はアンダースローの投手でみられ，投球フォームとの関連が指摘されている[16]．前鋸筋は菱形筋とともに肩甲骨の安定化に重要な役割を果たしている．アンダースローでは体幹軸が投球側に傾く際，菱形筋が重力に抗して肩甲骨を支える形となるが，菱形筋に疲労やタイトネスがあった場合その拮抗筋である前鋸筋に過度のストレスが生じ損傷に至ると推察されている[17]．

大胸筋損傷は筋肉質の男性にみられ断裂部位は腱付着部，筋腱移行部に好発するとされている[18]．本邦では投球動作による大胸筋付着部の部分断裂例が報告され，保存療法が有効であったとしている[19]．

広背筋は第7〜12胸椎の棘突起および第1〜5腰椎の棘突起，仙骨，腸骨稜から起始し，上腕骨小結節稜に付着する最も面積の広い筋であり，肩関節伸展，内旋，上腕内転などの作用を持つ．投球動作ではコッキング後期で広背筋が収縮し最大外転外旋位のポジションが作られ，その後ボールリリース，フォロースルーにかけて一気に下位広背筋が引き伸ばされることになり損傷に至ると推察されている[20](図6)．

症状は局所の圧痛と体幹回旋や側屈動作などでの疼痛が多い．練習で過度の球数を投げ込んで徐々に痛みが出現する場合と，少しの張りを感じる程度で投球には全く問題ない状態から1球の全力投球で突然強い痛みが生じ投球困難となる場合がある．

診断はMRIやエコーが有用で，筋の断裂やそ

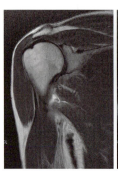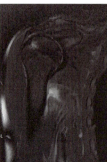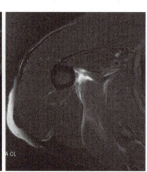

図6 ▶ 右広背筋損傷のMRI像（T2WI / FST2WI）
21歳，右投げ野手．右広背筋上腕骨小結節稜付着部の部分断裂を認める．

れに伴う筋内血腫が認められば確定診断となる．
　治療は局所の安静，再発防止のためのコンディショニングが基本となる．多くは，4～6週間で局所の圧痛や体幹回旋・側屈動作での疼痛は軽快することが多い．その間は痛みのないトレーニングメニューを選別して行わせる．特に効率の良い体幹回旋運動を獲得することが再発防止に重要であり，足部，股関節，体幹，肩甲帯の機能訓練は必須となる．競技復帰までの期間は，筋損傷の程度にもよるが8～12週であり，損傷部位の圧痛の消失と損傷した筋の動的負荷での疼痛消失が復帰の基準となる．

▶ **まとめ**

　野球における脇腹痛として，肋骨疲労骨折，腹斜筋損傷などがあるが，いずれも運動連鎖の破綻による骨盤回旋運動不良に対する代償機能が体幹回旋運動で生じ，局所の強いストレスを生み出した結果と考えられる．投球動作や打撃動作での，効率の良い骨盤回旋運動，体幹回旋運動の獲得を意識して選手の機能改善を図ることが予防として最も重要と考えられる．

文　献

1) 内川英司：疲労骨折の疫学．臨スポーツ医　20：92-98，2003
2) 井上智雄：スポーツと疲労骨折．南江堂，東京，284-287，1990
3) Oneal M, et al：First rib stress fracture and pseudoarthrosis in the adolescent athlete. Clin J Sport Med 19：65-67, 2009
4) 中田善博ほか：バットスイングにより発症した第一肋骨骨折の1例．青森スポ研誌8：20-22，1998
5) 上野　尚：ソフトボールによる第1肋骨疲労骨折の1症例．整スポ会誌6：81-84，1987
6) 内田繕博：スポーツ選手に発症した第1肋骨疲労骨折の2例．JOSKAS 38：789-793，2013
7) 島田憲明ほか：重量挙げ選手にみられた背部痛を主訴とする第1肋骨疲労骨折の2例．日整外スポーツ医会誌25：31-34，2005
8) 大竹伸平ほか：第1肋骨疲労骨折が発症の原因と考えられた胸郭出口症候群の1例．東北整災誌54：48-52，2010
9) 柚木　修ほか：アンダースロー投手の利き腕側肋骨疲労骨折（原因と予防）．日整外スポーツ医会誌　5：27-31，1986
10) 井上智雄ほか：野球選手の利き腕側に発生した肋骨疲労骨折の2症例．臨整外21：1179-1181，1977
11) 池田　勝ほか：投球動作による肋骨疲労骨折の1例．関東整災誌13：20-23，1982
12) 佐藤士郎ほか：肋骨疲労骨折の発生メカニズムについて．日整会誌9：708-718，1991
13) 今井立史ほか：野球選手の投球動作によって発生した肋骨疲労骨折の2例．山梨医学29：222-225，2001
14) Conte SA, et al：Abdominal muscle strains in professional baseball：1991-2010. Am J Sports Med 40：650-656, 2012
15) 宮下浩二：投球動作のバイオメカニクスと運動連鎖　運動連鎖から見た投球動作．臨スポーツ医　29：55-60，2012
16) 長谷川雅一：投球時における前鋸筋断裂の一例．関東整災誌5：563-564，1998
17) 川口　恵ほか：アンダースローによる前鋸筋断裂の1例．臨スポーツ医 19：1371-1373，2002
18) McEntire JE, et al：Rapture of the pectoralis major muscle. J Bone Joint Surg Am 54：1040-1046, 1972
19) 大西誠一ほか：野球の投球動作により生じた大胸筋皮下断裂の1例．関西臨スポーツ医研会誌11：41-43，2001
20) 北村歳男ほか：投球動作により生じた広背筋皮下断裂の1例．整外と災外62：670-673，2013

Ⅵ 野球傷害の病態と治療方針

脇腹痛
－競技復帰と再発予防－

中野達也

▶ はじめに

　野球における脇腹痛については報告が少なく検討段階といえる．しかし実際には比較的競技レベルの高い選手において投球動作および打撃動作に伴う痛みを訴えるケースがみられる．筆者が所属していたプロ野球チームでは2014年10月から2016年9月までの2年間で脇腹痛にて病院を受診した選手は7名，その中で腹部の筋損傷6名，肋骨骨折1名であった．また，ポジション別にみると投手6名で外野手1名であった．しかし，野手においては軽症の場合，病院を受診せずに競技を継続するケースもあり，決して少ないわけではない．脇腹痛は急性発症のパターンが多いが，前駆症状の判断を見逃し重症化するケースも少なくはない．腹部の筋損傷はパフォーマンスが低下した時期に起こるとは限らず，動作の変化が著明に出ることが少ない．おそらく，動作の微妙なタイミングの変化によって発症すると考えられるが，腹部の筋損傷に関する具体的な受傷メカニズムは明らかになっていない．腹部筋損傷後の組織修復過程に関する情報は少なく，画像で修復を確認する程度であり，身体機能に重きを置いたプログラムが必要となってくる．そこで本項では，脇腹痛の中でも多くみられる投球にて発症する非投球側内腹斜筋の筋損傷に焦点を絞り，受傷後の競技復帰や再発予防に関して私見を交えて論じたいと思う．

▶ 発生要因

　選手が痛みを訴える場面は，投球動作におけるfoot plant後にステップ側への骨盤回旋が加速された時期からボールリリースにかけてである．これは非投球側の内腹斜筋が伸長性収縮（等尺性収縮）から短縮性収縮に切り替わり加速するタイミングといえる．トップレベルの選手は骨盤・下部体幹と上部体幹の分離運動が大きいため骨盤ラインと両肩ラインの捻れが大きく，また骨盤の回旋角速度とボールの初速には正の相関関係がある[1]．これを踏まえると，上記のタイミングでの損傷は，特にトップレベルに発生しやすいものと考えられる．さらにリリース前後において股関節の柔軟性不足による骨盤の回旋制限がある場合，代償として体幹の側屈により圧縮剪断ストレスが増強すると考えられる．これらのことから，脇腹痛の中でも内腹斜筋の損傷が多いものと予測される．

▶ 再発予防のための身体機能

1. foot plant後の下肢安定のための股関節可動性

　foot plant時は骨盤の回旋が開始している時期ではあるが，ステップ側の下肢の安定のためには骨盤の回旋に先行した股関節の外転・外旋の分離運動（いわゆる「下半身の割り」動作）が必要となってくる（図1a）．そのことにより骨盤前傾保持，胸椎伸展位が可能となり，その後の体幹回旋動作への準備となる．このために必要な身体機能は股関節の外転・外旋の柔軟性であり骨盤前傾位での腰割りが十分に行えることが必要である．左右の股関節柔軟性を把握する目的で段差を利用して左右それぞれの可動域を確認しつつ柔軟性のセルフチェックを行う（図1b）．また，foot plant後に安定した骨盤回旋運動の支点作りとして殿筋・ハムストリングスを中心とした下肢の支持性を高めることが必要である．投球の実際では，強い伸張性収縮に耐えることが必要であり，急激で強い抵抗

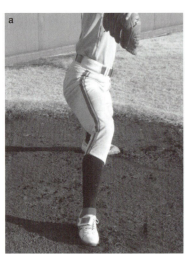
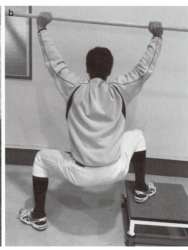

図1 ▶ 股関節の分離運動(a)と段差を用いた腰割(b)

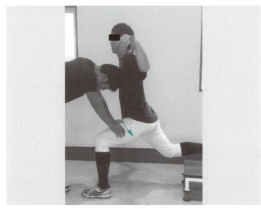

図2 ▶ 股関節近位に急激で強い抵抗

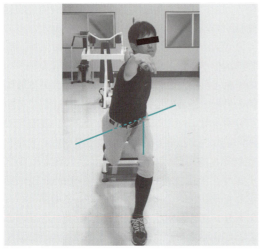

図3 ▶ 大腿骨と両股関節中心を結ぶ線の角度が60°以下

をかけ支持できる能力が必要となる(図2).

2. 加速期からボールリリース前後での股関節可動性

　ステップ脚下肢を安定(大腿と下腿の剛体化)させ骨盤の回旋を行う際,ステップ側の股関節の内転・内旋制限および内旋・内転筋群の機能低下があると,体幹の側屈により非投球側の内腹斜筋に対する圧縮剪断ストレスが増強する.このような投球動作中の股関節可動域に関して,宮下らは投球動作で要求される関節可動域は股関節屈曲位での内転30°としている[2)]ことから,最低限で股関節屈曲90°でステップ足を固定し骨盤の回旋により30°以上の股関節内転をスムーズに行えることが必要である(図3).

3. 骨盤・下部体幹と上部体幹の分離運動

　加速期～肩最大外旋(MER)にかけて骨盤の回旋に対して,上部体幹が遅れることでできる「胸のはり」「腕のしなり」を通過するための機能として,骨盤・下部体幹の剛体化および胸郭柔軟性が重要である.ステップ脚側の腹筋群の遠心性収縮を無理なく行うために必要となる(図4).

▶ 投球負荷とトレーニング負荷

　回復期は患部の修復と胸郭アライメント修正,全身機能改善を段階的に行っていく.患部の回復と機能回復・改善後は投球障害同様に段階的に投

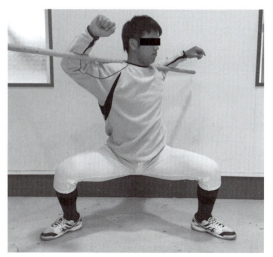

図4▶ 骨盤・下部体幹を固定して胸椎を中心とした回旋運動

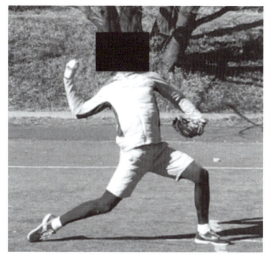

図5▶ いわゆる腹筋が抜けた投球動作

表1▶ 内腹斜筋Ⅱ度損傷の復帰過程例

第一段階 保護期	受傷後 1～2週目	メディカルリハビリテーション
第二段階 訓練前期	受傷後 3～4週目	ジョギング・ランニング開始 腹圧トレーニング開始
第三段階 訓練後期	受傷後 5週目	ネット投げ開始 伸張性トレーニング開始 ダッシュ開始
第四段階 調整期	受傷後 6週目	キャッチボール開始 巧緻性・協調性トレーニング開始 アジリティ開始
第五段階 強化期	受傷後 7週目	強度が強い平地スロー開始 切り返し動作開始 投内連携開始
ブルペン投球		

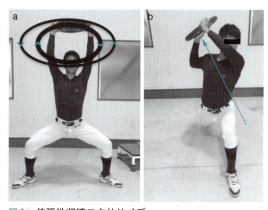

図6▶ 伸張性収縮エクササイズ
a 骨盤・下部体幹を固定させ，プレートを頭上で回す．
b ランジの踏み込み動作と同時にプレートを担ぐ．

球負荷および運動の負荷を増大していく（表1）．全力投球を行うことを前提とした投手の段階的なスローイングプログラムでの留意点は，プログラム初期から強化期までは目線より高い軌道のボールを投げないことである．山なりのボール軌道は骨盤・下部体幹の安定性が低下し，いわゆる「腹筋が抜けた」投球動作を助長するため，投球による回復の評価を判断できないからである（図5）．

スローイングプログラムを開始するにあたっては，画像所見での回復および患部の圧痛・収縮時痛が消失してから行う．ネットスローでは斜めステップ投げ（ステップ足を外に開く）から開始しステップ側への骨盤回旋を軽減した方法を用いて行い，徐々に本来のステップ位置へと戻していくことで，選手自身の恐怖感などを取り払うことが重要である．また，この時期はスローイングプログラムと並行して損傷した筋に対する伸張性収縮エクササイズを行う（図6, 7）．この際，筋には大きな伸張ストレスがかかるため，トレーニング中に

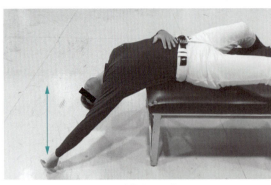
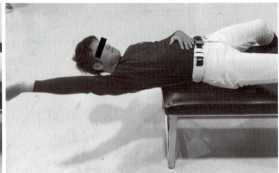

図7▶ 下部体幹を安定させ胸郭をコントロール

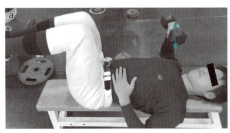
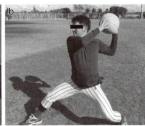

図8▶ 伸張性収縮から短縮性収縮へ切り替えるエクササイズ
a 肩甲骨をフラットベンチから出し，片手でのダンベルプレスを素早く行う（両脚挙上）．
b 投げられたメディシンボールをキャッチして素早く投げ返す．

筋損傷を起こす可能性もあることから，処方する際は筋収縮様式と負荷強度など筋出力特性を把握した上で，回復に応じた方法を選択することが必要である．

プログラム調整期（ネット投げ20m，キャッチボール20m）を開始するにあたっては伸張性収縮時痛が消失していることが条件である．この時期には，伸張性収縮と短縮性収縮の切り替えを素早く行うエクササイズを行う（図8）．また，ステップ脚上での骨盤回旋をスムーズに行えるように，逆傾斜でのシャドーピッチングを行う．その際に体幹の側屈により圧縮剪断ストレスが増強していないかを確認する．

プログラム強化期（ライナースロー40m，平地でのピッチング）を開始するにあたっては伸張性収縮と短縮性収縮の切り替えを素早く行えることが必要であり，全力疾走からの360°の切り返し動作を繰り返し行うことができるようにする．私見ではあるが，切り返し動作は最後まで患部への恐怖感を残すことが多い．この時期に投球数を増やし（100球以上），股関節周囲筋・腹筋群を中心とした投球の持久力回復と筋の回復力を高めることが重要である．この際，股関節・肩甲胸郭などの柔軟性と体幹筋機能が低下しないかを確認しながら進めていくことが必要である．

復帰の際に課題として残るのは傾斜をどのタイミングで行うかである．下肢の支持性，骨盤・下部体幹の剛性，股関節・上部体幹の柔軟性が早い段階で整えば，プログラム初期の後半で傾斜を使った近距離のネットスローも可能ではないかと考える．これは，投球の微妙なタイミングのズレで生じる筋損傷を予防するという観点からは早めに傾斜を使用して連動のタイミングを習得させるという考え方もできるからである．しかし，機能的な問題がある中での傾斜スローは筋損傷を起こす可能性もある．これは，個々の選手およびスローイングプログラム処方者により，適切な判断が必要となってくる．

文　献

1) 渡邊幹彦ほか：投球動作における体幹回旋について（第2法）．日本体育協会スポーツ医・科学研究報告，334-336，1996
2) 宮下浩二ほか：投球動作における股関節運動の検討－第二報－．理学療法学25：354，1998

Ⅵ 野球傷害の病態と治療方針

野球選手の腰部障害
－腰椎分離症と腰椎椎間板ヘルニア－

加藤欽志，大歳憲一，四家卓也，紺野愼一

はじめに

　野球選手のスポーツ障害では，肩・肘関節の障害が注目されることが多いが，腰部障害も決して稀ではない．当科で実施した2013年度の野球肘検診では，過去1年間の腰痛経験者は553名中129名(23.3％)であり，学年別では，小学生10.1％，中学生22.5％，高校生61.3％と学年とともに増加していた．また，体育学部の新入生を対象とした調査では，野球はバレーボールに次いで，競技者の腰痛経験頻度が高く，運動未経験者に対する腰痛経験のオッズ比は3.2であったと報告されている[1]．すなわち，野球選手は，他のスポーツ競技に比較して腰部障害の有病割合が高く，年代とともにその割合は上昇する．野球選手の腰部障害への対応は，年代別に異なる．発育期である小・中学生では，未成熟な脊椎に加わる負荷により，椎弓・椎弓根の疲労骨折（分離症）や終板障害が生じやすく，高校生以降は，椎間板の退行性変化による腰椎椎間板ヘルニアなど神経障害を呈する疾患が増加する．

　本項では，野球選手における腰・下肢痛をきたす腰部障害の診療について，腰椎分離症と腰椎椎間板ヘルニアに対する対応を中心に概説する．

野球選手における腰部障害の評価

1. 問 診

　野球選手の腰部障害に対する評価は，問診により，痛みについての情報と選手が置かれた状況を整理することから開始する[2]．問診によって確認すべき事項を表1に示す．まず，痛みの部位，性状，および発症時期と継続期間を確認する．例えば，中高生で，腰痛が左か右の片側に限局してお

表1 ▶ 問診で確認すべき事項

・疼痛の部位と性状
・発症時期と疼痛の継続期間
・受傷機転と誘因
・疼痛発生時期の練習内容（新しい練習，動作変更の有無）
・疼痛が増悪する姿勢（増悪因子の有無）
・関連症状（特に下肢）の有無
・ポジション
・利き手（投球側，打撃側）
・選手の学年，チーム内の立場
・現在の練習内容
・今後の予定（直近の目標，公式戦の日程）

り，発症から2週間以上経過している場合は，腰椎分離症（疲労骨折）を想定して医療機関受診を考慮する．受傷機転と誘因は，本人が障害に至ったリスク動作を推定し，障害の再発を予防しながら競技復帰するために，最も詳細に問診を行い，把握・分析すべき事項である．特に疼痛が発生した時期の練習内容については必ず確認し，受傷の原因となった動作・練習内容の推定（練習の種類，量，および質）を行う．また，下肢症状などから神経障害の合併が疑われる場合は，早期の医療機関受診を考慮すべきである．選手の学年や立場，今後の練習・試合日程を把握することは，競技復帰時期を明確にした治療計画を立案する上で必ず確認すべき事項である．

2. 医療機関を受診するタイミング

　野球選手における腰部障害の発生頻度は高い．現場では，医療機関を受診するタイミングが常に問題となる．表2は，筆者が現時点で考えている

表2 ▶ 高校生以下の野球選手が医療機関を受診すべき yellow flag sign

以下の項目に2つ以上当てはまる場合には医療機関の受診を勧める

① 腰痛によりプレーに明らかな支障がある
② プレーは可能であるが2週間以上腰痛が継続
③ 腰痛が左か右の片側に限局している(利き手の反対側が多い)
④ 腰椎分離症の家族歴がある
⑤ 夜間や安静時にも腰痛がある

＊腰痛のみでなく下肢痛を伴う場合は上記の条件にかかわらず医療機関の受診を勧める.

表3 ▶ 大学生以降の野球選手が医療機関を受診すべき yellow flag sign

以下の項目に2つ以上当てはまる場合には医療機関の受診を勧める

① プレーに明らかな支障がある
② プレーは可能であるが3週間以上症状が継続
③ 腰椎可動域(前屈と後屈)の明らかな制限
④ Kemp手技陽性
⑤ SLRの左右差(or 70°未満で下腿以下まで放散痛が出現)
⑥ 徒手筋力検査での下肢の筋力低下(あるいは跛行)
⑦ 下肢の知覚障害
⑧ 下肢深部反射(膝蓋腱反射,アキレス腱反射)の左右差
⑨ Mann試験陽性
  ＊早急な診断を望む場合
  ＊早急なプレー復帰を望む場合(ブロック療法の適応と判断した場合など)は上記を満たさなくても受診を勧める

Kemp手技:患者の膝関節の伸展を保持させて,体幹を患側に側屈させたまま後屈する.患側の下肢痛が誘発された場合を陽性とする.腰痛のみ誘発された場合は陰性とする.
SLR (straight leg raising):患者を仰臥位とし,一方の手で患者の踵を包み,もう一方を膝関節を完全伸展させて下肢を挙上する.症状誘発の有無を確認し,最大挙上角度を計測する.
Mann試験:両足を前後(前足の踵と後足のつま先をつける)にして起立してもらい,本人が安定したと判断したところで閉眼してもらう.体幹が動揺し,10秒以内に足部の位置が少しでもずれた場合を陽性とする(筆者が野球選手に対して暫定的に用いている基準).
(文献3より引用改変)

高校生以下の野球選手が医療機関を受診すべき基準である.この年代では,骨癒合可能な病期の腰椎分離症(疲労骨折)を早期に検出することが特に重要である.特に中学生以下の骨癒合可能な病期の腰椎分離症に対しては練習中止を含めた,可能な限り骨癒合を目指した治療を考慮する必要がある.一方,プロ野球の選手に対しては,球団コンディショニング部門と連携し,医療機関受診の目安として,表3のような基準を設けている[3].大学生以降は,発育期と異なり,神経障害を伴う脊椎疾患・腰部障害を早期に検出することが重要である.この年代で,競技レベルの野球を継続している選手は,選手自身が腰部障害に対するセルフケアを身につけていることがほとんどである.しかし,レギュラーポジションを争う状況では,神経障害を自覚していながらもプレーを継続している場合があり,現場のスタッフは注意深い観察が必要である.

3. 身体所見の評価

まず,疼痛が誘発される姿勢・動作(脊柱所見)を評価する.すなわち,腰椎屈曲(客観的評価としてfinger floor distance:FFDも測定),伸展,側屈,Kemp手技(側屈と伸展)における症状誘発の有無について評価し,プレー中の動作との関連を検討する.屈曲時腰痛は,椎間板内圧の上昇に由来する椎間板性の疼痛や,脊柱起立筋の筋緊張増加による筋・筋膜性の疼痛である可能性がある.伸展時腰痛は,椎間関節あるいは分離部由来の疼痛が示唆され,回旋が加わった複合動作でさらに腰痛が増悪する場合が多い.側屈時痛や全方向性の疼痛,あるいは安静時痛は,椎弓根骨折や横突起の骨挫傷など,腰椎の外傷が示唆される[4].腰椎の外傷では,受傷早期の局所安静が治療期間の短縮につながるため,できるだけ早期の画像検索(特にMRI STIR画像)を行う必要がある.次に,触診で疼痛を自覚している範囲と圧痛点を評価する.特に,発育期における片側性に限局した腰痛と棘突起のpin point tendernessは,腰椎分離症を疑うべき重要な所見である[5].また,筋・筋膜付着部の圧痛の評価(腰椎の動きを出さないように筋・筋膜のみに圧負荷を加える)は,屈曲時腰痛における椎間板性の疼痛と筋・筋膜性の疼痛の鑑別に有用である.

神経学的所見として,下肢の筋力,知覚および深部反射を確認する[2,3].筋力低下,知覚異常,

および反射の左右差などが認められた場合には，早期の医療機関受診が必要である．しかし，選手がレギュラーポジションを激しく争っている状況では，選手自身が運動麻痺などの神経障害を自覚し，徒手筋力検査で明らかな筋力低下が認められる場合でも，巧妙に適応し，現場スタッフに症状を伝えずにプレーを継続している場合がある．筆者の経験では，下肢の神経症状を抱えながらプレーを継続していた選手が，全力疾走のランニング時(特にベースランニング)に跛行を呈したことにより，現場スタッフに異常を指摘されることが多い．重篤な腰椎疾患を見逃さないためには，選手が必ずしも障害を自己申告するとは限らないことを前提におき，投球・守備・打撃のみならず，ランニング時の選手の動作にも注意を払うことが重要である．野球選手の腰部障害において，高度の麻痺や膀胱直腸障害を伴うことは極めて稀ではあるが，もし認められた場合は，手術療法の適応である．

4. 可動性と筋タイトネスの評価

腰椎以外も含めて隣接部位の可動性を評価する．具体的には，下肢伸展挙上(straight leg raising：SLR)テスト，トーマステスト，踵殿間距離(heel buttock distance：HBD)，股関節内外旋可動域，および胸椎可動域を評価する．筆者は，診察中にSLRテスト70°未満，HBD 0cm以上，股関節内旋角度30°未満などの所見が認められた場合には，筋の相反抑制を利用し筋タイトネスの影響を評価している[3]．本手技により，筋弛緩が得られた後で再度脊柱所見を評価し，主訴となる疼痛が改善するか否かを評価する．症状の改善が得られた場合には，同筋のタイトネスが病態に関与していると判断する．例えば，屈曲時腰痛の場合，ハムストリングスの柔軟性低下による骨盤前傾制限や胸椎部の屈曲可動性低下が腰椎の過剰な屈曲を引き起こし，疼痛を増悪させている場合がある．同様に伸展時腰痛の選手では，腸腰筋・大腿四頭筋のタイトネスに伴う股関節の伸展可動域低下，胸椎・胸郭の伸展可動域低下などの問題点がないか評価する．腰椎回旋時に腰痛を呈する選手では，股関節の回旋可動性低下と胸椎・胸郭の回旋可動性低下に注意する．この手技はセルフスト

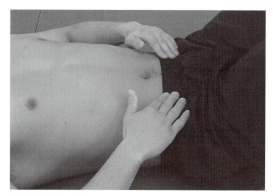

図1▶ドローイン

レッチの指導を行う際にも有用である．筋弛緩後の症状の変化を体験させることにより，選手本人にストレッチの重要性を再認識させ，モチベーションを高める役割がある．

5. 体幹安定性の評価

選手における体幹部の機能評価は，前述した「可動性」だけでなく「安定性」に関しても評価する必要がある．腰部障害の選手に対する体幹安定性の評価には，腰椎の安定化にかかわる腹横筋の収縮運動から開始する．患者を仰臥位とし，上前腸骨棘から約2cm内側，かつ約2cm尾側を触れて，息を吐きながらの腹部の引き込み動作(ドローイン)を指示する(図1)．腹横筋の収縮は，触診でも確認可能であるが，エコーを用いて選手自身に直接筋収縮を確認させ，視覚的なフィードバックを行うと，同動作の習得がより容易となる．ドローインが可能となれば，次に，腹斜筋群を含めた腹壁筋群をすべて協同収縮させ，腹部を固める動作(ブレーシング)を指示する．筆者は，ブレーシングによる効果的な体幹安定化ができているかどうかの判断にSahrmann core stability test(以下SCSテスト)を用いている(図2)[7,8]．SCSテストは，ブレーシング下で下肢挙上動作を行い，腰椎のneutral positionの維持の可否で評価する方法であり，筆者はレベル3未満でneutral positionを保持できない場合を体幹不安定性ありと評価している．本来は，実際のプレーやパフォーマンスと連携した状況で，動的な評価を行うべきであるが，現状では，野球に限らずスポーツ動作中の体

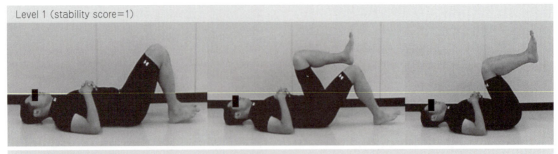
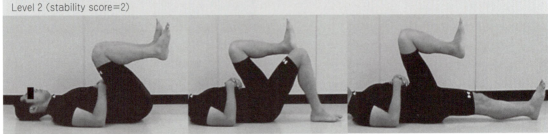
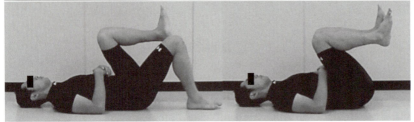
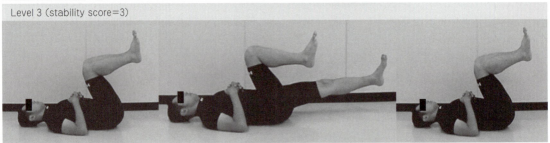

図2 ▶ Sahrmann core stabiity test
Level 1（stability score=1）：膝を曲げた仰臥位で腰椎前彎部に手を置き，ドローインを行わせて，圧をかけて維持させ，圧を手で触知する．その後，片側ずつ股関節を100°まで屈曲させ（膝関節は楽な任意の角度でよい），さらにもう一方の股関節も同様の位置まで屈曲させる．課題中に圧が保たれていれば成功とみなす．次のレベルからはこの肢位がスタートポジションとなる．
Level 2（stability score=2）：スタートポジションから，一側下肢の踵をゆっくり床に下ろし，踵を滑らせながら膝を完全伸展させる．その後，スタートポジションに下肢を戻す．
Level 3（stability score=3）：スタートポジションから，一側下肢の踵を床上12cmまでゆっくり床に下ろす．その後，踵を浮かせたまま膝を完全伸展させ，スタートポジションに戻す．

幹安定性を定量化する方法は確立されておらず，今後の課題といえる．

通常SCSテストは両上肢下垂位で行うが，野球選手に対しては，両上肢挙上位で脊柱に伸展モーメントを加えた状態での評価も追加する．両上肢挙上により，1段階以上レベルが低下する場合は，胸椎・胸郭あるいは肩甲帯の可動域制限の代償による腰椎伸展ストレスが存在すると判断する．SCSテストは，それ自体が体幹安定性を獲得するための基礎トレーニングにもなるため，最低

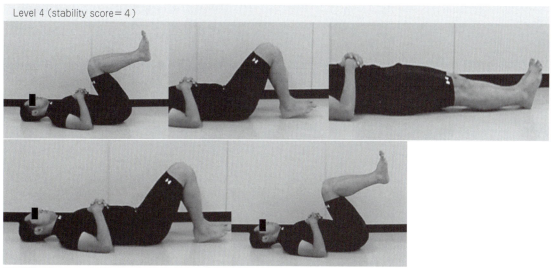

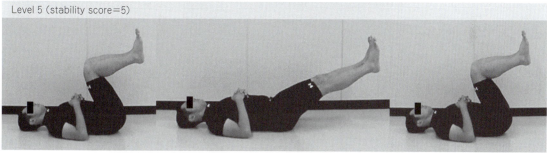

図2 ▶ つづき
Level 4(stability score=4):スタートポジションから,両側下肢の踵をゆっくり床に下ろす.踵を滑らせながら膝を完全伸展させる.その後,スタートポジションに下肢を戻す.
Level 5(stability score=5):スタートポジションから,両側下肢の踵を床上12cmまでゆっくり床に下ろす.その後,踵を浮かせたまま膝を完全伸展させ,スタートポジションに戻す.

でもレベル3以上可能となるように指導する.

6. 医療機関における各種ブロックによる評価

腰部障害の確定診断には各種ブロックによる疼痛分析が有用である(図3).神経根障害に対する神経根ブロック,椎間関節性腰痛に対する椎間関節ブロック,および腰椎分離症に対する分離部ブロックなどが適応となる.各種ブロックは治療を兼ねており,特に神経根障害による下肢痛に関しては,神経根ブロック後に症状が劇的に改善する場合がある[3,9,10].椎間関節ブロック高位の決定には,本人によるone finger(指1本で指し示すこと)での疼痛部位の指示と,触診による圧痛部位から決定する.選手本人がブロックを希望せず,リハビリテーションなどの非侵襲的な保存療法で治療・復帰が可能と判断される場合には,無理には行わない.各種ブロックは,ブロック当日と翌日のみ練習を完全休養にし,回数に関しては,基本的に3回を上限としている.

7. 画像診断のポイント

腰部障害の画像診断の基本は,腰椎の単純X線写真である.筆者は受診基準を満たしている野球選手に対しては,単純X線写真に加えて,初診時より積極的にCTとMRI検査を行っている.近年は,スポーツによる腰部障害においてMRIのT2強調脂肪抑制画像(あるいはSTIR画像)の診断価値が高いことが報告されている[11,12].分離症(疲労骨折)の早期診断,急性腰痛症に含まれる外傷性の病態,椎間板・終板での炎症像の評価など,

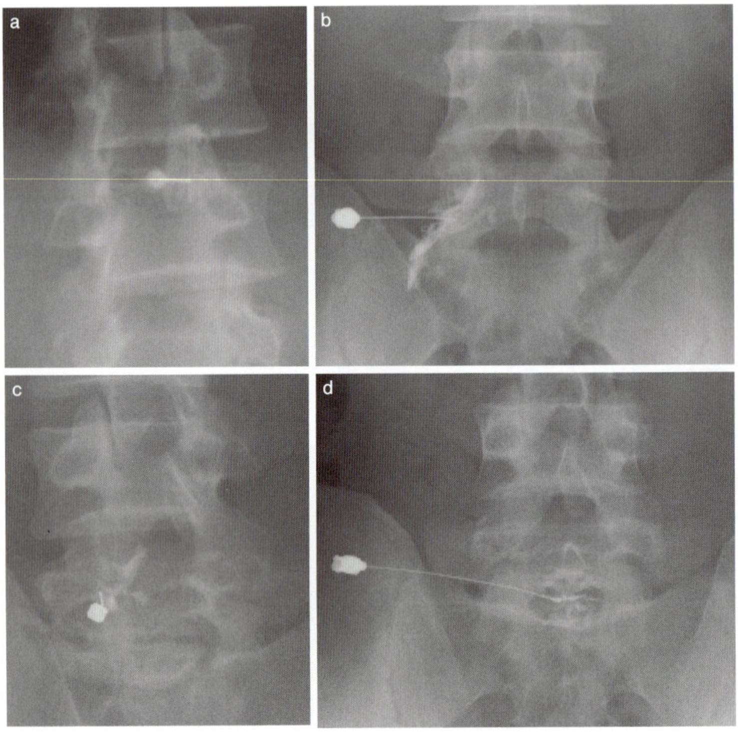

図3 ▶ 各種ブロックによる疼痛分析
a 椎間関節ブロック
b 神経根ブロック
c 分離部ブロック
d 椎間板ブロック

多くの情報が得られる．しかし，一般的な撮像法は椎間板周囲の評価が中心で，椎弓根を通過するスライスが撮像されていないことが多い．そのため，特に成人期の新規発症分離や椎弓根疲労骨折などが見逃される場合がある．筆者は，通常のT1・T2強調画像に加え，STIR画像を追加し，冠状断像と横断像で，横突起・椎弓根・仙骨および仙腸関節を通過するスライスを必ず撮像し評価している．腰椎CTは，発育期における終板障害(限局性後方終板障害)，分離症の骨癒合判定，およびハイレベルな青年期以降の選手における椎間関節の骨棘・黄色靱帯骨化など，病態に合わせて積極的に活用されるべき画像検査である．特に発育期の選手で腰椎椎間板ヘルニアを疑う症例では，限局性後方終板障害を鑑別するために，腰椎CTの撮像は必須である．

伸展時の腰痛を呈する場合，腰椎分離症の精査は必須である[11]．特に腰痛が片側で局部に限局する場合は，腰椎分離症の可能性が高い．分離はL5高位に圧倒的に多いが，強度の高い練習を行っている野球選手では，L2〜4の上位腰椎の分離も少なくない．発育期における片側優位の背部痛では，安易に筋・筋膜性の痛みと考えず，詳細な検査が必要である．治療方針の決定には，腰椎CTとMRI STIR画像を用いた西良らのプロトコルが非常に有用であり，硬性コルセット治療による癒合に要する期間と骨癒合率が示されている(表4)[5]．

小学生では，終末期を除いて，原則として骨癒合を目指す治療を選択する．この年代では，終末期に至った場合に分離すべりに移行する確率が高いためである．中学生では，目標とする大会やトレーニング期を考慮して骨癒合を目指すか否かを決定するが，基本的には骨癒合を目指す治療を優先する．中学校3年生の進行期分離では，直近の大会をスポーツ用軟性装具で乗り切り，大会終了後に骨癒合のための治療に移行するかどうか再評

▶ 腰椎分離症

1. 高校生以下(発育期腰椎分離症)の治療方針

発育期の野球選手で，2週間以上継続する腰椎

表4 ▶ 西良らの発育期分離症の病期分類

CTでの病期判断		癒合率	癒合期間
初期		94%	3.2ヵ月
進行期	MRIでの椎弓根浮腫 ＋	64%	5.4ヵ月
	MRIでの椎弓根浮腫 －	27%	5.7ヵ月
終末期		0%	

注1：対側に陳旧性終末期分離がすでにある場合の癒合率は約半分となる．
注2：一般にL3，L4，およびL5の片側分離の癒合率は高いが，両側L5分離の場合は，初期でも癒合率は70%程度と低くなる．
（文献5より引用改変）

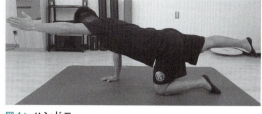

図4 ▶ ハンドニー
胸椎軽度伸展・肩甲骨内転位とする．腰椎は neutral position で，ドローインを行う．上肢挙上時は同側の腹横筋，下肢挙上時には反対側の腹横筋の活動が増加する．
（文献2より引用）

図5 ▶ バックブリッジ
a 基本姿勢．
b 基本姿勢から上肢を胸の上に置き支持面を狭めて背面筋の負荷量を増加．
c 下肢挙上を加えて負荷量を増加．腹横筋収縮が不十分の場合，骨盤の回旋が生じる．
d 上肢挙上位にて胸椎伸展モーメントを増加させる．

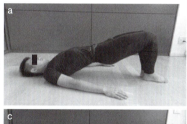
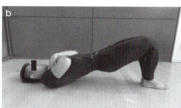
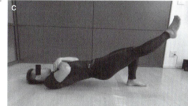
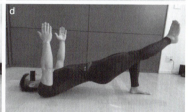

価を行う場合もある．高校2年生以降では進行期分離であっても，終末期分離に準じた対応，すなわち薬物療法や分離部ブロックによる疼痛管理を行い，早期の競技復帰を目指す場合が多い．

2. リハビリテーションの進め方と注意点

骨癒合を目指す場合には，伸展・回旋を制動する硬性コルセットを使用する．運動は体育の授業も含めて完全に停止する．運動休止と装具装着のコンプライアンスが，骨癒合の鍵であり，治療の目的や見込み期間を丁寧に説明し，本人，家族および指導者の理解を得ることが重要である．

硬性コルセット装用開始後より，股関節の可動域改善訓練（他動運動のみならず，自動運動での可動域も十分に確保する），下肢のストレッチ，および肩甲・胸郭のストレッチを許可する．また，前述のドローインとブレーシングの習得後に，スタビライゼーションエクササイズを開始する．硬性コルセット装用期間は，ローカル筋優位のエクササイズを基本とし，ハンドニー（図4）[2]とバックブリッジ（図5）を好んで指導している．コルセット装用開始後3ヵ月目に骨癒合評価のための腰椎CTを撮像するが，骨癒合が確認されても，競技復帰に向けてのコルセット除去基準（表5）[2]を満たさない場合には，コルセットの完全除去を認めていない．一方，初期分離で早期復帰を希望する場合，除去基準を満たし，治療開始から1～2ヵ月後のMRI STIR画像で，骨髄内高信号変化が消失していれば，CTによる骨癒合の確認を待たずに軟性装具に変更して練習に復帰させる場合もある．その場合も，治療開始から3ヵ月後に腰椎CTで骨癒合を評価する．大場らは，1ヵ月ごとにMRI評価を行いながら早期復帰させ

表5 ▶ 腰椎分離症におけるコルセットの除去基準

大基準
① 腰椎前屈・後屈・Kemp 手技による疼痛の消失
② 局所圧痛の消失
③ Sahrmann core stability test でレベル 3 以上

小基準
④ FFD 0cm
⑤ HBD 0cm
⑥ 原因となった動作(不良)の改善

大基準はすべて満たすことを原則とする.
小基準はすべて満たすことが望ましいが選手に応じて判断する.
FFD (finger floor distance), HBD (heel buttock distance)
(文献2より引用)

表6 ▶ 腰椎分離症(疲労骨折)を再発しやすい選手の特徴

・立位時の過度の腰椎前弯-骨盤前傾アライメント
・下肢タイトネスの遺残
・不十分な体幹安定性
・股関節周囲筋群(特に股関節伸展・外旋筋群)の機能低下
・動作不良(投球動作やバッティング動作など)が未解決
・復帰に向けての練習量がコントロールできていない
・本人-現場スタッフ-医療機関における連携不足

注:再受傷が疑われる場合は,早期の医療機関受診を促し MRI で早期診断を行うことで治療期間を可能な限り短縮する.

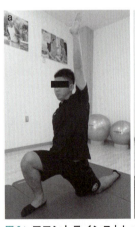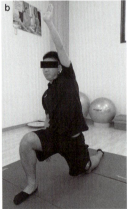

図6 ▶ フロントラインストレッチ
a 腰椎伸展は抑え,股関節伸展を行う.ストレッチ側の上肢を挙上して,上方へ突き上げる.
b ストレッチ側の対側へ体幹を側屈させることにより,ストレッチ効果を強化できる.
(文献2より引用改変)

た中学生の初期分離のうち,75%の症例で治療開始から3ヵ月目のCTで骨癒合が得られたと報告している[13].野球は分離症発生リスクが高い競技であり,早期復帰させた場合には,特に注意深く経過を観察する必要がある.軟性装具への変更後は,疼痛の再燃に注意して,徐々に運動強度を上げるようにする.原因となった動作が明らかである場合には,その動作は,可能な限り骨癒合確認後に行うこととする.特にバッティング動作に関しては,コルセットを装着させたままで,骨盤回旋動作を行わせ「腰を回す」のではなく,股関節を使って「骨盤を回し,腰は固める」という動作指導を行う場合もある.

また,骨癒合後の競技復帰の過程で,約4分の1の選手で,疼痛の一過性の再燃を認め,復帰スケジュールの調整が必要であったとする報告もある[14].著者らが考える再発しやすい選手の特徴を表6にまとめた.

腰椎分離症の再発予防には,腰椎の伸展と回旋動作が,関節突起間部(分離部)に対する力学的負荷を増大させることに留意し,この負荷を極力軽減させるような対応が必要となる.すなわち,障害椎高位の安定化,腰椎の過度の前弯の矯正と骨盤後傾の誘導,および,胸椎・胸郭や股関節・下肢などの隣接部位の可動性の獲得に努める.特に,腸腰筋・大腿四頭筋のタイトネスに伴う股関節の伸展可動域低下,胸椎・胸郭の伸展可動域低下がある場合には,著者らは両者を同時にストレッチするフロントラインストレッチを好んで処方している(図6)[2].また,立位時に過度の腰椎前弯-骨盤前傾が認められる選手では,ボディイメージの修正や股関節伸展・外旋の単関節運動エクササイズを行うことにより,股関節伸展・外旋筋群を促通し,腰椎-骨盤部アライメントを修正する.一般的に,これらの機能訓練により,疼痛改善とパフォーマンスの向上が期待できるが,一部の選手においては,腰椎-骨盤部アライメントの変化により,パフォーマンスに負の影響を与えてしまうことがある.このような場合は,患者自身やアスレティックトレーナー,指導者などの専門職と連携しながら運動療法を処方する必要がある.また,医療現場において,十分な身体機能が

獲得できても，実際に競技に復帰した後に一過性に疼痛が再燃する場合がある．特に，発症原因と考えられる動作（投球やバッティング動作など）の開始時は注意する必要があり，痛みを引き起こさないように段階的に強度を増加させる．しかし，医療従事者による現場での評価には限界があるため，選手自身に脊柱所見やタイトネスのセルフチェックができるように指導し，疼痛の急激な増強時や継続時（1週間以上）には，医療機関への再診を指示する．

3. 大学生以上（終末期分離症）の治療方針

大学生以降の腰椎分離症は，ほとんどが発育期に発症し偽関節に至った終末期分離である．無症状の選手が多いとされるが，慢性的な腰痛や，偽関節となった分離部の滑膜炎や骨棘（bony ragged edge）による神経根障害により殿部・下肢痛を呈する選手も存在する．筆者が担当したプロ野球選手61名のうち，終末期分離を有する選手は19名（31%）であり，そのうち半数の選手は入団前に腰痛による医療機関受診歴がなかったが，残りの半数はプロ入り後に，最低1回はプレーに支障がある1週間以上の腰痛を自覚していた．これらの選手の特徴は，入団前に分離症で医療機関受診歴がある，椎間板変性や分離すべりの合併率が高い，および調査時に身体機能障害（下肢タイトネスや体幹安定性など）を有するの3項目であった．すなわち，椎間板変性を有し，身体機能障害が認められる選手は有症状化しやすいといえ，特に注意する必要がある．

大学生以降は，分離部ブロック，神経根ブロック（下肢症状を伴う場合），体幹安定性獲得のための各種運動療法，そしてタイトハムストリングスを含めた下肢柔軟性の獲得が治療の中心となる．また，野球特有の動作による腰部への影響も評価する．例えば，オーバーハンドスローの投手で，リリース時の肩外転角度が，好調時に比較してわずかに低下している場合，その変化を，脊柱の側屈と伸展で代償するため[3]，分離部に加わる伸展・回旋ストレスが増大する可能性がある．また，大きくインステップする投手では，体幹の大きな回旋が要求されるため，分離部に加わる回旋ストレスが増大する可能性がある．身体機能だけではなくこのような動作の特徴にも留意する必要がある．

近年，ハイレベルなアスリートでは成人でも新鮮腰椎分離症を発症する場合があることが報告されている[14]．成人の新鮮腰椎分離症は，単純X線とCTのみでは診断困難であり，MRIのSTIR画像が診断に有用である．このような場合は，発育期の新鮮分離に準じ治療を行うが，現実的には，疼痛管理を行いながら，早期復帰を目指す場合が多い．

▶ 腰椎椎間板ヘルニア

1. 高校生未満

腰椎の前屈制限と，SLRテストによる下肢痛（坐骨神経痛）の誘発が特徴的な身体所見である．高校生未満，特に中学生以下の選手で，腰痛と腰椎不撓性が生じ，腰椎椎間板ヘルニアを疑われた場合には，腰椎CTにて限局性後方終板障害を鑑別する必要がある．終板障害と診断された場合は練習・運動をいったん中止し，腰椎軟性装具を装着する．解離骨片の骨癒合が得られなくても症状が改善する選手がいる一方で，保存療法に抵抗する選手も存在する．下肢症状が強い場合には，ハムストリングスのタイトネスが残存し，競技復帰に影響を与えるため，早期の手術療法も選択肢となる[16]．

腰椎椎間板ヘルニアの治療の基本は保存療法である．薬物療法は，NSAIDsやプレガバリンなどの抗てんかん薬を第一選択としている[17]．診断も兼ねて行う神経根ブロックが著効する場合があり，積極的に試みて良い治療法と考えている．発育期の選手に対して治療目的の神経根ブロックを行う場合は，恐怖感を与えないよう，放散痛を与えない safe triangle 法を採用している[18]．脱出型のヘルニアでは，吸収・消失が期待されるため，麻痺などの重篤な神経障害が出現しないかぎり，保存療法を最低3ヵ月継続する．手術療法を考慮する時期は，発症からどの程度の時期が良いかという明確なエビデンスは少ない．腰椎椎間板ヘルニアの大規模多施設研究であるSPORT studyでは6ヵ月，Janssonらは6ヵ月，Nygaardらは8ヵ

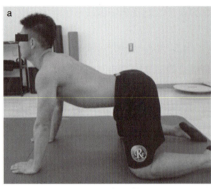
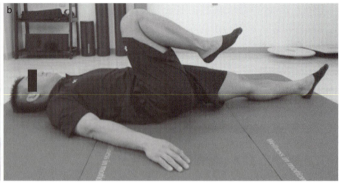

図7▶ dogストレッチ(a)と腸腰筋エクササイズ(b)による骨盤前傾誘導
a 頸椎，胸椎，腰椎および骨盤まで全体で伸展のカーブを形成することを意識して行い，骨盤の前傾を誘導する．
b 仰臥位で腰椎neutral，骨盤前傾を維持した状態で，自動運動で股関節を最大屈曲させて，腸腰筋の筋出力を発揮する．腸腰筋の自動収縮により，骨盤の前傾を誘導する．
（文献2より引用）

月，そしてNgらは，12ヵ月の症状継続期間を境として，手術後の成績が劣ると報告している[19〜22]．筆者は，薬物療法に加えて，可能であれば3回の神経根ブロックを試み，十分な保存療法を行っても疼痛の改善が得られず，治療開始から半年以上経過した選手に対しては手術も選択肢として考慮している．野球選手特有の注意点としては，投手におけるステップ脚側の下位腰部神経根障害例(右投げ投手であれば，左のL5またはS1神経根障害)で，高度のSLR制限をきたしている場合には，投球フォームへ影響が大きく，早期手術を考慮する必要があると考えている[3]．また，画像所見ではスポーツ選手の手術例に多いとされる外側陥凹狭窄の合併に注意し，手術適応の判断が遅れないようにしている[23]．

2. 大学生以上

大学生以降も，治療は保存療法が中心となる．一方で，MLBにおける調査によると，腰椎椎間板ヘルニアを罹患した投手29名中20名(69%)が手術治療を選択し，全選手が競技復帰したと報告されている[24]．復帰までの平均期間は手術群が診断から8ヵ月，保存療法群が6ヵ月であった．この報告では，手術群で復帰後の競技成績が劣るとされているが，25年間分の調査にもかかわらず，最終的に把握できた症例数が29名と少ない．この調査は，データ収集の手法(新聞記事，球団の公式発表，選手プロフィールなどからデータベースを作成)から推察すると，手術に至った重症例を中心に収集され，大部分の軽症例を把握できていないという重大な選択バイアスが存在する可能性がある．一方，本邦におけるプロ野球選手を対象とした調査では保存的治療でほとんどの選手が競技復帰可能であり，手術に至る選手は麻痺などの重篤な神経障害を合併したわずかな症例に限られると報告している[9,25]．

3. リハビリテーションの進め方と注意点

腰椎椎間板ヘルニアの選手に対するリハビリテーションでは，保存療法，手術療法を問わず，椎間板内圧の過剰な上昇を避けることと，神経症状を悪化させないようにタイトネスの解除を行うことが重要である．椎間板内圧は，立位より腰椎前屈，座位にて増大し，単純な屈曲や回旋よりも複合動作(屈曲+回旋)が，線維輪に対してより強い剪断力をもたらすとされている[26]．リハビリテーションでは，骨盤前傾を保ち，椎間板内圧の上昇をきたさない安全域を確保しながら徐々に強度を上げていく．例えばスクワット動作では，適切な腰椎のneutral position・骨盤前傾位を維持できるように，重量や回数，およびスクワット動作の深さを調整する．

椎間板ヘルニアを有する選手に対して，筆者らは腰椎伸展・骨盤前傾位を誘導する手段として，dogストレッチや腸腰筋エクササイズを用いている(図7)[2]．坐骨神経痛を有する選手では，神経

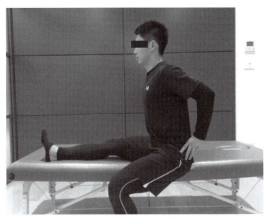

図8▶ 腰椎前弯を維持したハムストリングスストレッチ
股関節屈曲90°の長座位(図は右下肢のみのストレッチ)の状態で,骨盤の前傾を誘導する.腰椎の生理的前弯を維持することにより,椎間板内圧を上昇させずにハムストリングスのストレッチが可能である.

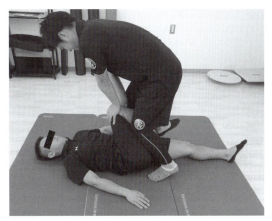

図9▶ 大殿筋ストレッチ
股関節を屈曲,内転させた上で,大腿骨軸に垂直方向に押し込むことにより,大腿骨頭を後外側にスライドさせて大殿筋をストレッチさせる.
(文献2より引用改変)

症状の改善後もSLRテストでの挙上制限が残存することがある.このような選手に対してSLR動作や腰椎前屈によるハムストリングスのストレッチを行うと,神経症状が再燃する可能性がある.著者らは,長座位で,骨盤前傾を誘導するエクササイズを指導している.このエクササイズでは,腰椎の生理的前弯が維持されるため,椎間板内圧を上昇させずにハムストリングスのストレッチが可能である[27](図8).また大殿筋のタイトネスがある場合には,他動的に大殿筋のストレッチを行う(図9)[2].

おわりに

野球選手における腰部障害の評価と治療について概説した.腰部障害の対応は,年代別に注意点が異なる.また,各選手の身体的・心理的特性や競技環境によって,柔軟に対応を変える必要がある.治療にあたっては,疼痛緩和のみにとらわれず,早期復帰とパフォーマンスの維持を考慮した治療計画の立案が求められる.

文献

1) Hangai M, et al : Relationship between low back pain and competitive sports activities during youth. Am J Sports Med 38 : 791-796, 2010
2) 加藤欽志ほか:体幹-腰部障害からのスポーツ復帰.総合リハ 44:581-586, 2016
3) 加藤欽志ほか:プロ野球選手の腰下肢痛に対する診断と治療.Locomotive Pain Fronti 3:92-99, 2014
4) 加藤欽志ほか:整形外科最前線 あなたならどうする?.臨整外 50:51-54, 2015
5) 西良浩一ほか:発育期腰椎分離症 偽関節症化予防とpainful偽関節分離治療.整・災外 55:53-64, 2012
6) 金岡恒治:スポーツと腰椎椎間板障害.脊椎脊髄 24:867-872, 2011
7) Faries MD, et al : Core training : Stabilizing the confusion. Strength Cond J 29 : 10-25, 2007
8) 大久保 雄ほか:体幹筋力 器具を用いた筋力評価法.臨スポーツ医 28:76-81, 2011
9) 高橋 塁:プロ野球選手の腰痛管理とコンディショニング.臨スポーツ医 30:753-763, 2013
10) 中前稔生ほか:アスリートにおける腰椎椎間板ヘルニアの保存療法.臨スポーツ医 30:773-779, 2013
11) 西良浩一:スポーツに伴う腰痛.腰背部の痛み,南江堂,東京,2009
12) Campbell R, et al : Sports-related disorders of the spine and sacrum. Essential Radiology for Sports Medicine, Springer-Verlag, New York, 217-240. 2010
13) 大場俊二:腰椎疲労骨折の治療と復帰 治療開始3ヵ月が重要.日整外スポーツ医会誌 34:312-321, 2014
14) Sakai T, et al : Conservative Treatment for Bony Healing in Pediatric Lumbar Spondylolysis. Spine (Phila Pa 1976) 42 : E716-E720, 2017
15) Tezuka F, et al : Etiology of adult-onset stress fracture in the lumbar spine. Clin Spine Surg 30 : E233-E238, 2017

16) Miyagi R, et al : Persistent tight hamstrings following conservative treatment for apophyseal ring fracture in adolescent athletes : critical appraisal. J Med Invest 61 : 446-451, 2014
17) 加藤欽志ほか：【これが私の腰痛治療戦略】腰痛の薬物治療．MB Orthop 25(7)：39-44，2012
18) Bogduk et al : Selective nerve root blocks. Interventional Radiology of Musculoskeletal System, Wilson DJ. ed, 121-132, 1995
19) Rihn JA, et al : Duration of symptoms resulting from lumbar disc herniation : effect on treatment outcomes : analysis of the Spine Patient Outcomes Research Trial (SPORT). J Bone Joint Surg Am 93 : 1906-1914, 2011
20) Nygaard OP, et al Duration of leg pain as a predictor of outcome after surgery for lumbar disc herniation : a prospective cohort study with 1-year follow up. J Neurosurg 92(2 Suppl) : 131-134, 2000
21) Jansson KA, et al : Health-related quality of life in patients before and after surgery for a herniated lumbar disc. J Bone Joint Surg Br 87 : 959-964, 2005
22) Ng LC, et al : Predictive value of the duration of sciatica for lumbar discectomy. A prospective cohort study. J Bone Joint Surg Br 86 : 546-549, 2004
23) 野村和教ほか：スポーツ選手の腰椎椎間板ヘルニア．脊椎脊髄ジャーナル 24：873-878, 2011
24) Roberts DW, et al : Outcomes of cervical and lumbar disk herniations in Major League Baseball pitchers. Orthopedics 34 : 602-609, 2011
25) 奥田晃章ほか：プロスポーツ選手の腰部障害と治療．MB Orthop 19(9)：29-37，2006
26) Schmidt H, et al : Intradiscal pressure, shear strain, and fiber strain in the intervertebral disc under combined loading. Spine 32 : 748-755, 2007
27) 吉本三徳ほか：アスリートの筋・筋膜性腰痛の病態と治療．関節外科 35(5)：46-53，2016

Ⅵ 野球傷害の病態と治療方針

股関節痛(鼠径部痛),ハムストリング肉離れによる動作への影響と対策

仁賀定雄,畑中仁堂

股関節痛(鼠径部痛)

▶はじめに

スポーツ選手に生じる股関節痛(鼠径部痛)に対して,これまで多くの国でさまざまな診断・治療が試みられてきたが,今でも病態や診断,治療法は確立していない.筆者らはこれまで,器質的疾患が認められない股関節痛(鼠径部痛)を「上半身～下半身の可動性・安定性・協調性に問題を生じた結果,骨盤周囲の機能不全に陥り運動時に鼠径周辺部にさまざまな痛みを起こす症候群(鼠径部痛症候群:GPS)」と定義して診断・治療・リハビリテーション・予防を行ってきた.しかし現在では多くの器質的疾患もまた機能不全の結果生じると考えている[1~3].股関節痛(鼠径部痛)を生じた選手は,股関節痛(鼠径部痛)を生じる前に何らかの原因で機能不全を起こし,機能不全の状態でプレーを続けることによって痛みや器質的疾患を生じると考えられる.GPSを「何らかの理由で生じた全身的機能不全が鼠径周辺部の器質的疾患発生に関与し,運動時に鼠径周辺部にさまざまな痛みを起こす症候群」という新たな概念で定義し直すことで,機能不全が関与する器質的疾患を含めた股関節痛(鼠径部痛)の診断・治療・リハビリテーション・予防がさらに進化すると考えている.

筆者らが提唱する股関節痛(鼠径部痛)の病態と診断,治療,予防は,全身の機能不全から局所の痛みと器質的疾患が生じるという考え方であり,機能不全を評価して修正することが重要である.

器質的な外傷,障害がある場合でも,単に画像診断で外傷,障害を診断するのではなく,その外傷,障害を生じた機能不全の病態と,機能不全に至った原因を知ることが,代償運動を防ぎ,復帰後のパフォーマンス発揮および外傷・障害の再発予防のうえで有用である.

X線,CT,MRIなどによる検査で股関節の形態異常が示され,股関節インピンジメント(FAIまたは股関節唇損傷)が疑われる場合でも,機能不全回復のアスリハを行って全身の協調運動の中で大腿骨頭が求心位を保って運動できるようにすると痛みが改善して復帰できる例は少なくない.

▶症 例

股関節インピンジメントと診断した症例で保存療法によって復帰できた症例を紹介する.

[症例1]右股関節インピンジメント(FAIまたは股関節唇損傷)

20歳 プロ野球選手(ショート,右投げ右打ち)

現病歴:初診の1年8ヵ月前,打った後の一歩目で右股関節に抜けるようなジワーッとくる違和感を生じた.外野フライでアウトとなりベンチに戻り座っていたら違和感が増強した.翌朝歩行時痛を生じ,右股関節がはまっていない感じがした.股割り,階段,ジョグ,投球,打撃で痛みを生じた.近医でMRI施行.MRIで異常はないが外旋筋群損傷であろうと診断された.受傷後2ヵ月半治療して徐々に痛みが軽減して復帰した.その後休まずプレーしていたが,右股関節内旋で痛みを生じるため,屈曲内旋しないようにプレーしていた.ストレートのランニング,遠投は問題ないが,ショートで捕球して送球する際の内旋動作,バッティングでの内旋動作で痛みがあり,野球のパフォーマンスが改善しないため受診した.理学所見で右股関節インピンジメントの所見を認め,X線,CTで右大腿骨頭にCAMを認めた.診断,治療を兼ねて,右股関節内に局所麻酔薬とヒ

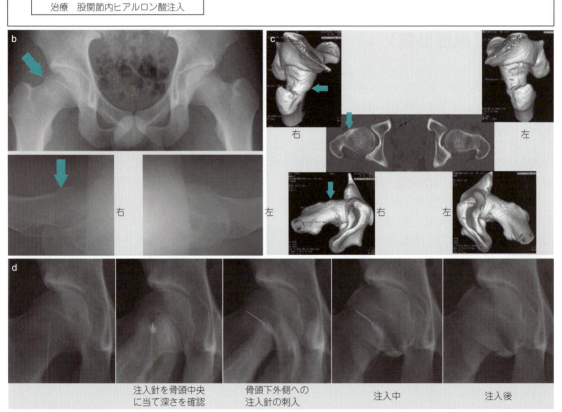

図1 ▶ 症例1の治療経過
a 理学所見
b X線所見：右CAM＋(矢印)
c CT所見：右CAM＋(矢印)
d 股関節内注入：注入後痛み 10/10 ⇒ 0/10

アルロン酸を注入したところ，注入直後に痛みが注入前の0/10になった．アスリハを行い，内旋時痛，内旋制限が改善し復帰した(図1).

[症例2]右股関節インピンジメント(FAIまたは股関節唇損傷)

甲子園出場高校選手(ファースト，右投げ右打ち)

2010年12月野球のノックを受けて右足をファーストベースに着いた時に右坐骨に痛み＋，歩行困難，4日くらいで歩行可能になったが，右足toe-off時に右鼠径部と右坐骨内側に痛み＋．

2011年4月頃右坐骨内側の痛み消失したが，右鼠径部の痛みは不変，7月はじめにADLでの右鼠径部の痛みが改善し，ジョギング，キャッチボール，バッティング，ノック守備の動作での痛みがなくなり可能になったが，7月17日から以前と同じ右鼠径部の痛み＋が出現し，以後歩行の

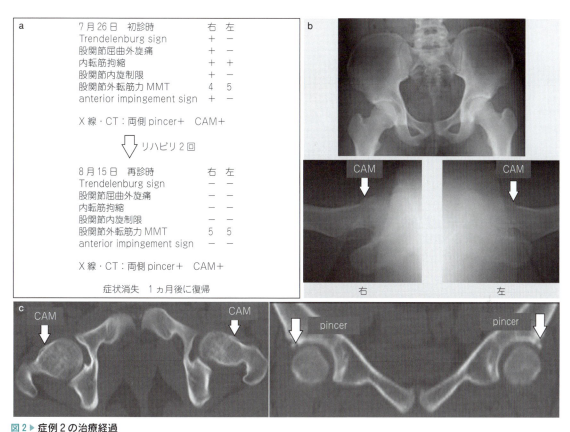

図2 ▶ 症例2の治療経過
a 理学所見の経過, b 単純X線, c 2D-CT

toe-off時, 体育座りでの股関節屈曲, ジョギング時の股関節屈曲で痛み+. 練習を中止し受診した. 診断, 治療後, 2回のアスリハで症状が消失し, 初診1ヵ月後に復帰した(図2).

▶ GPSの中で股関節インピンジメント(FAIまたは股関節唇損傷)が疑われた症例に対して行っているアスリハ

体幹〜下肢の可動性・安定性・協調性が失われ鼠径周辺部に痛みを起こしている野球選手のGPSの中でも股関節インピンジメント(FAIまたは股関節唇損傷)が疑われた症例に対して行っている下肢−骨盤−体幹−胸郭機能の改善トレーニングを紹介する.

1. 投球動作時の体幹・下肢(骨盤も含む)身体機能の必要性

野球動作は投げる, 打つ, 走る動作において腕を振る動作が必要である. この動作では勿論下半身の運動連鎖は必要となるが, ボールを投げる, 打つという動作は必ず上半身の機能でプレーすることになる. この時, 上半身(特に胸郭)の機能と下半身(特に骨盤)の機能がリズムカルにタイミングよく機能しなければ力が適切に伝わらない[3〜9].

2. 片脚動作の姿勢制御コントロール

野球動作でのGPS症例のもう一つの特徴として片脚立位での姿勢制御が重要である.

逆に足関節や体幹-胸郭の動きが骨盤・股関節に影響を与えていることも予測される.

特に投球動作や送球動作において並進運動から回転運動に切り替わる際に骨盤・股関節・体幹・胸郭の動きが協調性をもってタイミングよく個別

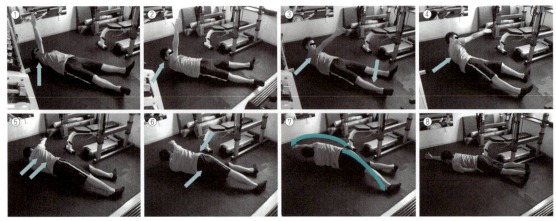

図3 ▶ リーチ動作による寝返り
初動は①肩甲骨の外転(リーチ動作)→②頸椎の屈曲(head control)→③上部胸郭の回旋と同時にリーチ側の下肢伸展→④下部胸郭の回旋と体幹の安定，後面アウターユニット伸展→⑤骨盤回旋・下側の肩甲骨外転→⑥股関節～下肢回旋→⑦前面アウターユニット伸張→⑧寝返り．
この①～⑧までの順番で寝返り動作ができるには頸椎の屈曲，肩甲骨外転，上下肋骨可動性，体幹の安定，骨盤後傾，股関節の可動性がないとうまくできない．股関節に障害がある選手は腰が反ったり，ヘッドアップや下肢主導の寝返りをしてしまう．
注意：股関節が痛い場合は④までにしておく．

に機能することが重要である．
つまり，受傷肢位およびその直線で身体全体が可動性と安定性が協調的に素早くタイミング良く動けるようなトレーニングを行う必要がある．

3. 予防トレーニングの考え

SFMA (selelecve functional movement assessment；選択的，機能的，動作評価) による理論[4]
TED (tissue extensibility dysfunction；組織緊張性機能不全)，JMD (joint mobility dysfunction；関節可動性機能不全)，SMCD (stability & motor control dysfunction；安定性・運動制御機能不全) などを考慮し，神経，筋肉，関節，姿勢などが，ある動作においてタイミングよく一斉に協調性を持って機能するようなトレーニングを行っている．

4. 野球競技特性を考慮したGPS改善トレーニング

①頸椎-肩甲帯機能不全(ここでの頸椎-肩甲帯機能とはリーチ動作と頸椎のヘッドコントロールのことをいう)(図3)．
②胸郭の可動性の低下(特に上部と下部肋骨のバケット状の機能が低下し正常な肋骨の動きができていない)(図4)．
③股関節可動性の低下(ここでの股関節の可動性とは求心位で動くための関節包，靱帯，股関節周囲の筋膜の機能低下のことをいう)(図5)．
④コアの協調した安定性の低下(ここでのコアとは横隔膜・骨盤底筋を含んだ肩甲帯～胸郭～骨盤帯までの機能低下のことをいう)(図6)．
⑤足関節90°歩行訓練(右股関節)(図7)．
⑥片脚肢位・投球動作肢位での胸郭の可動性と体幹-骨盤-下肢の安定性(図8)．

これらの機能が野球競技動作に必要な時にリズミカルにタイミングよく機能してくると競技復帰できることが多い．

野球選手の股関節痛(鼠径部痛)の考察

GPSを発症した野球選手の身体的特徴は左右どちらかの股関節外転筋力が低下，胸郭の可動性および上・下肋骨の分離運動が低下，また上部腹筋の運動性，下部腹筋の安定性が低下しているケースが多い．そのような選手は投・送球時にステップ脚が着地した瞬間のスタビリティが低下していて，それと同時に起こる連鎖で胸郭や上部腹筋が上手に使えず，さらに下腹部の安定性がないと骨

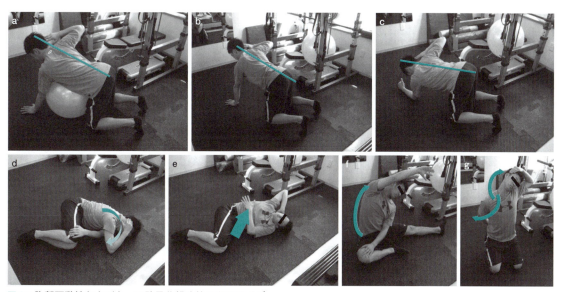

図4 ▶ 胸郭可動性および上・下肋骨分離改善エクササイズ
トランクローテーション．
a　バランスボール上から始め，b　四つん這い，c　elbow-knee で，手を頭の後ろにおき脊柱を真っすぐにし，骨盤を動かさないで胸郭を動かす．正中線軸で回転する．
d, e　横になり両膝を曲げ下部肋骨を抑え回旋運動を行うが，伸展回旋時に深呼吸を 3 回して浮いてくる下部肋骨を手で圧迫する．
f　下部肋骨ストレッチ：片脚を曲げて開脚で座り，伸ばしている脚に手をおき，そちらの方に捻らないで真っすぐ側屈をする．
g　上部肋骨ストレッチ：正座か椅子に座り，伸ばす方の上部肋骨の手を後方へ回し，胸を張り肩を下げる．次に一方の手で頭を持ち反対方向に頚を側屈する．

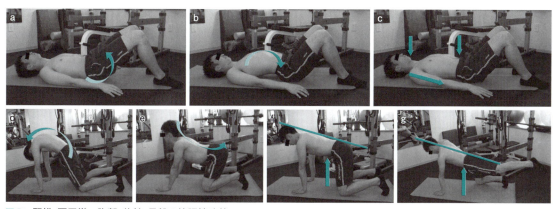

図5 ▶ 頚椎-肩甲帯・胸郭-体幹-骨盤の協調性改善
チンイン・ドローイン・ニュートラルスパインティルト(胸郭・体幹機能，骨盤傾斜改善トレーニング)．
a　膝を曲げて仰向けに寝て，骨盤を後傾する．
b　次に床を手で押して，吸気しながらできるだけ反って胸郭と骨盤を前傾させ，胸を開く．
c　その姿勢から息を吐き，肋骨を下げながらドローインする(腹部を凹ます)．ドローインしたまま，肩を下げて肩甲骨を内転させ胸を張ってチンインする．この状態で15秒維持する(顎を引くことにより体幹を軸とした頚椎から骨盤の代償動作をリセットすることができ，股関節の機能が改善することも多くある)．
キャット＆ドッグダイアゴナルによる胸郭・体幹機能と骨盤傾斜改善
d　四つん這いの姿勢(大腿と腕は床から垂直に)から始め，キャットの姿勢を作る(肘を曲げないで肩甲骨外転し，胸郭・骨盤を後傾させる)．
e　次にドッグの姿勢を作る(背骨をできるだけ反って(スウェイバック)肩甲骨内転・骨盤前傾を作る)．
f　ドッグの姿勢から骨盤のニュートラルの位置を見つける．このニュートラルの位置でドローインしながら呼吸を2回する(ドッグ姿勢からニュートラルにすると腹筋が優位になる)．
g　ニュートラルの位置を維持しながら片手・片脚を伸ばす．この状態で15秒維持する．左右2回行う．

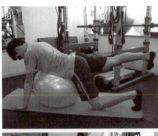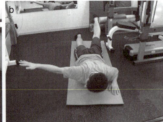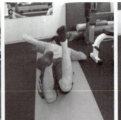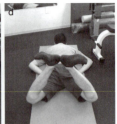
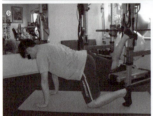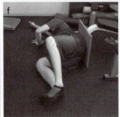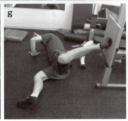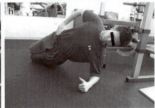
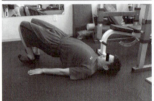

図6 ▶ 股関節周囲筋の機能低下改善
a〜e 股関節の痛みを訴える選手は大殿筋の機能が低下しているケースが多い．骨盤機能・大転子周囲筋の硬さがある程度改善したら，大殿筋のトレーニングをバランスボールなどで基底面を大きくして始め(a)，対側の上肢を使って出力を出しやすくして行い(b, c)，単独のOKC-CKCと負荷を上げていく(c, d)．
f 外旋筋トレーニング：殿部を壁に当てて軽く外旋し，外旋筋に力が入っているのを確認する．
g 中殿筋トレーニング：脚を壁につけて，痛みが出ない範囲で伸展外転していき，力が入ってきたところで止める（いずれも10秒2〜3セット）．
h, i 体幹も一緒に入れて殿筋をトレーニングするが，普通のスタビリティトレーニングとは違い殿部を締めて，肩を下げて脇を締める感じで上肢でしっかり支える．脇を締めることで上肢と体幹を連動させ，安定させることで股関節へのストレスを軽減させることができる．

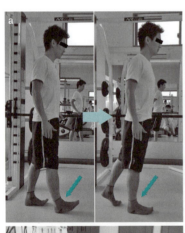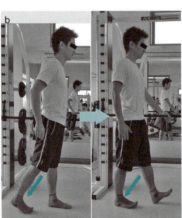
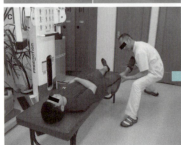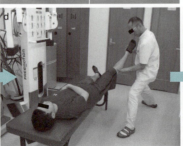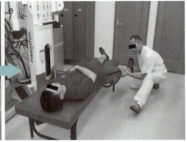

図7 ▶ 足関節90°歩行訓練（右股関節）
a 右足を前に踏み出し：片手でバーを持ち立脚中期まで(heel contact〜foot flat)足関節90°（底背屈0°）に保つ．
b 右足を後方に踏み戻し：片手でバーを持ち立脚後期〜立脚中期(heel off〜foot flat)まで足関節を90°に保つ．
c 90°歩行を行う前に足関節-膝関節-股関節へのモーターコントロールをする．
d そこから歩行をイメージし屈曲-外旋-外転方向に足底から圧を加えながら痛みが出ないところまで上げていく．
e 次に伸展-外転-内旋方向に圧を加えながら痛みが出ないところまで下げていく．

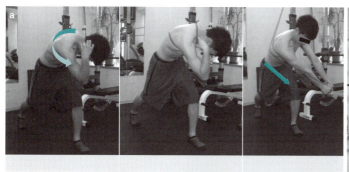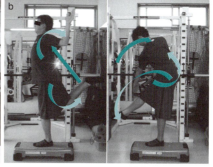

図8 ▶ 片脚肢位・投球動作肢位での胸郭の可動性と体幹-骨盤-下肢の安定性
a　ランジ姿勢で股関節，骨盤を安定させ臍部を正面に向けたまま，上部胸郭や上部腹筋をチューブなどを使い回旋し出力を上げたり，可動域を広げ，股関節へのストレスを軽減させる．
b　片脚クロススイング（片手支持）
肩甲骨でリードして反対側の背筋を交叉して同時に使うようにさせると，骨盤が効果的に回旋する動きが生まれ，骨盤の回旋に伴って下肢を無理なく後方挙上しやすくなる．その反動で股関節屈曲動作は，股関節の屈曲力は極力使わないで後方にスイングした下肢および肩・胸郭が自然に戻る力（伸張反射作用）を利用し，骨盤の回旋と cross motion を使って，前方へスイングすることで鼠径部に負担がかからずスイングできる．
※この時も軸足の支持は骨盤からくる垂線からは逸脱しないこと．

盤の安定性も低下し，ステップ脚の股関節の内旋・内転動作にストレスがかかり股関節周辺が機能不全に陥り GPS を発症するものと思われた．

今後はさらに症例を検討し，これらの機能不全が実際の野球動作とどう関連し，その動作が実際に GPS を引き起こす要因となっているかの検討が必要と思われる．

ハムストリング肉離れ

▶ 肉離れの診断と復帰

理学所見をとったうえで MRI を撮影し，奥脇[5]の提唱した損傷タイプを把握する．

タイプⅠとタイプⅡ，タイプⅢの治療方針の違いについて述べる．

1. タイプⅠ：筋実質部・筋間・筋膜損傷

ストレッチ痛・抵抗収縮痛・圧痛などの理学所見の消失後，段階的に運動レベルを上げて復帰させる．早ければ2週以内に復帰可能である．

2. タイプⅡ：筋腱の短縮を伴わない腱・腱膜損傷

MRI で損傷した腱・腱膜の修復肥厚を確認しないで，理学所見だけでリハビリテーションを進めると再発のリスクがある．

受傷後1〜2週でジョギング可能であるが，可能であれば腱性部の連続性が修復してくる3〜4週まで走らせない方が安全である．

3〜4週して MRI で腱性部の連続性を確認してからランニングを開始し，6〜8週して MRI で腱性部の肥厚（十分な修復）が見られてからダッシュなどの強い負荷をかけて動きを確認し復帰させるのが，再発を予防するために安全である．

受傷機転時の動作はアスリハの最終段階で行い最大限の注意のもとに行う．

タイプⅡ損傷に対するエキセントリックな再発予防トレーニングは損傷部位が十分修復したうえで，8週以降に行う．

3. タイプⅢ：筋腱の短縮を伴う腱断裂または坐骨からの剥離

陳旧化すると手術成績が不良であるため，ハイアスリートは2週間以内に手術を行うことが重要である[6,7]．

[症例3] タイプⅢ：ハムストリング総腱完全剥離損傷（大学野球投手，21歳）（図9〜11）

守備中に1塁にベースカバーに入り，受けた送球が低かったために，前方に右足を出してグラブを差し出し低い姿勢になった際に雨で濡れたグラ

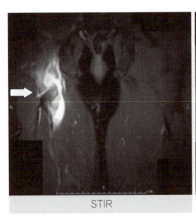
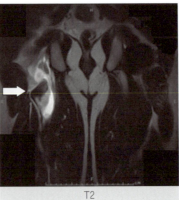

図9 ▶ 症例3の受傷後MRI像
ハムストリング総腱（矢印）が坐骨結節から完全剥離した．

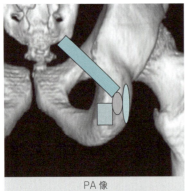
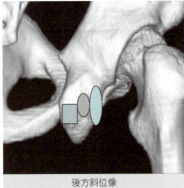

図10 ▶ 症例3の術前計画の筋腱付着部の3D-CT像
　⬤ 共同腱付着部
　⬤ 半膜様筋腱付着部
　■ 半腱様筋付着部
　■ 仙結節靱帯

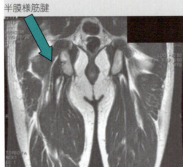
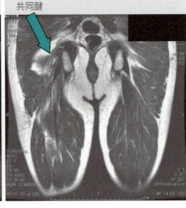

図11 ▶ 症例3の術後5ヵ月のMRI像
半膜様筋腱，共同腱がそれぞれ修復されている．

ウンドで右足のスパイクが滑り，右股関節屈曲，右膝関節伸展強制で受傷した．

受傷後2週以内に手術できたため，予後良好で，術後外固定を必要とせず，術後2週で正常歩行可能となり退院．術後6ヵ月で完全復帰したが，この期間に全身の機能回復に取り組むことができ，術前より球速が速くなった．

▶ 肉離れの発生要因

肉離れ発生要因はいろいろあると思われるが，奥脇[5]は，① 接地直前で大腿四頭筋の収縮により前方に振り出された脚を急激に接地に備えて減速および振り戻そうとした際に，大腿四頭筋とハムストリング（半膜様筋腱・共同腱）の収縮速度が大きいまま膝伸展が行われた場合，股関節が屈曲した状態で接地するとハムストリングが遠心性収縮しながら伸ばされ，これに接地時の荷重により床反力が加わり，さらに上半身と下半身のバランスが悪く上体の回旋が加わるとハムストリング遠位部に肉離れを起こる可能性と，② 接地時に膝伸展位近くでロックされた状態で股関節が急激に屈曲するとハムストリングには強力な遠心性収縮が生じ，この瞬間に骨盤・股関節の回旋が加わることにより，内側・外側ハムストリングにさらに強い遠心性収縮が要求され，羽状筋である半腱様筋，大腿二頭筋長頭に肉離れが発症すると述べている．

また，下肢の運動連鎖は下から足部⇔足関節⇔下腿⇔膝関節⇔大腿⇔股関節⇔骨盤・体幹部（特に脊柱起立筋，胸背筋膜の深層，仙結節靱帯と大腿二頭筋の筋・筋膜連結に注目：図12）へと影響を与え，特に各部位での回旋運動がポイントになると述べている．

いずれのフェーズにおいても肉離れの発生要因は片脚での股関節屈曲，膝関節伸展位で骨盤から上半身の回旋動作が加わることがハムストリングの肉離れの発生に関与している．

▶ 肉離れの身体的特徴

ハムストリングの肉離れの予防をするにはその発生要因を回避する動作を習得するか，その状態になっても肉離れが起きづらくなる身体機能を作る必要がある．

トレーニングとしては，片脚立位で股関節屈曲，膝伸展位に近い状態で骨盤を体幹にロックさせて回旋するトレーニングや上半身・下半身・骨盤と体幹が各部で安定しながら分離し，瞬時に協調的に素早く動けるようになるトレーニングが必

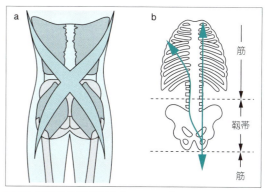

図12 ▶ 背部と下肢のアウターユニット
a アウターユニット下後方を斜めに走る系には広背筋，大殿筋，介在筋の胸背筋腱が含まれる（Vieeminら，1995）．
b アウターユニット下深部を縦に走る系には脊柱起立筋，胸背筋腱の深層，仙結節靱帯と大腿二頭筋が含まれる（Gacovesky, 1997）．
（Diane Lee：ペルビック・アプローチ，丸山仁司監訳，医道の日本社，東京，52，2001より引用）

要となる．

野球選手の動作においてピッチャーはステップ脚が着地してからacceleration期にハムストリングに遠心性収縮が加わり，ハムストリングの肉離れや坐骨部を傷める選手が多く見られ，野手においては走行時の着地動作（ベースタッチ），ダッシュ動作の初動からの体幹が前傾したままでの着地動作時，守備での捕球してから方向転換して送球する時に起こることが多い．

▶ 肉離れの予防トレーニング

予防トレーニングにおいて注意しなければならいのは大腿部後面の痛みで，野球選手，特にピッチャーに多いのは坐骨結節部の痛みである．この部分は坐骨結節部の剥離骨折も多くみられるので，MRIなどで骨の損傷がないか確認してからリハビリテーションを行う．

ここでは紙面の関係上仁賀ら[6〜11]，奥脇ら[12]が指摘しているハムストリングの肉離れの発生機序である片脚での股関節屈曲−膝伸展位に近い状態―骨盤・股関節回旋という肢位での代表的な予防トレーニングのみを紹介する．

(1) 股関節より上部からの不良な姿勢コントロールと足部からの不良な姿勢連鎖コントロール

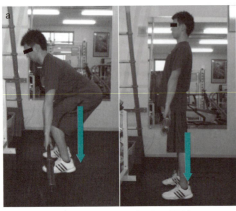
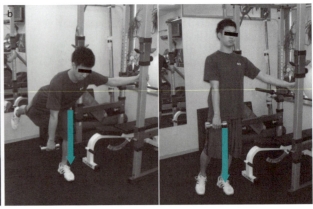

図13 ▶ クイックデッドリフト(両足・片脚)
a 最初は,両手でバーを持ち膝下で構え,骨盤-腰背部を一直線の姿勢にし,その姿勢を保ったまま直立姿勢になるまで持ち上げ,15回できる重さで,できるだけ速く動作を繰り返す.
b 次に右手でダンベルを持って,右足を挙げ片脚立位になり,同じように行う.最初は片手でバーなどをつかんで行って膝や殿部がシフトしないようにする.
※どちらもしっかりと床を踏みつけることがポイント.

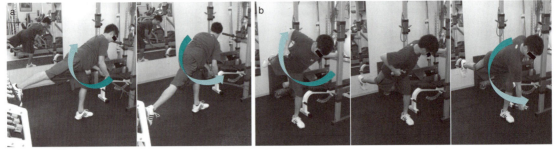

図14 ▶ シングルレッグローテーション(チューブ,ダンベル)
a 下側にチューブを縛り,左肩から背中に巻きつけ,膝を若干曲げて,骨盤・脊椎を真っすぐに安定させる.軸足の膝・殿部がシフトしないように回旋する.
b 右手でダンベルを持ち,片手で支えて肘を引いて骨盤・脊柱を真っすぐにし片脚で立つ.その姿勢を維持したまま戻し股関節を外旋させ,次に股関節を内旋し胸郭の回旋もする.軸足の膝・殿部がシフトしたり姿勢が崩れたりしない重さで15回行う.

を考慮して,骨盤から胸郭,足部から骨盤に焦点を当てて危険肢位でのハムストリングへのストレスを避けるトレーニング[13]).

(2)股関節屈曲,膝伸展,骨盤・体幹回旋の受傷肢位でのハムストリングへのストレス対応能力トレーニング.加速期にはステップ脚側の股関節屈曲,内転,内旋の動きで骨盤が回旋するが,この回転軸は膝関節伸展の力を利用して股関節で回転運動に変換する(クランクシャフト理論)[14]).

(3)スピードとタイミングのズレによって起こる肉離れの受傷時に対応できる体幹筋群を含めた筋出力のトレーニング.強い踏み込みや走動作ではエキセントリックの高速での股関節・膝関節の屈曲・伸展動作でのハムストリングと大腿四頭筋の筋出力のバランス,体幹と下肢の筋力バランスを考慮した危険肢位になっても肉離れが起きづらい身体機能作り[15])を目的とする(図13,14).

なお,上記のトレーニングはあくまで再発予防トレーニングの最終段階であり,受傷後は回復状態を判断しながら段階的なリハビリテーションを進め,各段階のトレーニングをクリアしたうえで行うべきである.

文　献

1) 仁賀定雄：鼠径部痛症候群の定義は修正される～器質的疾患の発生要因を解明して診断・治療・リハビリ・予防を行う概念に進化する～．日臨スポーツ医会誌 25：143-149, 2017
2) 仁賀定雄ほか：鼠径部痛症候群．スポーツ傷害のリハビリテーション第2版, 金原出版, 東京, 180-188, 2017
3) 仁賀定雄：股関節周囲・骨盤の痛みとその対応. 無刀流整形外科, 日本医事新報社, 東京, 134-147, 2017
4) Cook G：Functional Movement Systems：Screening, Assessment, Corrective Strategies, 中丸宏二ほか監訳, NAP, 東京, 118-123, 313-340, 324-340, 2014
5) 奥脇　透：ハムストリング肉離れ/発症メカニズムとその予防．臨スポーツ医 25（臨時増刊）：93-98, 2008
6) 仁賀定雄ほか：ハムストリング付着部損傷の手術. 臨スポーツ医 34：796-803, 2017
7) 仁賀定雄ほか：肉離れの病態の評価に基づいた治療について～手術的治療を中心に～．日臨スポーツ医会誌 24：334-343, 2016
8) 仁賀定雄ほか：肉離れの発生機序（サッカー）．MB Orthopaedics 23(12)：15-25, 2010
9) 仁賀定雄：肉離れに関する最新の指針．日臨スポーツ医会誌 22：373-380, 2014
10) 中川裕介ほか：プロサッカー選手に生じたハムストリング腱断裂・筋腱移行部・腱膜損傷の検討．JOSKAS 35：696-704, 2010
11) 仁賀定雄ほか：サッカーにおけるハムストリング肉ばなれの診断と治療．復帰を目指すスポーツ整形外科, メジカルビュー社, 東京, 387-393, 2011
12) 奥脇　透：肉離れと下肢運動連鎖．臨スポーツ医 30：229-234, 2013
13) 松田直樹：リハビリテーション・トレーニングと下肢運動連鎖．臨スポーツ医 30：223-228, 2013
14) 鈴木　章：投球フォームの基礎．臨スポーツ医 29：29-40, 2012
15) 笠原政志ほか：野球．競技種目特性からみたリハビリテーションとリコンディショニング, 文光堂, 東京, 117-133, 2014

VI 野球傷害の病態と治療方針

足部・足関節痛による動作への影響と対策

笹原　潤, 大川靖晃

はじめに

　足部・足関節痛をきたす傷害は，スポーツ現場で診療する頻度が高い一方で，野球というスポーツにおいて注目されることは少ない．しかし，米国の大学野球における16年間の傷害調査では，足関節捻挫の受傷頻度は上肢の筋腱損傷について2番目に高いと報告されており[1]，これに対して的確な診断・治療を行うことは重要である．足関節捻挫の自然経過は，一般的に良好であると広く認識されているが，20〜40%の症例に疼痛などの症状が遺残しているとの報告もある[2,3]．このような経過不良例が存在する原因の一つとして，足関節捻挫が診断名としてしばしば用いられていることがあげられる．

　足関節捻挫の結果，足関節外側靱帯損傷や前下脛腓靱帯損傷，腓骨筋腱脱臼などさまざまな傷害に至り，それぞれ治療方針も予後も大きく異なる．しかし，単純X線検査で骨折が確認できない場合，足関節捻挫が診断名として用いられ，誤った初期治療が行われているケースは少なくない．これら各傷害に対して適切な初期治療を行うためには，的確な初期診断を行う必要がある．従来の単純X線検査を中心とした診療では，その的確な診断がしばしば困難であったが，超音波検査のここ数年における画像描出能力の飛躍的な進歩により，それが可能となった[4,5]．

　本項では，足部・足関節捻挫によって生じる各傷害の初期診断および治療方針と，競技復帰に向けたリハビリテーションについて解説する．

足部・足関節捻挫による各傷害の診断および治療方針

1. 足関節外側靱帯損傷

　足関節外側靱帯は，前距腓靱帯と踵腓靱帯，後距腓靱帯により構成され，足関節捻挫によって，前距腓靱帯が最も損傷されやすい[6]．その画像診断は，超音波検査，magnetic resonance imaging (MRI) ともに可能であるが，超音波検査は簡便かつ低侵襲であり，リアルタイムに不安定性を評価することが可能な点で優れている．超音波検査では，損傷された靱帯は fibrillar pattern (線状高エコー像の層状配列) が乱れて腫脹し，低エコー像を呈する．また，前方引き出しストレスを加えながら観察することによって，断裂部の不安定性をリアルタイムで評価することができる[7] (図1)．靱帯損傷の不安定性を直接的に評価することが不可能であった時代は，新鮮損傷に対して内反および前方引き出しストレス下での単純X線撮影が行われていた．しかし，痛みを伴う侵襲的な検査であり，局所麻酔下に行う場合には靱帯損傷を悪化させる潜在的なリスクがあるため，現在では推奨されていない[6]．

　踵腓靱帯は，前距腓靱帯損傷に付随して損傷されることが多い[6]一方で，まれに単独損傷をきたすことがある．踵腓靱帯損傷の診断方法はこれまでに確立されていないが，超音波検査ではその画像診断が可能である[7]．損傷された靱帯は，腫脹して低エコー像を呈する (図2)．踵腓靱帯の腓骨側付着部は腓骨遠位の前方であり，前距腓靱帯の腓骨側付着部と隣接していることに注意して観察する．

　その治療方針は，重度 (不安定性を伴う) 損傷のアスリートに対しては手術治療の有用性が報告さ

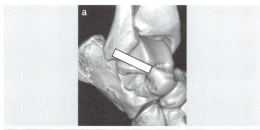
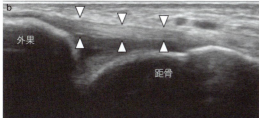
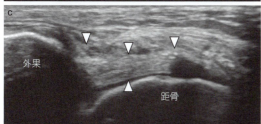
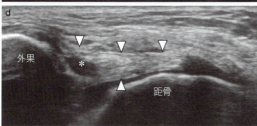
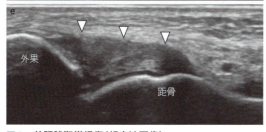

図1▶前距腓靱帯損傷（超音波画像）
a 描出操作．腓骨遠位前方と距骨外側間で前距腓靱帯の長軸像を描出する．
b 健側．健常な前距腓靱帯（矢頭）は，fibrillar pattern を呈している．
c 患側．損傷された前距腓靱帯（矢頭）は，腫脹し緊張を失っている．
d 患側（前方引き出しストレス下）．前方引き出しストレスをかけると，腓骨側の断裂部（＊）が開大し，不安定性を認める．
e 患側（受傷後2週，前方引き出しストレス下）．2週間アンクルブレースを装用したところ，前方引き出しストレスによる不安定性が消失している．

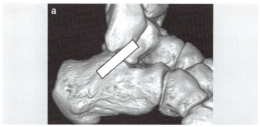
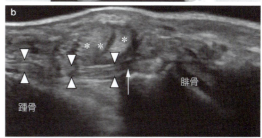
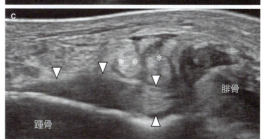

図2▶踵腓靱帯損傷（超音波画像）
a 描出操作．踵腓靱帯の腓骨側付着部は腓骨遠位の前方であり，前距腓靱帯の腓骨側付着部と隣接していることに注意して踵腓靱帯の長軸像を描出する．
b 健側．健常な踵腓靱帯（矢頭）は，fibrillar pattern を呈している．腓骨側に確認できる低エコー像（矢印）は，損傷ではなく異方性によるものである．＊：短腓骨筋腱，＊＊：長腓骨筋腱
c 患側．損傷された踵腓靱帯（矢頭）はfibrillar pattern が乱れて腫脹し，低エコー像を呈している．＊：短腓骨筋腱，＊＊：長腓骨筋腱

れているものの[8]，一般的には機能的装具療法（ギプスなどの外固定を行わず，ブレースを用いて早期から背屈可動域訓練を行う）が推奨されている[6,9]．不安定性があり強い腫脹を伴う場合は，適宜（1～2週間程度）外固定を行った後に機能的装具療法に移行する．基本的には荷重制限を必要としないが，距骨下関節の血腫を伴う場合（図3）や，MRIで骨軟骨損傷や骨挫傷を認めた場合は，適宜荷重制限を行う．

2. 前下脛腓靱帯損傷
前下脛腓靱帯は遠位脛腓関節の前方に位置し，その損傷は，一般的に足部接地時に足関節背屈位

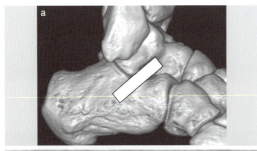
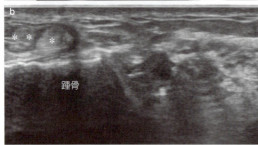
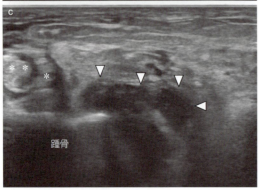

図3 ▶ 距骨下関節血腫（超音波画像）
a 描出操作．外果前方で距骨下関節のposterior facet前方を観察する．プローブの距骨側を前方にスライドさせて，距骨が消えたところのほうが血腫を確認しやすい．
b 健側．
c 患側．距骨下関節のposterior facet前方に血腫（矢頭）が観察できる．プローブで軽く圧迫すると，それに伴って水腫表面がへこむことも確認できる．＊：短腓骨筋腱，＊＊：長腓骨筋腱

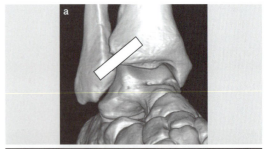
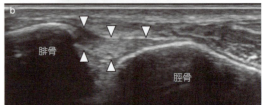
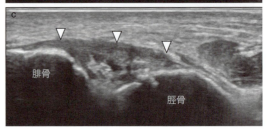

図4 ▶ 前下脛腓靱帯損傷（超音波画像）
a 描出操作．遠位脛腓関節前方で前下脛腓靱帯の長軸像を描出する．
b 健側．
c 患側．損傷された前下脛腓靱帯（矢頭）は，低エコー像を呈して扇形状に腫脹している．脛腓間の裂離骨片もしばしば観察できる．

で外がえし強制されることによって生じる[10]と報告されているが，内がえし捻挫によって生じることも多い．前下脛腓靱帯の単独損傷で，単純X線検査において骨折や遠位脛腓間の開大を伴わない場合は，その診断が難しく，しばしば見逃されていた[2]．本疾患は，捻挫後の長期間に及ぶ疼痛や機能障害の一因であると報告されており[2,10]，初診時に確実に診断することが重要である．超音波検査では，損傷された靱帯はfibrillar patternが乱れて腫脹し，靱帯とともに骨膜直上の軟部組織も腫脹している[7]（図4）．その損傷が確認されたら，荷重位単純X線の正面，mortise，側面の3方向とX線透視下での外旋ストレステストを行い，脛骨天蓋より1cm近位におけるtibiofibular clear spaceと遠位脛腓関節の安定性を評価する（図5）．

その治療方針は，圧痛部位やfibular translation test，Cotton testといった身体所見と画像所見（ストレスX線や超音波検査など）から総合的に判断する[10,11]．遠位脛腓関節の不安定性がない場合は，保存治療の適応である．適切な外固定の適用について（ギプスやシーネによる固定が必要か，ブレースで十分かなど）は，腫脹や疼痛など症状に応じて症例ごとに判断する[10]．ほとんどの場

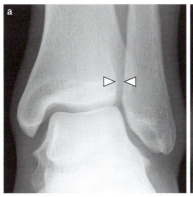
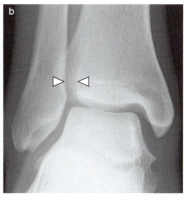

図5 ▶ 前下脛腓靱帯損傷（単純X線像）
a 健側．
b 患側．患側mortise像におけるtibiofibular clear space（矢頭間）は，健側と比べ開大している．

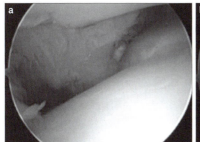
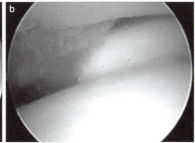
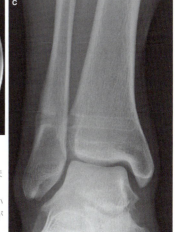

図6 ▶ 前下脛腓靱帯損傷（術中術後画像）
a 術中関節鏡画像（整復前）．
b 術中関節鏡画像（整復後）．後方に亜脱臼していた腓骨を整復し，この状態を保ったまま遠位脛腓間を固定する．
c 術後1年単純X線像．φ4.5mmの吸収性スクリュー1本で，3皮質を貫いて固定している．遠位脛腓関節部のスクリュー孔が若干拡大しているが，これは同部位に生理的な動きが戻っていることを示唆する所見である．

合，受傷後しばらくは疼痛のため通常歩行が困難である．そのため，荷重時痛が消失して歩容が安定化するまで，松葉杖などを適切に使用することが重要である[10]．

遠位脛腓関節の不安定性を伴っている場合は，手術治療を行う[10, 12]．手術は，遠位脛腓関節を整復し，1本ないし2本のスクリューで遠位脛腓間を固定する（図6）．Williamsらは，術後6週間は免荷でのギプス固定を行い，術後8～10週でスクリューを抜去して，その後は慎重に症状を見ていきながら，術後12～14週でのスポーツ復帰を目指すことを推奨している[10]．スクリューの材質や本数，貫く皮質数については議論があるところであり，近年では高強度糸を用いた手術の有用性も報告されてきている[13]．

3. 腓骨筋腱脱臼・亜脱臼

長腓骨筋腱と短腓骨筋腱は隣接して腓骨後方を走行し，腓骨遠位の後方では上腓骨筋支帯により腓骨筋腱溝内に制動されている．背屈位で腓骨筋が強く収縮した際に，上腓骨筋支帯が損傷して長腓骨筋腱が腓骨筋腱溝から前方に脱臼もしくは亜脱臼すると考えられている[14, 15]．身体所見に頼らざるを得なかった従来の整形外科診療においては，誤診や見逃されることが多かった[14, 15]が，現在ではMRIおよび超音波検査により画像診断が可能である[15]．超音波検査では，損傷された上腓骨筋支帯が外果骨膜上にかけて腫脹している様子が描出できるため，脱臼・亜脱臼が再現できない場合も，画像所見から診断することが可能である（図7）．

Ⅵ 野球傷害の病態と治療方針

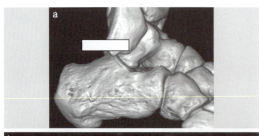
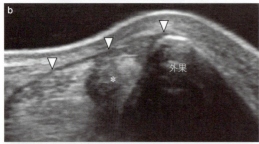
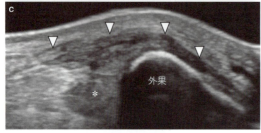

図7 ▶ 腓骨筋腱亜脱臼（超音波画像）
a 描出操作．外果後方で長短腓骨筋腱の短軸像を描出する．
b 健側．
c 患側．徒手的には腓骨筋腱の脱臼・亜脱臼を再現できなかったが，患側の上腓骨筋支帯（矢頭）は低エコー像を呈して腫脹し，外果骨膜上まで広がっていることから診断可能である．
＊：長腓骨筋腱

その保存治療は，2週間程度免荷での外固定を行い，その後 walking boot やブレースなどを装用して徐々に荷重歩行を進める．しかし，保存治療の成功率は50％前後であるという報告が多い[14,15]ため，アスリートにおいては初回受傷例に対しても手術治療が検討される．手術治療は，損傷した上腓骨筋支帯の修復術が一般的で[14,15]，近年では腓骨筋腱溝の掘削術の有用性も報告されている[15]．

4. リスフラン関節損傷

スポーツにおけるリスフラン関節損傷は，高エネルギー外傷によって生じるリスフラン関節脱臼骨折とは異なり，内側楔状骨（C1）と第2中足骨（M2）基部をつなぐリスフラン靱帯の断裂ないし靱帯付着部裂離骨折（いわゆる subtle injury）となることが多い[16]．超音波検査では，C1～M2間のリスフラン靱帯背側線維が低エコー像のバンドとして描出され，損傷されるとこれが腫脹する．また，リスフラン靱帯を描出したまま前足部に荷重などのストレスをかけることにより，C1～M2間の不安定性を評価することも可能である（図8）．単純X線検査の荷重位正面像における第1中足骨（M1）基部とM2基部間の開大や，同部位の小さな裂離骨片（fleck sign）もその診断に役立つ[16〜18]．しかし，疼痛のため荷重できないこともあり，また M2 底側の裂離骨片は超音波検査や単純X線検査では描出が困難なため，その診断および手術計画を立てる上でも，computed tomography（CT）が有用である[17,18]．転位がほとんどない損傷においては，MRIにおける靱帯や骨挫傷の評価も有用である．

単純X線検査の荷重位正面像においてM1～M2基部間が開大しておらず，超音波検査でC1～M2間に不安定性も認めない場合は保存治療の適応であり，2～6週間の免荷でのギプス固定が推奨されている[16〜18]．M1～M2基部間が開大（患健差1mm以上）している場合や，C1～M2間に不安定性を認める場合は，手術適応である．手術は，離開部分を整復した後に，損傷状態に応じてC1～M2間やC1～中間楔状骨（C2）間をスクリューやプレートで固定し，術後は6～8週間免荷することが推奨されている（図9）[16〜18]．術後3～4ヵ月で抜釘を行うが，それまではインプラントが折損しないよう活動量の制限が必要である．

▶ 競技復帰に向けたリハビリテーション

前下脛腓靱帯損傷や腓骨筋腱脱臼，リスフラン関節損傷の保存治療において，しばしば一定期間の免荷および外固定が必要となる．足関節外側靱帯損傷においても，骨軟骨損傷や骨挫傷を合併している場合は，荷重制限が必要である．患肢に対して免荷および外固定を行うと，体幹や患肢の筋力低下をきたし，この回復が不十分なまま競技復帰を進めると，運動連鎖が破綻し，その結果とし

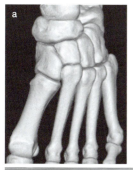
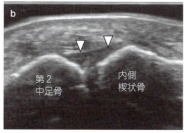
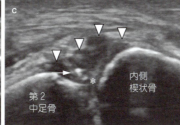
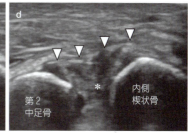

図8 ▶ リスフラン関節損傷(超音波画像)
a 描出操作．C1～M2間でリスフラン靱帯背側線維の長軸像を描出する．
b 健側．
c 患側．損傷されたリスフラン靱帯背側線維(矢頭)は，腫脹して靱帯内部は不整となり，裂離した小骨片(矢印)も確認できる．
d 患側(荷重ストレス下)．荷重をかけることでC1～M2間(＊)が開大しており，同部位に不安定性が存在していることがわかる．

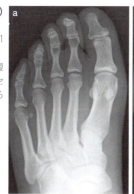
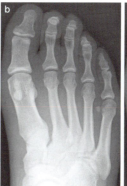
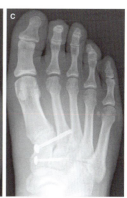

図9 ▶ リスフラン関節損傷(単純X線像)
a 術前健側．
b 術前患側．荷重位正面像で，患側のC1～M2間が開大していることが確認できる．
c 術後．開大していたC1～M2間を整復し，φ4.0のキャニュレイテッドキャンセラススクリューを2本用いて固定している(C1～M2間とC1～C2間)．

て投球障害を引き起こすリスクがある．特に投球動作においては，着地足(前足)の安定性が必要なため，ハーフニーリングでのトレーニング(図10)をリハビリテーションに導入するとよい．また，体幹や股関節周囲筋の筋力が低下すると，足関節や足部への負荷が増大し，治癒を阻害する一因となる可能性がある．足関節捻挫を繰り返している症例では，患側の股関節外転筋が弱くなっているという報告もあり[19]，受傷後早期から患部に荷重がかからない体幹や下肢のトレーニング(図11)を開始し，筋力低下を最低限に抑えることが大切である．リハビリテーションの後期には，競技特性を考慮したトレーニングも行う．野球においては，足関節内反ストレスがかかる場面が多いため(図12)，それに抵抗する十分な筋力と安定性を再獲得する必要がある．

一方で，スポーツ現場の指導者や選手によっては，足部・足関節の捻挫は，「ケガのうちに入ら

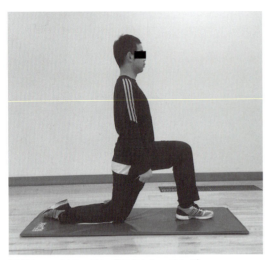

図10 ▶ ハーフニーリングでのトレーニング
後ろ足は，つま先を立てずに底屈させた状態でトレーニングを行う．つま先を立てた状態より後ろ足が不安定となるため，殿部のトレーニング効果も期待できる．

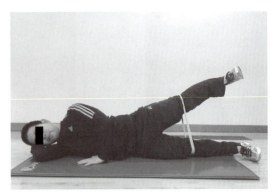

図11 ▶ 股関節外転筋のトレーニング
骨盤を傾斜（側方挙上）させて脚を上げるのではなく，骨盤を動かさずにトレーニングを行うよう指導する．

ない」という考え方も存在している．足関節外側靱帯損傷であれば，サッカーやラグビー，バスケなどのスポーツにおいては，受傷数日で競技復帰を果たせるケースも多い．しかし野球，特に投手において荷重時痛が強い時期に復帰を許可すると，疼痛のため体幹がうまく機能せず，その結果肩や肘など他部位の障害を引き起こすリスクがあるため，復帰時期は慎重に検討する必要がある．

▶ おわりに

これまで述べてきたように，足部・足関節捻挫による各傷害の保存治療において，しばしば一定期間の免荷および外固定が必要となる．その期間が長くなると，筋力低下や筋萎縮をきたすため，アスリートにおいては極力最低限にとどめたい．症例によってはその期間を短縮することは可能であるが，損傷された組織の治癒を最優先して，症例ごとに身体所見と画像所見を照らし合わせながら慎重に検討していく必要がある．またHopkinsonら[20]は，前下脛腓靱帯損傷は重度の足関節外側靱帯損傷と比較して，スポーツ復帰に約2倍の期間を要することを報告している．足関節捻挫で生じた各傷害によって，治療方法もスポーツ復帰

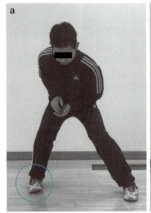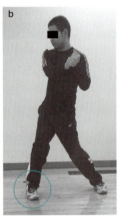

図12 ▶ 野球において足関節内反ストレスがかかる場面
a 送球方向と逆側の打球に対する捕球動作．右側へ移動して左側へ送球する際は，捕球時に右足の外側で接地すると足関節内反ストレスがかかるため，内側で接地するようにする．
b 打撃動作．打撃時には，前足で大きなパワーを受け止める必要がある．前足の外側で接地すると足関節内反ストレスがかかるため，内側で接地するようにする．

に要する期間も異なることは，医療従事者だけではなく指導者や選手も知っておく必要がある．

足関節捻挫によって生じた各傷害から，安全かつ早期に競技復帰を果たすために重要なポイントは，以下の2点に集約される．

- 超音波検査を用いて的確な初期診断を行い，適切な初期治療を施すことによって疼痛や機能障害を長引かせない．
- 受傷早期から患部に負荷がかからない体幹や四肢のトレーニングを開始し，筋力低下や体幹機

能不全を最低限に抑える．

文　献

1) Dick R, et al : Descriptive epidemiology of collegiate men's baseball injuries : National Collegiate Athletic Association Injury Surveillance System, 1988-1989 through 2003-2004. J Athl Train 42 : 183-193, 2007
2) Gerber JP, et al : Persistent disability associated with ankle sprains : a prospective examination of an athletic population. Foot Ankle Int 19 : 653-660, 1998
3) Pijnenburg AC, et al : Operative and functional treatment of rupture of the lateral ligament of the ankle. A randomised, prospective trial. J Bone Joint Surg Br 85 : 525-530, 2003
4) 皆川洋至：超音波でわかる運動器疾患，メジカルビュー，東京，2010
5) 笹原　潤ほか：一般外来診療領域における運動器エコーの意義．超音波医学 42：1-15, 2015
6) Maffulli N, et al : Management of acute and chronic ankle instability. J Am Acad Orthop Surg 16 : 608-615, 2008
7) 笹原　潤：スポーツ障害・外傷の超音波診断　足関節捻挫．臨スポーツ医 33：466-470, 2016
8) van den Bekerom MP, et al : Management of acute lateral ankle ligament injury in the athlete. Knee Surg Sports Traumatol Arthrosc 21 : 1390-1395, 2013
9) Kerkhoffs GM, et al : Immobilisation and functional treatment for acute lateral ankle ligament injuries in adults. Cochrane Database Syst Rev(3) : CD003762, 2002
10) Williams GN, et al : Syndesmotic ankle sprains in athletes. Am J Sports Med 35 : 1197-1207, 2007
11) van Dijk CN, et al : Classification and diagnosis of acute isolated syndesmotic injuries : ESSKA-AFAS consensus and guidelines. Knee Surg Sports Traumatol Arthrosc 24 : 1200-1216, 2016
12) Zalavras C, et al : Ankle syndesmotic injury. J Am Acad Orthop Surg 15 : 330-339, 2007
13) Klitzman R, et al : Suture-button versus screw fixation of the syndesmosis : a biomechanical analysis. Foot Ankle Int 31 : 69-75, 2010
14) Eckert WR, et al : Acute rupture of the peroneal retinaculum. J Bone Joint Surg Am 58 : 670-672, 1976
15) Roth JA, et al : Peroneal tendon subluxation : the other lateral ankle injury. Br J Sports Med 44 : 1047-1053, 2010
16) Nunley JA, et al : Classification, investigation, and management of midfoot sprains : Lisfranc injuries in the athlete. Am J Sports Med 30 : 871-878, 2002
17) Eleftheriou KI, et al : Lisfranc injuries : an update. Knee Surg Sports Traumatol Arthrosc 21 : 1434-1446, 2013
18) Desmond EA, et al : Current concepts review : Lisfranc injuries. Foot Ankle Int 27 : 653-660, 2006
19) Friel K, et al : Ipsilateral hip abductor weakness after inversion ankle sprain. J Athl Train 41 : 74-78, 2006
20) Hopkinson WJ : Syndesmosis sprains of the ankle. Foot Ankle 10 : 325-330, 1990

和文索引

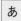

アイシング　67
アイスマッサージ　70
アウターユニット　277
アクセレレーション　124
握力低下　218
足関節外側靱帯損傷　280
足関節捻挫　280
アルコール　61
安静時痛　258
アンダースロー　249, 251

インターナルインピンジメント　91, 138
インピンジメント　130
インピンジメントサイン　91
インピンジメント障害　198

ウィンドミル投げ　4
ウォーミングアップ　103
烏口上腕靱帯　161
烏口突起　206
臼状関節　155
運動麻痺　259
運動連鎖　82, 86, 97, 130, 225, 247

栄養　59, 114
栄養サポート　59
栄養補給　59
腋窩神経　164
腋窩神経障害　206, 211
壊死性病変　184
円回内筋　173, 191

遠視　72
遠心力　26

横隔神経　162
横支靱帯　242
横走線維　173
オーバーヘッドスクワット　101
オーバーユース　38, 100, 130, 145, 182
オルソケラトロジー　72

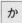

外傷性脱臼　128, 223
外側上顆　152, 154
回内屈筋群　32, 100
外反ストレス　116, 130, 191
外反動揺性　131
外腹斜筋　250
開放性運動連鎖　101
過外転症候群　206
下関節上腕靱帯　223
隔絶期　175
角膜矯正手術　72
下肢伸展挙上テスト　259
加速期　21, 87
肩関節前方不安定症　223
肩関節脱臼　223
肩関節内旋可動域　83
肩凝り　164
肩のつくり方　5
滑車　151, 199
滑膜炎　265
滑膜ヒダ障害　160, 198, 204
カテラン針　158
可動域制限　98, 101
兼松分類　137
加齢変性　145
眼位　71
眼外傷　74

環境的因子　66
ガングリオン　215
関節鏡　139
関節唇損傷　3, 127, 128
関節遊離体　199

偽関節　178, 249, 265
機能的装具療法　281
機能的肘屈曲テスト　219
吸収期　175
休養　114
胸郭　93, 109, 124, 250
胸郭開大機能　47
胸郭可動性　273
胸郭出口　207
胸郭出口症候群　32, 162, 206, 240, 249
競技復帰　2
鏡視下手術　139
協調運動　225
協調性　271
胸椎　126
胸椎後弯　112
胸背筋膜　277
胸腰筋膜　250
棘下筋　49, 83, 97, 126, 158, 164
棘上筋　83, 126, 159
局所麻酔薬　159
棘突起　251
挙上位外旋テスト　108
挙上位スクワット　56
挙上位肘伸展テスト　108
筋萎縮　47, 215
筋機能　10
筋・筋膜連結　277
筋痙攣　59, 60
近視　72
筋損傷　247
筋内血腫　252

289

索引

筋膜　167
筋膜リリース　161, 167
筋膜連結　49, 119
筋力低下　100, 101

く

クイックデッドリフト　278
屈曲回内筋群損傷　116
屈曲回内屈筋群　130
クランクシャフト理論　278
クリーニング手術　141, 185
クーリングダウン　103
グリップ動作　237

け

頚肋症候群　206
血管造影　240
血行障害　240
血腫　281
月状骨　235
血流評価　131
肩甲下筋　83, 126
肩甲胸郭関節　119, 247
肩甲胸郭関節機能　126, 209, 223
肩甲胸郭機能　31, 82, 109
肩甲挙筋　164
肩甲骨　83, 109, 124, 126, 247, 251
肩甲骨機能　92
肩甲骨装具　209
肩甲骨内転位保持テスト　108
肩甲上神経障害　206, 214
肩甲上腕関節　117
肩甲上腕リズム　84
肩甲帯　38, 82
腱鞘炎　235
検診　187
減速期　124
腱板機能　31, 83, 97, 126
腱板損傷　87
腱板断裂　3, 128, 159
肩峰下インピンジメント症候群　87

肩峰下滑液包　159
肩峰下滑液包炎　87, 159

こ

後下関節上腕靭帯　117
交感神経　70
後距腓靭帯　280
交差法　158
後斜角筋　162
後斜走線維　173
鉤状結節　217
剛体化　53, 254
交代浴　67
抗てんかん薬　265
後内側インピンジメント　116
広背筋　48, 251
広背筋損傷　251
後方インピンジメント障害　198
後方関節包　117
絞扼障害　211
股関節インピンジメント　271
股関節唇損傷　269
股関節痛　269
腰割り　39
五大栄養素　59
骨化異常　149
骨化完了期　145
骨化障害　170
骨化進行過程　144, 149
骨化中心　149
骨化中心拡大期　145, 149
骨幹　145, 149
骨棘　199, 265
骨棘骨折　156
コッキング（期）　86, 124
骨挫傷　281
骨端　145, 149
骨端核　144, 145
骨端線　127, 149
骨端線閉鎖不全　127
骨端線離開　78, 127
骨端軟骨　145, 149, 170
骨内血流　150
骨軟骨棘　198
骨軟骨柱移植術　185

骨年齢　127, 135
骨盤回旋　58, 230, 247
骨盤前傾　266
骨盤帯　38, 55, 82, 117
骨盤引き上げテスト　93
骨膜　144
骨癒合　258
固有形期　145, 149
コルセット　263
コンタクトレンズ　72
コンディショニング　65

さ

最脆弱部　145
最大外旋（位）　10, 21, 47, 107, 116, 124, 254
サイドブリッジ　109
鎖骨　206, 247
鎖骨下静脈　206
鎖骨下動脈　206
鎖骨下動脈溝　247
坐骨結節　78
左右方向の動体視力　71
三角筋　97, 158, 159, 164
三角筋後部線維　117
三角線維軟骨　234
三角線維軟骨複合体　235
三角線維軟骨複合体損傷　231, 235, 236

し

視覚トレーニング　73
指間靭帯　240
視機能　71
軸脚　55
指屈筋腱　240
姿勢　112
姿勢制御　271
下投げ　5
しなり　38
しびれ　206, 218, 248
四辺形間隙症候群　164
斜角筋三角部　206
尺側手根屈筋　100, 108, 173,

191, 216
尺側手根伸筋 235
尺側側副靱帯損傷 116
尺骨鉤状結節 192
尺骨神経 130, 165, 199
尺骨神経障害 116, 199
尺骨肘頭疲労骨折 198
シャドーピッチング 102, 181
舟状骨 235
柔軟性 10, 112
終末期分離 265
手根アーチ 108
手根骨骨折 235
受傷機転 8
手掌腱膜垂直隔壁 240
循環障害 240
小円筋 48, 49, 83, 97, 117, 126, 164
小胸筋 206
小指球 240
踵殿間距離 259
小頭 154
衝突性外骨腫 198
少年野球 36
踵腓靱帯 280
情報的因子 66
上腕骨 126
上腕骨近位骨端線離開 170
上腕骨小頭 153
上腕骨小頭骨軟骨障害 187
上腕骨小頭障害 182
上腕骨外側上顆 51
上腕骨頭 97
上腕骨内側上顆疲労骨折 198
上腕骨疲労骨折 201
上腕三頭筋 49, 97, 216
上腕三頭筋長頭 117, 164
上腕内旋テスト 219
上腕二頭筋 51
初期外転テスト 107
食事 59
自律神経 70
視力 71
視力矯正 72
視力低下 74
シングルレッグローテーション

278
神経根ブロック 261
神経障害 259
深呼吸時痛 247
深掌動脈弓 240
深視力 71
身体的因子 66
身体的コンディショニング 69
診断名 143
伸長性収縮 253
伸展時腰痛 258

水分補給 59
水平内外転テスト 107
睡眠 114
睡眠不足 70
スイング動作 230
スクワット 266
スタビライゼーションエクササイズ 263
ステップ期 19
ステロイド 158
スポーツ眼鏡 74
スローイング 7
スローイングプログラム 100, 255

生活習慣 112
静止視力 71
精神的因子 66
精神的コンディショニング 69
精神的疲労 70
成長期 106
成長痛 143
成長軟骨 143, 149
成長軟骨帯 145
成長軟骨板 145, 149, 170
成長ホルモン 114
セカンドスロー 95
脊柱起立筋 277
石灰化層 170
接触プレー 135

セルフケア 46
セルフコンディショニング 105
セルフチェック 46, 103
浅横手掌靱帯 240
前下脛腓靱帯 281
前下脛腓靱帯損傷 280, 281
前鋸筋 83, 97, 247, 251
前鋸筋損傷 251
前距腓靱帯 280
仙結節靱帯 277
全国高校野球選手権大会 36
全国中等学校優勝大会 36
仙骨 251
前後方向の動体視力 71
浅指屈筋 108, 173, 191
前斜角筋 162, 206, 247
前斜角筋症候群 206
前斜走靱帯 191
前斜走線維 173
選手生命 2
前腕回内屈筋群 173

早期治療 187
早期発見 187
僧帽筋 83, 97, 164
側腹筋 250
鼠径靱帯 250
鼠径部痛 269
鼠径部痛症候群 269

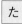

第1肋骨 206, 247
第1肋骨疲労骨折 247
体幹 82, 93
体幹安定性 259
体幹回旋 57, 93, 247
大胸筋損傷 251
大結節 159
体重移動 26, 54
体重減少 60
大腿二頭筋 277
ダイビングキャッチ 225
打撃障害 230

打撃動作　247, 253
脱臼不安感　223
タメ　54
短縮性収縮　253
短腓骨筋腱　283

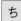

チアノーゼ　207
知覚障害　209
血マメ　67
注射　158
中斜角筋　162, 206, 247
肘頭　155, 199
肘頭骨軟骨障害　160
肘頭疲労骨折　130, 201
肘部管症候群　165, 206, 216
虫様筋　240
虫様筋管症候群　240
超音波　131
超音波ガイド下注射　158
超音波検査　187, 280
超音波診療　158
長管骨　144, 149
腸骨稜　250, 251
長掌筋　173, 193
長腓骨筋腱　283
腸腰筋　55

椎間関節ブロック　261
椎弓根骨折　258
爪　65
爪切り　67

テイクバック　87, 108
テイクバックテスト　29, 107
手打ち　234
手押し車　109
テコの原理　26
手投げ　119
テニスボール投げ　4
殿筋　55

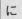

投球休止　3, 220
投球制限　66
投球相　12, 86
投球中止　183
投球動作　106, 247, 271
投球フォーム　90, 106, 130, 191, 207, 209, 220, 251
投球フォームの分析　90
投球復帰　181
投球プログラム　2
橈骨　154
橈骨動脈　240
動作評価　106
等尺性収縮　253
投手　65
豆状骨　235
橈骨側手根屈筋　100, 173
動的アライメント　103
動脈障害　209
動脈分岐　243
徒手筋力検査　259
トップ期　21
トップポジション　29, 87
トーマステスト　259
トリガーポイントブロック　209
ドローイン　259

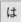

内側骨端（核）複合体　152, 179
内側上顆　150
内側上顆骨端線離開　179
内側上顆骨端裂離損傷　177
内側上顆障害　130
内側上腕筋間中隔　216
内側側副靱帯　34, 173, 199
内側側副靱帯損傷　3, 87, 130, 143, 160
内側動的支持機構テスト　108
内腹斜筋　250
なで肩　209
斜めステップ投げ　5, 255
軟骨　144

軟骨期　145, 149
軟式野球　36

肉ばなれ　230
二次検診　189
日本少年野球連盟　36

バイオメカニクス　19
ハイステップアップ　57
背部痛　247
白線　250
バックブリッジ　263
バッティング　230
パフォーマンス　52
ハーフスクワット　101
ハムストリング肉離れ　269, 275
ハンドニー　263
反復性肩関節脱臼　223

ひ

ヒアルロン酸　158, 201
腓骨筋腱脱臼　280
肘関節内側部障害　116, 173
肘下がり　23
肘内側障害　173
肘内側側副靱帯　191
肘内側側副靱帯再建術（伊藤法）　192
ピッチング　7
ヒップファースト　19, 26
ひび割れ　67
皮膚　65
疲労骨折　127, 199, 235, 257

ふ

フォーム　10, 124
フォロースルー（期）　22, 88, 124
負荷設定　2
深爪　67

副交感神経　70
腹式呼吸　70
腹斜筋群　230
腹斜筋損傷　249
腹直筋鞘　250
フットプラント　87
プライオメトリクスエクササイズ　194
不良姿勢　112, 209
プルオーバー　49
ブルペン　6
ブレーシング　259
プレガバリン　265
ブロック注射　161, 206
分離運動　53
分離部ブロック　261
分離・分節期　175

平行法　158
閉鎖性運動連鎖　101
ペッコリ病　215
ヘッドスライディング　135, 225
変化球　218
変形性肘関節症　127, 160
片脚立位　271

ボーイズリーグ　36
放散痛　265
母指球　240
保湿　67
ポータブルエコー　187
ボールリリース　119

真下投げ　194
魔法化現象　132
マメ　9, 65, 67, 240
マルユース　38

水かき靱帯　240

眼鏡　72
メディカルチェック　130, 187

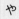

モーターコントロール　10

野球検診　187
野球肘　143
野球肘検診　129

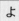

有鉤骨　235
有鉤骨骨折　231, 235
有酸素運動　67
指屈筋群　100

腰椎疾患　259
腰椎前弯　112
腰椎椎間板ヘルニア　257, 265
腰椎分離症　230, 257, 262
腰痛　257
腰部障害　257
横ぶり　125

ら

乱視　72

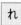

リストカール　50
リスフラン関節損傷　284
リスフラン靱帯　284
離断性骨軟骨炎　82, 88, 127, 143, 149, 182, 199
リーチ動作　272
リーチング　101
リトルリーグショルダー　78, 127, 130, 136, 170
両眼視機能　71
菱形筋　83, 97, 251
リリース（期）　22, 25

冷覚　206
冷水浴　67
裂離期　175
連投対策　66

肋鎖間隙　206
肋鎖症候群　206
肋鎖靱帯　247
肋軟骨挫傷　230
肋間筋　48
肋間筋損傷　249
肋骨　126
肋骨疲労骨折　230, 247, 249

わ

ワインドアップ（期）　19, 86, 124
脇腹痛　247, 253
割り　38, 253
腕神経叢　206
腕神経叢麻痺　249
腕橈関節　51, 155

欧文索引

A

Adson test　209
Allen test　240
AOL　191

B

Bankart 病変　224
Bennett 損傷　88

C

Cleland 靱帯　240
closed-kinetic-chain（CKC）　101, 213
close packed position（CPP）　14
combined abduction test（CAT）　29, 83, 97, 107, 135
computed tomography（CT）　130
coracohumeral ligament（CHL）　161
Cotton test　282

D

dart type　17
deep pronator-flexor aponeurosis　216
Double Plane　11, 126
dynamic visual acuity（DVA）　71

E

Eden test　209
elbow flexion test　219
elbow plane　11
elbow-tow　109
extensor carpi ulnaris（ECU）　235

F

fascia　161
femoroacetabular impingement（FAI）　269
fibrillar pattern　280
fibular translation test　282
finger floor distance（FFD）　258
fleck sign　284
flexor carpi radialis（FCR）　173
flexor carpi ulnaris（FCU）　173, 191
flexor digitorum superficialis（FDS）　173, 191
foot plant　87
forward humeral head（FHH）　48
fovea sign　236

G

Grayson 靱帯　240
groin pain syndrome（GPS）　269
growing pain　143
Guyon 管　218

H

heel buttock distance（HBD）　259
hook type　17
horizontal flexion test（HFT）　30, 83, 97, 107, 135
Horner 徴候　163
hydrodissection　161
Hydrorelease　158, 161
hyper external rotation test（HERT）　135

I

IGHL　223
internal impingement　56, 158

K

Kemp 手技　258
kinetic chain　135
kinetic visual acuity（KVA）　71

L

LASIK　72
little leaguer's elbow　144
little leaguer's shoulder　78, 127, 130, 136, 170
Loose Packed Position（LPP）　14
lumbrical canal syndrome　240

M

magic angle phenomenon　132
magnetic resonance imaging（MRI）　131, 280
maximum external rotation（MER）　10, 21, 47, 107, 116, 124, 254
――テスト　30, 107
MCL 損傷　127, 199
mechanoreceptor　227
medical checkup（MC）　130
milking test　191
Morley test　209
moving valgus stress test　191
MP 関節　240
multi planner reconstructive computed tomography（MPRCT）　130

N

natatory ligament 240
NSAIDs 265

O

O'Brien test 139
open-kinetic-chain (OKC) 101, 213
Osborne 靱帯 200, 216
ossicle 176
osteochondritis dissecans (OCD) 82, 88, 127, 143, 149, 182, 199

P

palmaris longus (PL) 173
peribursal fat 159
pie thrower 17
PIGHL 117
pin point tenderness 258
PIP 関節 242
PNF 109
posterior impingement 198
posteromedial olecranon impingement 198
pronator teres (PT) 173, 191

Q

quad lateral space (QLS) 164
quad latelal space syndrome (QLSS) 164

R

relocation test 139
Roos test 209

S

safe triangle 法 265
Sahrmann core stability test 259
shoulder internal rotation test 219
side bent type 17
Single Plane 11, 125, 223
SLAP 損傷 32, 88, 136, 138, 158, 227
Slocum の分類 146
speed test 139
static visual acuity (SVA) 71
stick type 17
straight leg raising (SLR) テスト 259
Struthers' arcade 200, 216
sub acromial bursa (SAB) 159
sublime tubercle (ST) 192
superficial transverse ligament 240

T

THABER concept 10
thermography 240
thoracic outlet syndrome (TOS) 32, 162, 206, 240, 249
——誘発テスト 207
throwing plane 11
throwing plane concept 10
throwing rhythm 15
Tinel 徴候 200, 220
top position 87
total external rotation (TER) 10
transverse retinacular ligament (TRL) 242
triangular fibrocartilage complex (TFCC) 235
——損傷 231, 235, 236
triple reconditioning exercise 111
T sign 132

U

ulnar collateral ligament (UCL) 191
——損傷 130, 191
ulnocarpal stress test 236

V

vertical septa 240

W

Wright test 209

|検印省略|

新版 野球の医学

定価（本体 7,000円＋税）

2017年10月11日　第1版　第1刷発行
2019年8月23日　同　　第2刷発行

編　者　菅谷 啓之・能勢 康史
発行者　浅井 麻紀
発行所　株式会社 文光堂
　　　　〒113-0033　東京都文京区本郷7-2-7
　　　　TEL（03）3813-5478（営業）
　　　　　　（03）3813-5411（編集）

© 菅谷啓之・能勢康史, 2017　　　　印刷・製本：広研印刷

ISBN978-4-8306-5184-7　　　　　Printed in Japan

- 本書の複製権，翻訳権・翻案権，上映権，譲渡権，公衆送信権（送信可能化権を含む），二次的著作物の利用に関する原著作者の権利は，株式会社文光堂が保有します．
- 本書を無断で複製する行為（コピー，スキャン，デジタルデータ化など）は，私的使用のための複製など著作権法上の限られた例外を除き禁じられています．大学，病院，企業などにおいて，業務上使用する目的で上記の行為を行うことは，使用範囲が内部に限られるものであっても私的使用には該当せず，違法です．また私的使用に該当する場合であっても，代行業者等の第三者に依頼して上記の行為を行うことは違法となります．
- JCOPY〈出版者著作権管理機構　委託出版物〉
本書を複製される場合は，そのつど事前に出版者著作権管理機構（電話03-5244-5088，FAX 03-5244-5089，e-mail：info@jcopy.or.jp）の許諾を得てください．